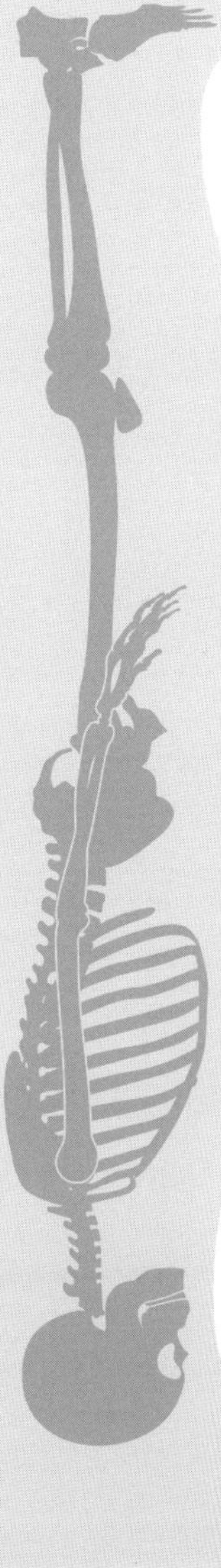

シリーズ・骨の話
6

伊藤 宣
［監修］

変形性脊椎症

背骨の痛み、どうして痛いのか、
痛みと付き合う法

HARIMAYA Katsumi
播广谷勝三
［著］

ミネルヴァ書房

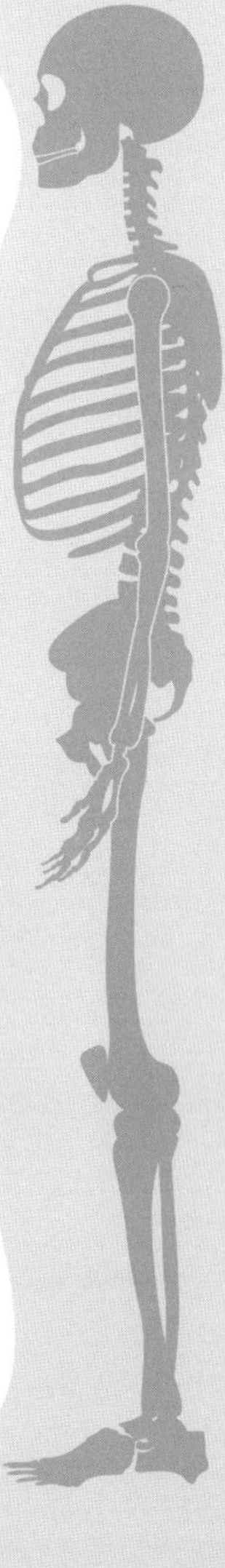

ミネルヴァ書房

刊行にあたって

骨は私たちの身体を支えるものである。そして骨と骨をつなぐ関節は私たちが身体を動かす「要」である。あたりまえのこと、かもしれない。しかし、骨に関する知識を求めようとすると、それを知りうるための書籍は意外に少ない。特に、ヒトの骨について、科学的な事実を明快に述べながら、病気の観点から、「成長と老化」「病気の成り立ちとその治療法」を述べた一般書はあまりないように思われる。

陸生動物である私たちヒトは、身体を支えるために骨を必要とし、動くために関節を必要としている。成長とともに骨は発達し、そして老化とともに衰える。その過程で骨および関節はさまざまな外傷を受け、また病気に罹患する。私たちは一介の医師として、整形外科医や膠原病内科医として、ある者は変形性関節症、関節リウマチ、骨粗鬆症、変形性脊椎症などの臨床専門医として、さらに骨、軟骨、関節の研究を行う基礎研究者として長年骨に関わってきた。この「シリーズ・骨の話」では、まず骨の基礎的な話、発生・進化・基本構造、そしてヒトにおける骨の役割と意義について語り、さらに代表的な外傷と病気について触れたい。特に病気については「慢性疾患」と「特殊な病気」について説明したい。

慢性疾患の代表例は、関節の病気である変形性関節症、骨の病気である骨粗鬆症である。そして、関節特有の病気の最も代表的な例が関節リウマチであろう。さらに関節に関わる少し特殊な病気として膠原病がある。また、骨格の中心である脊椎の病気には変形性脊椎症がある。

このシリーズでは、一生にわたって付き合っていかなければならない代表的な疾患を中心に据えた。それは、病気にかかったあなたが、その病気を乗り超え、あるいは病気とうまく折り合いをつけて、その後の人生をよりよく生きていただきたいとの願いからである。医療機関で提供できることは、骨および関節の病気の場合、残念なことに驚くほど少ない。結局は、提供された薬、治療法をもって、それを生活の中に活かしていくのはあなた自身である。

読者のみなさんが、骨そして関節の病気と前向きに付き合っていただける手掛かりを、もしこの本が提供できたとしたら、このシリーズの目的の一端は果たせたと思う。

監修　伊藤　宣

変形性脊椎症——背骨の痛み、どうして痛いのか、痛みと付き合う法　目次

目次

目　次

本文レイアウト・作画　木野厚志（AND・K）
企画・編集　エディシオン・アルシーヴ

序章　人間の大黒柱・脊椎を知るために

「朝は四本足、昼は二本足、夕は三本足。この生き物はなにか？」

ギリシア神話に出てくる有名な謎々である。フェキオン山に住み、美しい女性の顔とライオンの身体、鷲の翼を持ったスフィンクスは、旅人たちにこの謎掛けをし、答えられなかった者を食い殺したそうである。そしてオイディプスがこの謎を解いて答えると、スフィンクスは崖から身を投げたという。答は、いうまでもなく「人間」である。赤ん坊は首が座ると両手両足（四本足）を使ってハイハイを始め、やがて二本足で立って歩くようになる。しかし、老人になると杖を突き三本足で歩くようになる。この謎々は人間の一生を一日にたとえている。

老いとともに人間が杖を突くようになる原因にはいろいろなものがある。本シリーズで取り上げられている変形性膝関節症《へんけいせいひざかんせつしょう》や骨粗鬆症《こつそしょうしょう》性椎体骨折《せいついたいこっせつ》による脊柱後彎《せきちゅうこうわん》（いわゆる腰曲がり）などがそれである。しかし、我々脊椎外科医の多くは、日常診療で頻繁に診断し、その治療にたずさわる「変形性脊椎症《へんけいせいせきついしょう》」を思い浮かべるであろう。椎間板の変性《へんせい》（いわゆる加齢現象）に始まる脊椎の老化はしばしば腰曲がりの原因となり、立った時の姿勢異常やバランス不良をもたらすため、歩行時に支えとして杖が必要となる（最近ではシルバーカーなる便利なものも使われている）。また神経の圧迫によって脚の痛みやしびれ、あるいは麻痺を生じて歩行に杖を必要とするようになるかもしれない。

ところで、みなさんは〝健康寿命〟という言葉をご存じだろうか。健康寿命とは、「健康上の問題で日常生活が制限されることなく生活できる期間」のことを指し、健康に長生きする考え方に基づいて世界保健機関（WHO）が二〇〇〇年に提唱したものである（日本における健康寿命という言葉の認知度は三割程度という）。アメリカ、ワシントン大学で行われた世界一八八か国の二〇一三年における健康寿命の調査では、日本の健康寿命は男性七一・一一歳、女性七五・五六歳で、ともに一位であったと報告されている。これは世界に誇ってよいことであろう。

一方、日本の平均寿命はというと、二〇一四年のデータでは男性八〇・五歳、女性八六・八三歳である。平均寿命と健康寿命の差は男性で約九年、女性で約一一年もあり、この差は大きければ大きいほど、日常生活に制限のある不健康な期間が長いことを意味する。

誰しも健康で長生きしたいと願うのは当然のことであろう。これまでのさまざまな研究によって、多くの人は〝健康〟が幸福感を判断するために重要であると考えていることが示されており、健康を害した状態で生活することは、本人の幸福感に大きな影響を与えることになる。また、平均寿命と健康寿命の差が開くと、医療費や介護費の負担が大きくなり医療経済の観点からも問題と考えられる。高齢社会の到来とともに今後さらなる医療費等の増大が予想される中、個人の生活や幸福のためにも、健康寿命を延ばして平均寿命との差を縮めていくことが重要である。

それでは、どのような原因で健康寿命が妨げられているのであろうか？ 厚生労働省の二〇一五年の調査によると、介護が必要となった原因として、男性では脳血管疾患（脳卒中）が最も多く、認知症、高齢による衰弱、骨折・転倒、心疾患（心臓病）、関節疾患と続く。一方、女性では認知症が最も多く、ついで骨折・転倒、高齢による衰弱、関節疾患、脳血管疾患（脳卒中）、心疾患（心臓病）となっている。いわゆる「生活習慣病」として注目されてきた脳血管疾患や心臓病（これらは「がん」とともに日本人の三大死因となっている）が重要なことは確かであるが、骨折や転倒、関節疾患といった「運動《うんどう》器《き》疾患《しっかん》」も健康寿命を左右する重要な原因である。

「運動器」とは、身体活動を担う筋・骨格・神経系の総称である。我々の身体は、筋肉、腱、靭帯、骨、関節、神経（運動・感覚）、脈管（循環器）系などの身体運動に関わるいろいろな組織・器官によって構成されており、その機能的連合が運動器である。我々は自分の意志によって手足や体幹を動かして社会活動を営んでいる。自分の意志で活用できる唯一の組織・器官が運動器であり、動く生物（動物）としての原動力である。もちろん、内臓はそれぞれが重要な役割を担っていてヒトの生存に不可欠であるが、我々はそれらを自分の意志で制御することはできない。ヒトは運動器を活用し、直立二足歩行を行うことで手を自由に使うことが可能となり、脳の進化とともにさらなる能力を発揮して独自の文明を築いてきた。そして生活環境や食糧事情を改善し、医学・医療を発展させ、自らの寿命を延ばすことに成功してきた。

しかし、運動器そのものに目を向けてみると、ヒトの寿命が延びたほどには運動器の耐用年数は延びていないと思われる。女性の骨密度は三〇代から四〇代をピークとして加齢とともに減少し、閉経後は加速度的に低下して「骨粗鬆症」となる。足腰の筋力も低下してくるため、転倒して股関節や脊椎、手首などの骨折を生じる原因となる。また、膝関節を初めとする関節軟骨は加齢とともに弾力性を失い、次第にすり減って関節が変形し、痛みを生じる。

脊椎に着目すると、加齢に伴う変化はまず初めに椎間板に生じる。椎間板の水分が減って弾力性を失うため、椎間板の高さが減少する。場合によっては椎間板に亀裂を生じることもあり、この亀裂を介して椎間板の中身が飛び出した状態が、いわゆる「椎間板ヘルニア」である。あるいは、椎間板の高さが減っていく際に、脊椎にズレを生じて「脊椎すべり症」と呼ばれる状態になることもある。さらには、神経の通り道が狭くなって神経を圧迫する「脊柱管狭窄《せきちゅうかんきょうさく》」を生じて腰痛や神経痛の原因となることもある。また、近年では加齢に伴って筋肉量の減少した「サルコペニア」という状態も注目を集めている。

いずれも加齢に伴う変化であり、その進行には各個人の持つ体質（遺伝的素因と環境的要因）やその他のさまざまな因子が関与していると考えられている。いったん病的な状態に陥ってしまうと治療が困難となることもあるため予防が重要となるが、問題の解明にはまだまだ時間が必要なようである。

本シリーズは「骨の話」として読者の皆さんに主に骨について広く知っていただこうと企画されたものである。その中で私がいただいたテーマは「変形性脊椎症」という、脊椎に関する加齢現象の話である。これは程度の差はあれ誰にでも起こる変化である。時に腰痛や首の痛み、手足の神経痛や麻痺の原因となる。これらは生命の危機に直結するものではないが、いわゆる〝生活の質（Quality of Life：ＱＯＬ）〟を低下させるものである。そして、健康寿命に大きな影響を与える。

特に〝痛み〟は患者さん自身に対する治療の問題だけでなく、医療経済の観点からも世界的に注目を集めている分野である。しかし、血液検査や画像検査では客観的に捉えることができない症状であり、本人にしかわからない自覚症状である。脊椎疾患によって神経が圧迫を受けて生じた神経痛というものはとても痛いものであると思われるが、本人にしかわからず、家族を含めて周囲の人々に痛みを理解してもらえないと、そのもどかしさを訴える方も多い。

今から一五年以上前になるが、総合せき損センター（福岡県飯塚市）で脊椎外科医として歩み始めた頃に、坐骨神経痛による歩行障害を訴えていた七〇歳代半ばの男性を担当して手術を行わせていただいた。術後の経過もよく、退院前日の夜に術後経過や退院後の注意事項などを説明し終えたところ、突然私の手を握り締めて、「先生、ありがとう。やっと、痛みから解放された。ほんとうに、ありがとう」と涙を流しながらおっしゃっていただいた。術前には無口で亭主関白といった雰囲気もある方であったが、心のうちでさぞかし苦しんでおられたのだろう。もちろん、手術ではなく薬物療法などで症状が軽くなるにこしたことはないだろうが、手術という有効な手段の素晴らしさと、それを行う外科医としての責任を感じる出来事であった。

背骨とは身体を支えてくれる大黒柱であり、ヒトが直立二足歩行するために重要な器官、組織である。〝背に腹は代えられぬ〟という言葉があるが、我々からみると五臓六腑に負けず劣らず脊椎・脊髄は人間にとって重要な組織である。しかし、医学・医療が進歩したとはいえ、まだまだヒトの身体には解明されていないことがたくさんある。本書は、誰にでも起こり得る脊椎の加齢変化である「変形性脊椎症」について紹介するとともに、読者の方々に「自分の身体の中でなにが起こっているのか」、それを自身で知って欲しいとの思いを籠めて書かせていただいた。複雑な分野であるがゆえに、ワンダーランドだと思うかもしれないし、迷宮に迷い込んだと感じるかもしれない。それでも、読者あるいはその周りの方々になんらかの形でお役に立てることができれば幸いである。

それでは、脊椎・脊髄のワンダーランドへ足を踏み入れることにしよう。

第一章　脊椎の構造と機能

1　脊椎の構造――骨、椎間板、靭帯

解剖学を学ぶ

もう三〇年近く前になるが、私が医学部に入学して教養課程を終え、専門課程に進級して初めて医学について学んだ内容が「骨学」であった。後に整形外科医になって〝骨〟を専門にするとは夢にも思っていなかったが、いよいよ医学の世界に足を踏み入れるのだという新鮮な気持でいたように記憶している。この骨学を皮切りに系統解剖学について学び、解剖学実習へと入っていくというカリキュラムであった。その後さまざまな疾患について学ぶ際に、こうした各臓器や器官に関する解剖学的な知識はきわめて重要であった。

本章では、まず脊椎《せきつい》の構造と機能について概説していくことから始めたい。なじみのない言葉が並ぶため、初めは取っ付きにくいと感じる方もおられるかもしれないが、我々人間の身体の真ん中に位置する脊椎と脊髄《せきずい》がどのように構成されているのか、そしてそれらがいかに巧妙に機能しているのかを知っていただければと思う。

脊椎の構造

脊椎とはいわゆる背骨《せぼね》のことを指し、背骨を作っている一つひとつの骨を指す時は椎骨《ついこつ》（注1）と呼ぶ。よく脊椎動物をそれ以外の無脊椎動物と分ける分類法を耳にするが、これはヒトを含む脊椎動物を他の動物と分けるための便宜上の分類であり、学問的には脊椎動物は多様性を持つ動物の一種に過ぎない。

脊椎は頭側から、首（頸）を構成する頸椎《けいつい》、肋骨が付いている胸椎《きょうつい》、腰骨である腰椎《ようつい》、骨盤を構成する仙椎《せんつい》、さらに仙椎の先端にある尾椎《びつい》から成り立ち、一列に連なって脊柱《せきちゅう》と呼ばれる柱を形成する。文字通りヒトにとっての〝大黒柱〟である（図1－1～1－4）。

ヒトの脊椎は基本的には、七個の頸椎、一二個の胸椎、五個の腰椎、五個の仙椎、三個から六個の尾椎で構成されている。また、五個の仙椎は連結して仙骨《せんこつ》（注2）と呼ばれる一つの骨を形成している。尾椎も結合して尾骨《びこつ》を形成している。尾骨は他の多くの動物の尾に相当する部位であるが、ヒトでは次第に退化する傾向にある。

各椎骨は頭側から順に第一頸椎、第二頸椎、第三頸椎……と呼ばれるが、第一頸椎と第二頸椎は特徴的な形をしているため、それぞれ環椎《かんつい》、軸椎《じくつい》とも呼ばれる。第三頸椎から第五腰椎までは各椎骨の高位（位置）によって多少の差はあるものの、基本的には類似した構造をとっている。すなわち、椎骨前方に椎体《ついたい》があり、上下の椎体は椎間板《ついかんばん》（注3）を介して連結されている。後方には上からみると弓状の形をした椎弓《ついきゅう》があり、この椎弓は椎《つい》弓板《きゅうばん》と椎弓根《ついきゅうこん》から構成される。椎弓板の真ん中には棘突起《きょくとっき》と呼ばれる突起が突き出ており、これが我々の背中の真ん中で、身体の表面から触れることができる骨である。また、椎弓の左右外側では上下に関節突起《かんせつとっき》が伸び、上の椎骨の下関節突起《かかんせつとっき》とその下の椎骨の上《じょう》関節突起《かんせつとっき》が重なって椎間関節《ついかんかんせつ》と呼ばれる関節を形成して連結している。さらに外側に左右一対の突起が伸び、横突起《おうとっき》と呼ばれる。

二〇一四年にブラジルで開催されたＦＩＦＡワールドカップで、ブラジル代表フォワードのネイマール（Neymar da Silva Santos Júnior）が「第三腰椎横突起」を骨折して担架で運ばれて退場していく姿を憶えている読者もいるかもしれない。横突起には筋肉が付着するものの神経とは直接関係がないため、ネイマールも無事に復帰して活躍を続けている。

椎弓と椎体は椎弓根を介して連結されて一つの環を形成し、その孔を椎孔《ついこう》と呼ぶ。この椎孔が上下に連なって管を形成し、脊柱管《せきちゅうかん》と呼ばれる神経の通り道になる。さらに、上下に連なった椎骨の間にできる左右両側の穴（椎間孔《ついかんこう》）を通って神経の枝である神経根《しんけいこん》が脊柱管の外に出ていく（図１－６参照）。

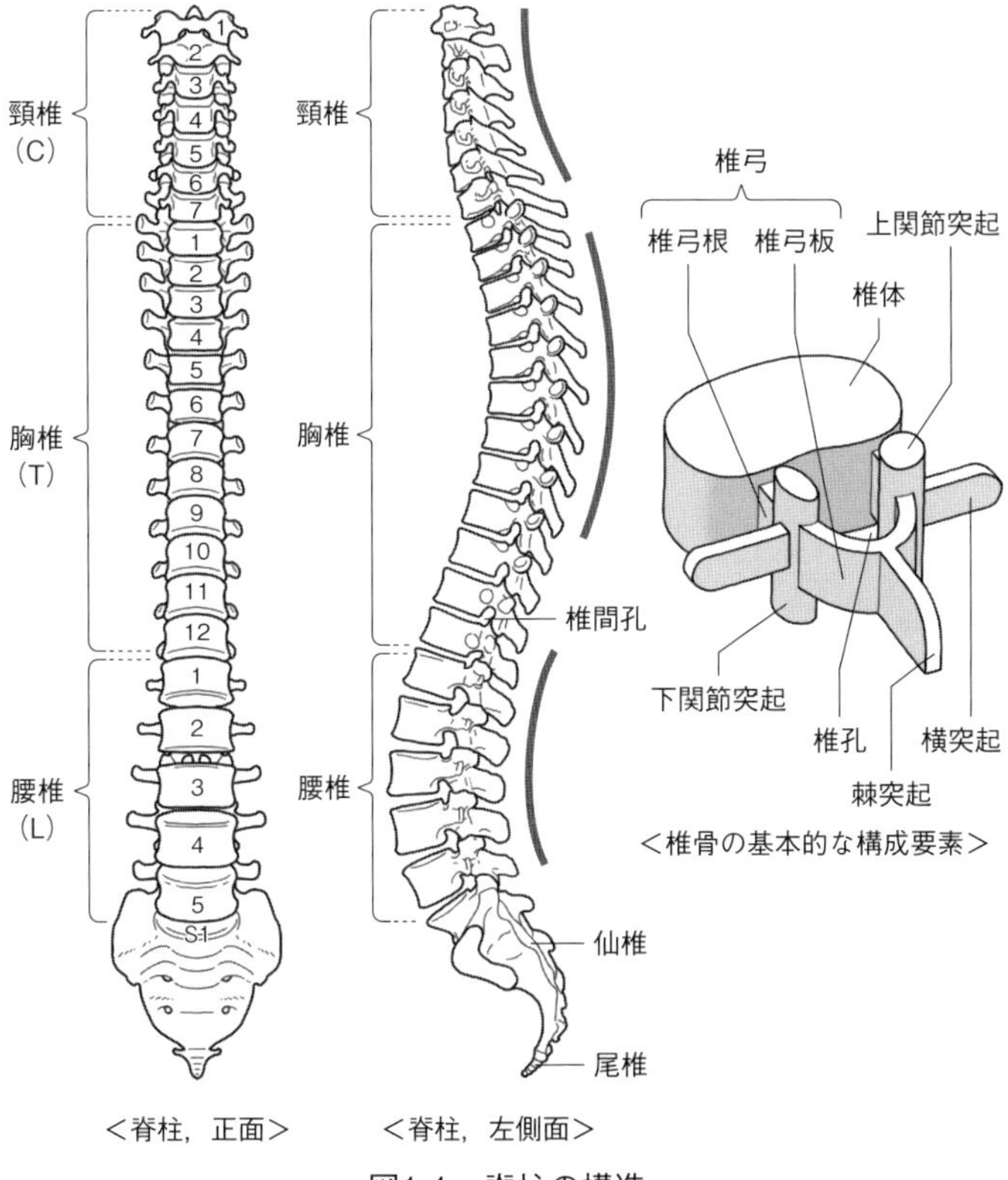

図1-1　脊柱の構造

脊椎は頭側から頸椎，胸椎，腰椎，仙椎，尾椎から成り立ち，一列になって脊柱と呼ばれる柱を形成する。C・T・Lは各々英語名の頭文字である。

正面あるいは背面からみた脊柱は，ほぼまっすぐである。一方，側面からみた脊柱は正常でも彎曲していて，頸椎と腰椎は前彎，胸椎と仙椎は後彎している。

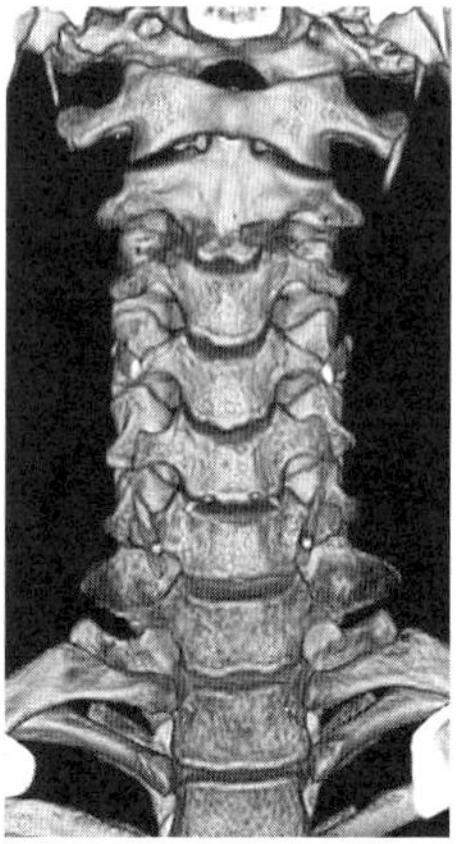

＜前面＞

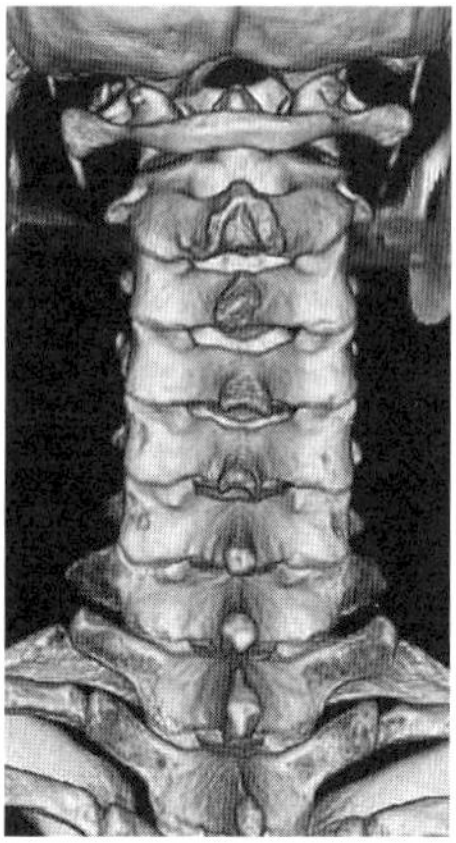

＜後面＞

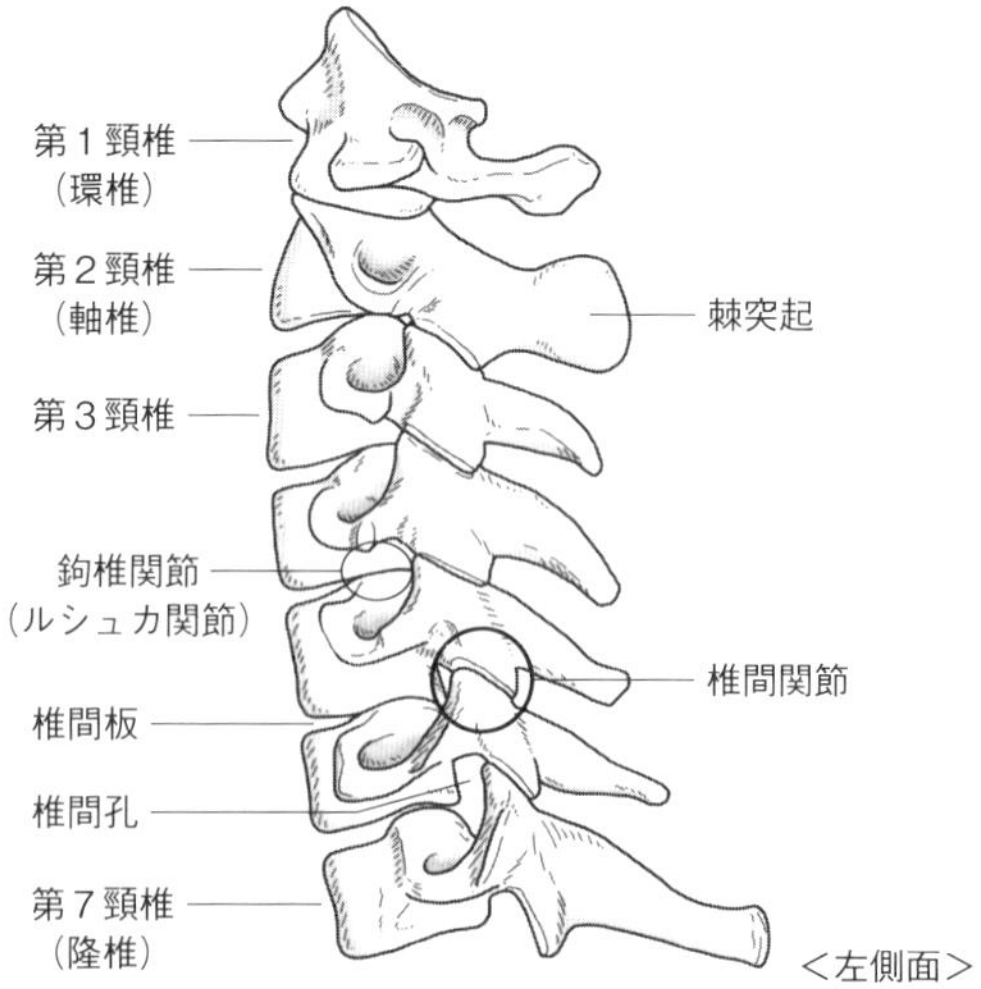

図1-2　頸椎のCT像と構造図

頸椎は７個の椎骨から構成される。第２・第３頸椎以下では椎体は椎間板によって連結されている。後方では，下関節突起と上関節突起からなる椎間関節で連結されている。

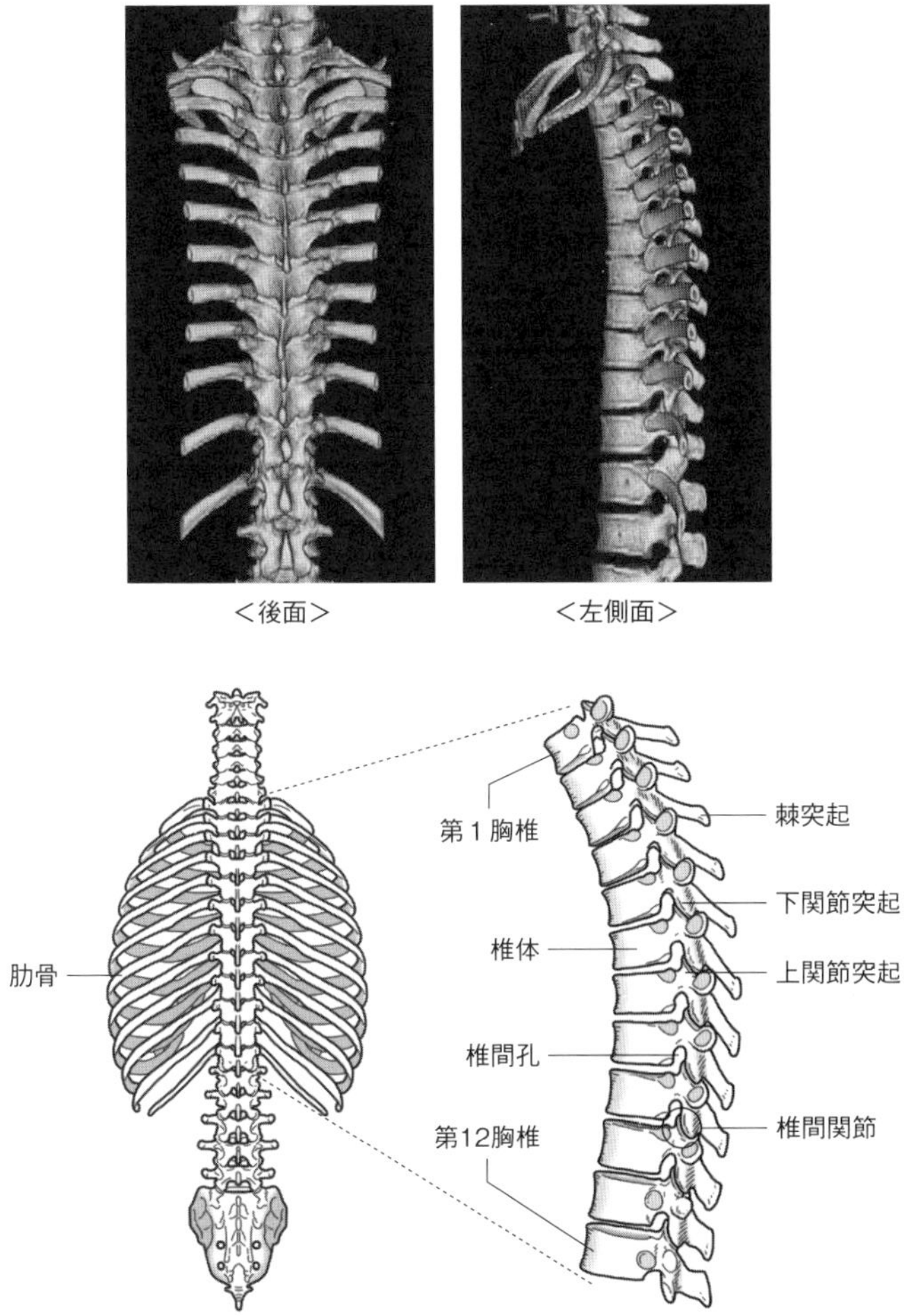

図1-3　胸椎のCT像と構造図

胸椎は12個の椎骨から構成される。最大の特徴は肋骨が存在することで，肋骨とは関節を介して靭帯で結合している。

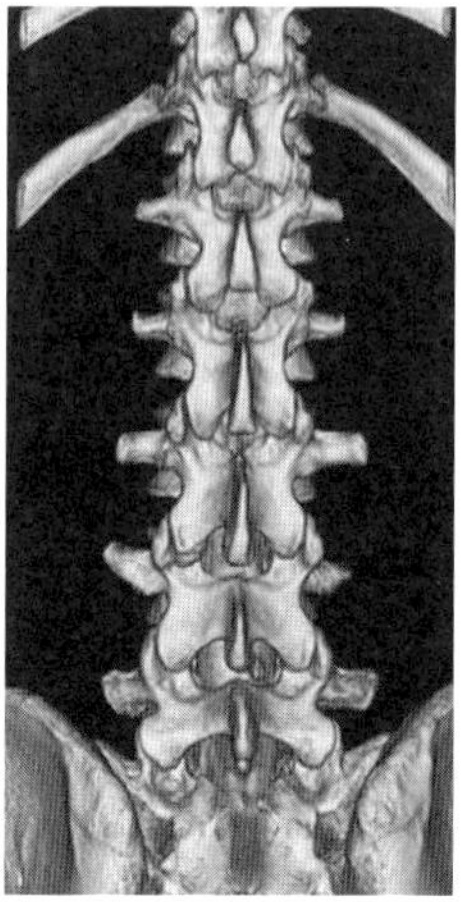

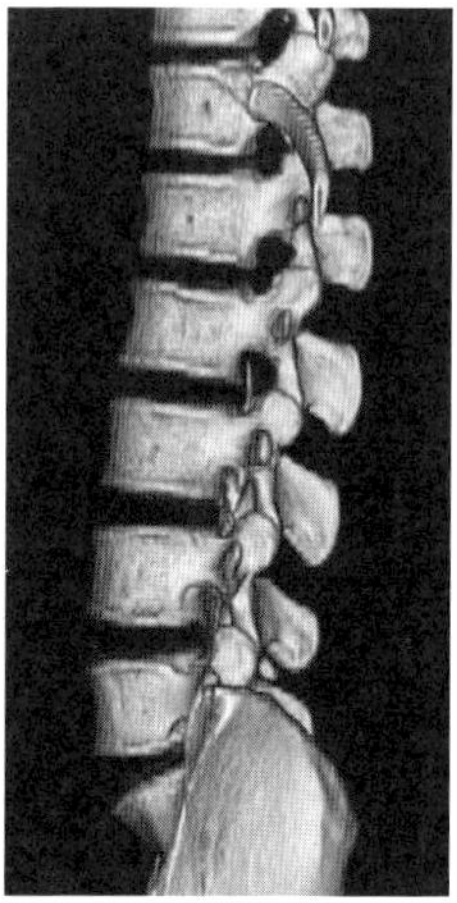

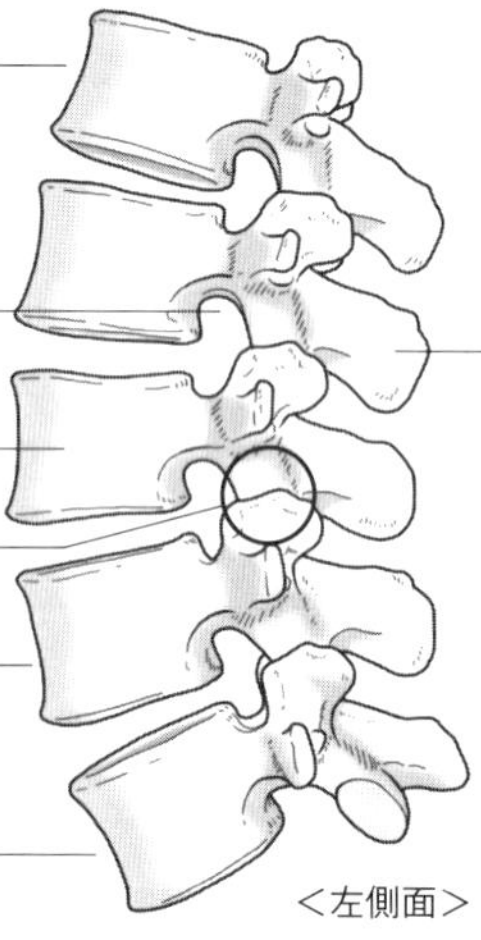

図1-4　腰椎のCT像と構造図

腰椎は５個の椎骨から構成される。腰椎の椎体は体重を支えるために，胸椎よりもさらに大きくなっている。

二本足で直立歩行するヒトにとって、脊柱は体幹を支える重要な〝柱〟としての役割を担うものである。脊柱は正面あるいは背面からみた場合、ほぼまっすぐである。一方、側面からみた脊柱は正常でも彎曲していて、生理的彎曲《せいりてきわんきょく》とも呼ばれる。頭側から、頸椎には前方凸の彎曲（前彎《ぜんわん》）がみられ、胸椎は後方凸の彎曲（後彎《こうわん》）を呈している。そして腰椎の彎曲は前彎を呈していて、この彎曲が二足歩行を行うヒトにとってきわめて重要な役割を担っている。また、仙骨は五つの骨が癒合して形成されているが、その形状は後彎となっている（図1－1）。

それでは頸椎（図1－2）、胸椎（図1－3）、腰椎（図1－4）について、もう少し詳しくみてみよう。

頸椎

頸椎は七個の椎骨から構成される。頸椎は英語ではcervical spine（サービカル・スパイン）であるため、その頭文字をとって椎骨を上から順にＣ1～Ｃ7と表現する。

先に述べたように、頸椎のうち環椎（第一頸椎）と軸椎（第二頸椎）はその形態的特徴から他の頸椎と分けて上位頸椎とも呼ばれる（図1－5）。

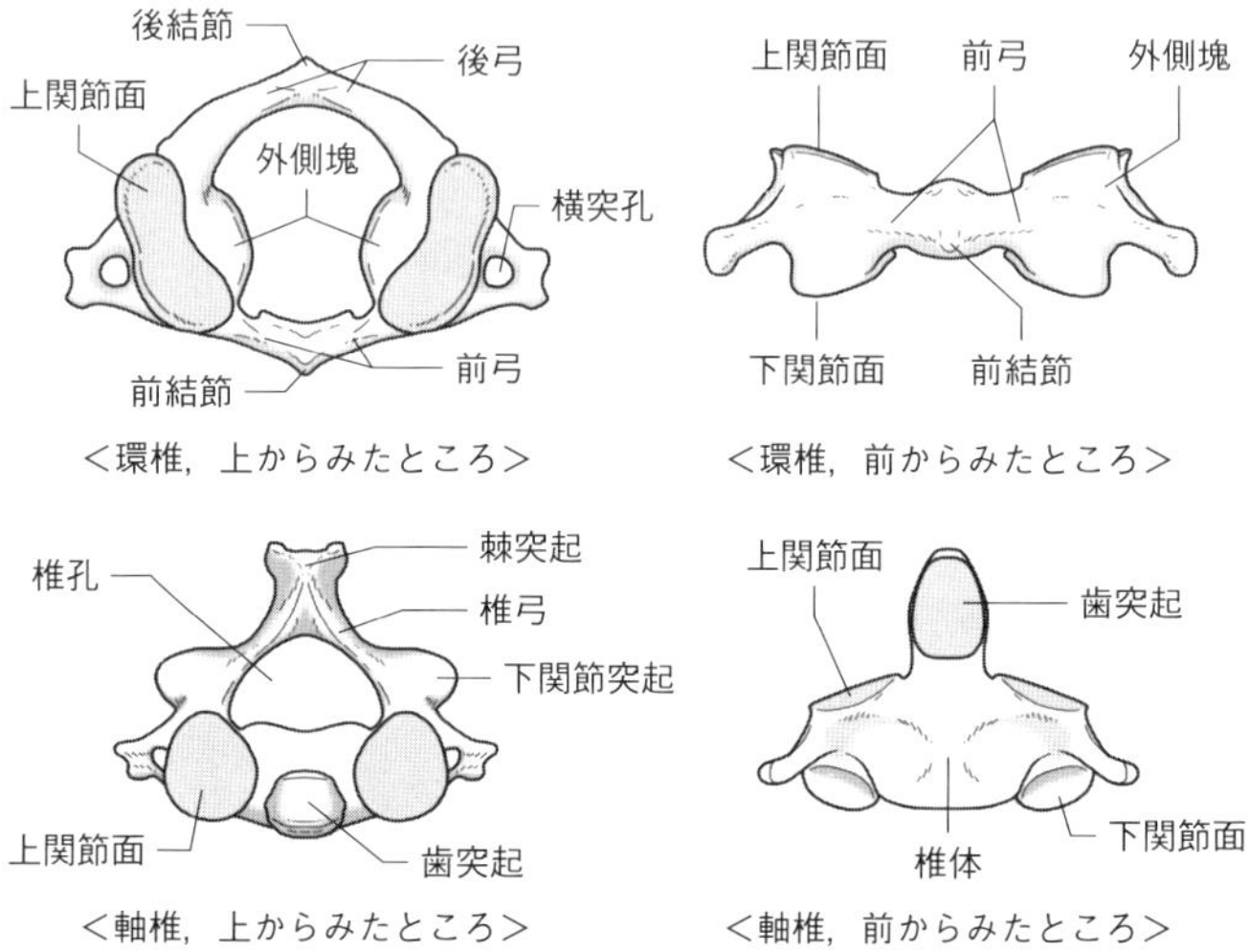

図1-5　環椎と軸椎

環椎はその名のごとく、上からみると環状の形をしている。前方の弓状部を前弓《ぜんきゅう》、後方の弓状部を後弓《こうきゅう》と呼び、それぞれ真ん中で前結節《ぜんけっせつ》、後結節《こうけっせつ》を介してつながっている。左右の外側には大きな骨の塊があり外側塊《がいそくかい》と呼ばれ、上方では上関節面《じょうかんせつめん》を形成して頭蓋骨を載せている。外側塊の下方では下関《かかん》節面《せつめん》を形成し、軸椎と関節を形成する。

軸椎には椎体から連続する柱状の突起があり、歯突起《しとっき》と呼ばれる。環椎の前結節後方、両側の外側塊の間に形成されるくぼみに収まり、環椎はこれを軸として頭蓋骨と一緒に回旋（横をみる動作のこと）する。環椎と軸椎の間

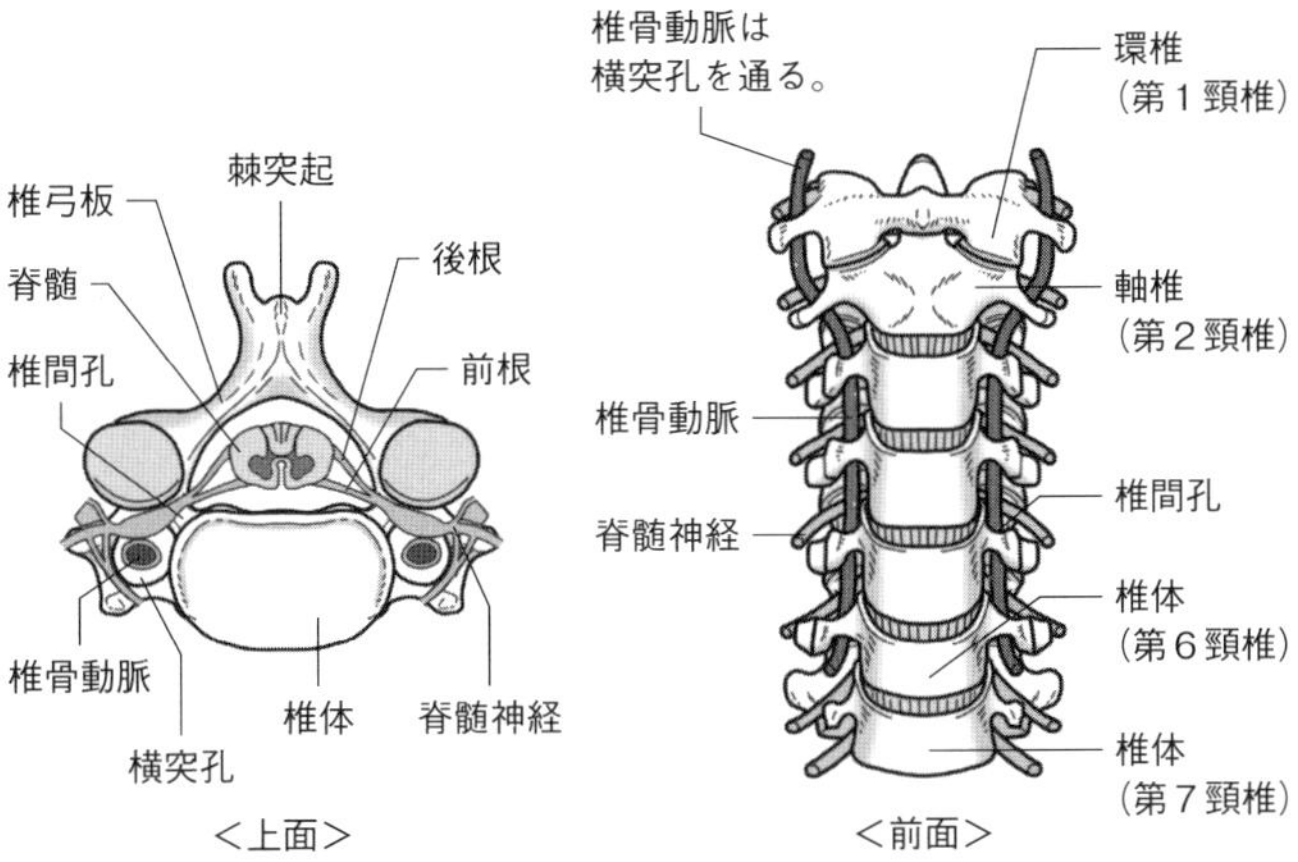

図1-6　椎骨動脈

頸部では脊髄や筋肉へ，頭蓋内では脳へ血液を供給する重要な血管で，左右に二本存在する。第６頸椎（C6）の横突孔から椎骨内に入ることが多い。

での回旋は左右に約四〇度とされ、頸椎の回旋のおよそ半分がこの環軸椎関節で行われていることになる。

ちなみに、火葬場で収骨する際に「のど仏」と呼ぶ部分はこの軸椎のことである。その形状が合掌している仏さまの姿に似ていることからそう呼ばれるようになったという説がある。

また、第七頸椎の棘突起は他の頸椎のそれよりも太くて長い（図１－２参照）。首の後側で下の方に骨性の隆起として皮膚の上から容易に触れることができる部分である。そのため、第七頸椎は隆椎《りゅうつい》とも呼ばれている。頻度は比較的低いが、ゴルフ等による第七頸椎棘突起の疲労骨折《ひろうこっせつ》が報告されている。

さらに、頸椎の解剖学的特徴として椎骨動脈《ついこつどうみゃく》（図1－6）の存在が挙げられる。椎骨動脈は左右に二本存在し、各々左右の鎖骨下動脈から分岐した後に頸椎の横突孔《おうとつこう》内を下から上に向かって走行し、環椎を経て頭蓋腔《とうがいくう》に入った後に合わさって一本の脳底動脈《のうていどうみゃく》になる。頸部では脊髄や筋肉へ、頭蓋内では脳へ血液を供給する重要な血管である。

自分で首を回してみるとわかるように、頸椎は可動域（注4）が大きい。可動域が大きいということは、外傷や変性《へんせい》（退行変性）の影響を受けやすいということになる。

胸椎

胸椎は一二個の椎骨から構成される。胸椎は英語ではthoracic spine（ソラシック・スパイン）であるため、その頭文字をとって椎骨を上から順にT1～T12と表現する。

胸椎の椎体は第一から第一二胸椎へと次第に高さ、前後径、横径ともに増していく。胸椎の最大の特徴は肋骨（注5）があることで、肋骨とは関節を介して靭帯で結合している。

第一から第一〇肋骨は肋軟骨《ろくなんこつ》を介して胸骨《きょうこつ》とも結合している。籠状の胸郭《きょうかく》を形成し、心臓や肺を保護すると同時に呼吸運動に関わっている。一方、第一一、第一二胸椎は肋骨同士の結合がないため、他の胸椎に比べて外力の影響を受けやすい。さらに脊柱全体でみると胸椎の後彎から腰椎の前彎に移行する部位（胸腰椎移行部）に相当するため、椎骨同士の運動性や安定性が大きく変化し、外傷や退行変性の影響を受けやすくなる。骨粗鬆症に伴う椎体の圧迫骨折の好発部位もこの胸腰椎移行部である。

腰椎

腰椎は五個の椎骨から構成される。腰椎は英語では lumbar spine（ランバー・スパイン）であるため、その頭文字をとって椎骨を上から順にＬ１〜Ｌ５と表現する。

腰椎の椎体は、体重を支えるために胸椎よりもさらに前後径および横径が大きくなっている。腰椎における椎間関節の関節面は前後方向に一致しており、上関節突起が下関節突起を外側から抱き込んだ格好になっている。そのため、腰椎の運動は前後屈《ぜんこうくつ》、すなわち前方に曲げたり後方に伸ばしたりする動きが大きくなっている。

ゴルフなどのスポーツではしばしば腰の回転が重要とされるが、腰椎の一つひとつの関節における回旋は限られていて、腰全体での回旋が行われているのである。

腰椎は脊柱というヒトにとっての柱の一番下に位置するため力学的負担も大きくなり、

退行変性をきたしやすい。特に第三腰椎以下では腰椎椎間板ヘルニア（第六章参照）や腰部脊柱管狭窄症（第七章参照）に伴う神経障害を生じやすい。一方、急性外傷は比較的少ない部位である。

椎体と椎体の間にある軟骨・椎間板

椎間板は脊柱の前方で椎体と椎体を連結する円板状の軟骨である。中心部にはゲル状（ゼリー状）の髄核《ずいかく》（注6）が存在し、その周囲を層状構造からなる線維輪《せんいりん》（薄い軟骨の層）が取り囲んでいる。さらに軟骨終板《なんこつしゅうばん》を介して椎体とつながっている（第二章参照）。

髄核にはヒアルロン酸やコンドロイチン硫酸、ケラタン硫酸などのムコ多糖《たとう》から構成される、プロテオグリカンという糖タンパク質（糖とタンパク質の複合体）が多く含まれる。ヒアルロン酸やコンドロイチン硫酸は軟骨や皮膚にも含まれていて、化粧品や健康食品、サプリメントにも使われているため耳にしたことのある読者も多いだろう。

椎間板は第二頸椎と第三頸椎の間から第五腰椎と仙骨の間までの、すべての椎体の間に存在する脊柱の重要な構成要素であり、脊柱の支持と運動の機能に関与する。さまざまな姿勢や身体の運動に伴って脊柱に力学的な負荷がかかるが、その際に水分を多く含んで弾力性のある椎間板が衝撃をやわらげる機能を発揮する。ヒトにとっていわゆるショックアブソーバー（衝撃緩衝装置）として作用しているのである。

また、椎間板は人体の中で最大の無血管組織である。血管のない椎間板への栄養分の供給や、椎間板からの老廃物の排出は、主に濃度差に基づく「拡散」と容積変化を伴う「液《えき》流《りゅう》」という現象によって行われる。これらの拡散や液流は振動によって亢進するとされ、ウォーキングやジョギングなどが椎間板によいとされる根拠にもなっている。

脊椎の退行変性（加齢変化）は椎間板から始まるとされる。これについては第二章で述べるが、いったん変性を生じた椎間板を元に戻すことは不可能であり、現時点では椎間板を除いて骨移植を行い上下の椎体を固定する手術が行われることもある。

海外では人工椎間板が開発されているが、重大な合併症を生じることもあり、日本ではまだ認可されていない。しかし、近年の分子生物学的な研究の進歩や幹細胞研究の発展に伴って、椎間板に関する研究も進んできている。すでに自分の椎間板の髄核から採取した細胞を体外で活性化させた後に変性が進んだ椎間板に戻す方法や、幹細胞を移植する方法などが模索されている。また細胞移植療法を安全かつ効率的に行うために、椎間板の分化や変性に関する詳細な研究も進みつつある。これらの研究成果の積み重ねの末に、変性した椎間板に対して再生医療を応用した治療が行われる日が来るかもしれない。

脊柱に存在する靭帯

骨と骨とをつなぐ帯状の線維性組織を靭帯《じんたい》という。膠原線維《こうげんせんい》（コラーゲン）や弾性線維《だんせいせんい》から構成される。「足首を捻挫して靭帯を痛めた」とか、「スポーツ選手が接触して膝の前《ぜん》十字靭帯《じゅうじじんたい》を断裂した」などという話を耳にしたことはあるだろう。脊椎にもいろいろな靭帯が存在し、それぞれが重要な役割を担っているので、ここで紹介する（図1－7）。

まず、第七頸椎から仙椎までの棘突起先端の間を結ぶ棘上靭帯《きょくじょうじんたい》がある。第七頸椎より上の頸椎では厚く強靭な靭帯を形成していて項靭帯《こうじんたい》と呼ばれる。上下の棘突起間をつなぐ棘間靭帯《きょくかんじんたい》とともに屈曲への制限をしている。また、横突起をつなぐ靭帯を横突起間靭帯《おうとっきかんじんたい》と呼ぶ。

椎弓の前面から一つ下の椎弓上縁をつなぐ黄色靭帯《おうしょくじんたい》は、第二頸椎（軸椎）以下に存在する。弾性線維を多く含み、実際に黄色調を呈している。脊柱の屈伸に際して緊張を保って椎間の運動を制御している。脊柱管の後壁《こうへき》の構成要素で、椎間板の変性に伴って変性・肥厚して脊柱管狭窄の原因となることがある。また、頸胸椎移行部や胸腰椎移行部では、

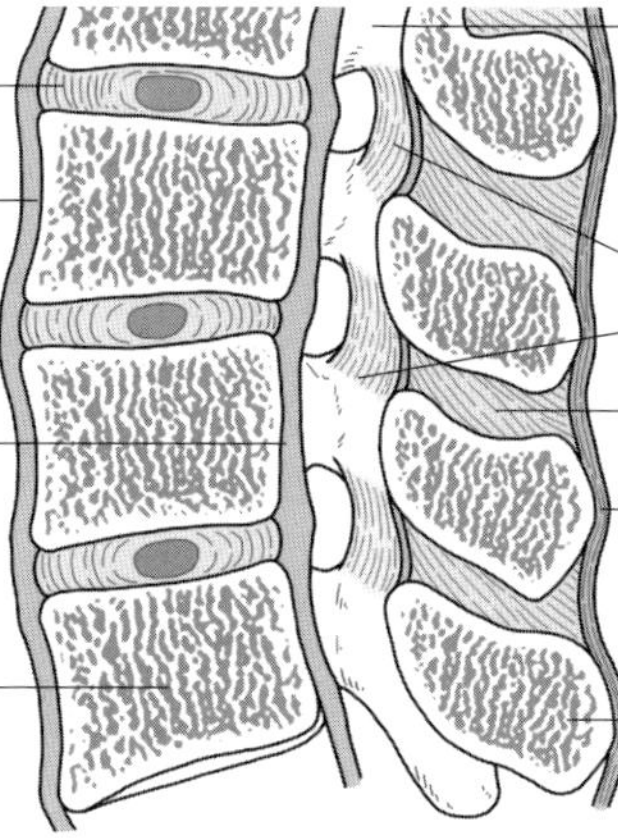

図1-7　脊柱の靭帯

棘上靭帯：棘突起先端の間をつなぐ。棘間靭帯：上下の棘突起の間をつなぐ。黄色靭帯：椎弓の前面から一つ下の椎弓上縁をつなぐ。後縦靭帯：椎体と椎間板の後面に沿って縦に走る。前縦靭帯：椎体と椎間板の前面に沿って縦に走る。

靭帯の骨化によって脊髄が圧迫されて麻痺を生じることがある（黄色靭帯骨《おうしょくじんたいこつ》化症《かしょう》）。

椎体と椎間板の後面に沿って縦走する後縦靭帯《こうじゅうじんたい》は椎間板と椎体の上下の縁に強く結合して脊柱を後方から支えている。脊柱管の前壁を構成し、頸椎や胸椎では稀に骨化を生じて脊髄を圧迫することがある（後縦靭帯骨化症《こうじゅうじんたいこつかしょう》）。一方、椎体と椎間板の前面を上下に縦走する靭帯は前縦靭帯《ぜんじゅうじんたい》と呼ばれ、後縦靭帯同様に脊柱を前方から支えている。

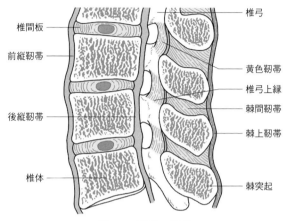

2　神経の解剖――神経の複雑な関係

脊髄

本書は「シリーズ・骨の話」のいわゆる背骨の話、〝脊椎編〟である。第四章で〝神経〟については詳しく述べるが、ここで少し背骨と神経について触れておく。

まず、脊髄である。脳からの信号を手や足に伝えてそれらを動かし、手や足からの感覚を脳に伝える神経の細長い束のようなもので、脳と同じ中枢神経（注7）を構成する、ヒトの生命活動において重要な器官である。脊髄は、頭蓋内の脳幹《のうかん》（注8）から頸椎部に降りてきて、第一、第二腰椎付近で脊髄円錐《せきずいえんすい》となって先細りして終わる、細長い円柱状の構造をしている（図1－8）。脊髄円錐は成人では第一、第二腰椎付近にあるが、胎児では尾骨部にあり、徐々に上昇して出生時には第三腰椎付近にあるとされる。また、脊髄円錐の先には終糸《しゅうし》と呼ばれる糸状の線維性組織がつながっていて、尾骨に付着している。

脊髄は、頸椎部では頸髄《けいずい》、胸椎部では胸髄《きょうずい》と呼ばれ、胸腰椎移行部に腰髄《ようずい》、仙髄《せんずい》が存在している。頸髄からは左右八対の頸神経、胸髄では一二対の胸神経、腰髄から五対の腰神経、仙髄から五対の仙骨神経と一対の尾骨神経が出る。脊髄が〝木の幹〟に相当し、左右対称に〝枝〟を出しているイメージである。これらの枝は神経根《しんけいこん》と呼ばれる。また、これら三一対の脊髄神経に対応する脊髄の部位を髄節《ずいせつ》と呼ぶ。脊髄は脊椎よりも短いため、下にいくほど脊椎よりも髄節の位置が高くなる。

なお、これらの脊髄神経も椎骨と同様に、頚神経は上から順にＣ１〜Ｃ８（図１－９）、胸神経はＴ１〜Ｔ12、腰神経はＬ１〜Ｌ５と記される（図１－10）。仙骨は英語でsacrum（セイクラム）であるため、その頭文字をとって仙骨神経は上から順にＳ１〜Ｓ５と記される。また頚髄は第五、第六頚椎付近で太くなっていて頚膨大《けいぼうだい》と呼ばれ、上肢（肩から腕、手指にかけて）に分布する神経が出入りしている。一方、腰髄も第九から第一二胸椎付近で太くなっていて腰膨大《ようぼうだい》と呼ばれ、下肢（殿部から脚、足趾《そくし》にかけて）に分布する神経が出入りしている。ヒトの脊髄は単に脳と手足を結ぶ信号の通り道ではなく、複雑な構造をとって四肢・体幹の感覚や運動、排尿排便などの機能に重要な役割を担っている。それでは、その内部がどのようになっているか覗いてみることにしよう（図１－８〜１－11）。

まず、脊髄の横断面は灰白質《かいはくしつ》と白質《はくしつ》（注９）に分けられる。灰白質には運動神経の細胞である前角細胞《ぜんかくさいぼう》を初めとする多くの神経細胞がみられる。一方、白質は脳、脊髄、脊髄神

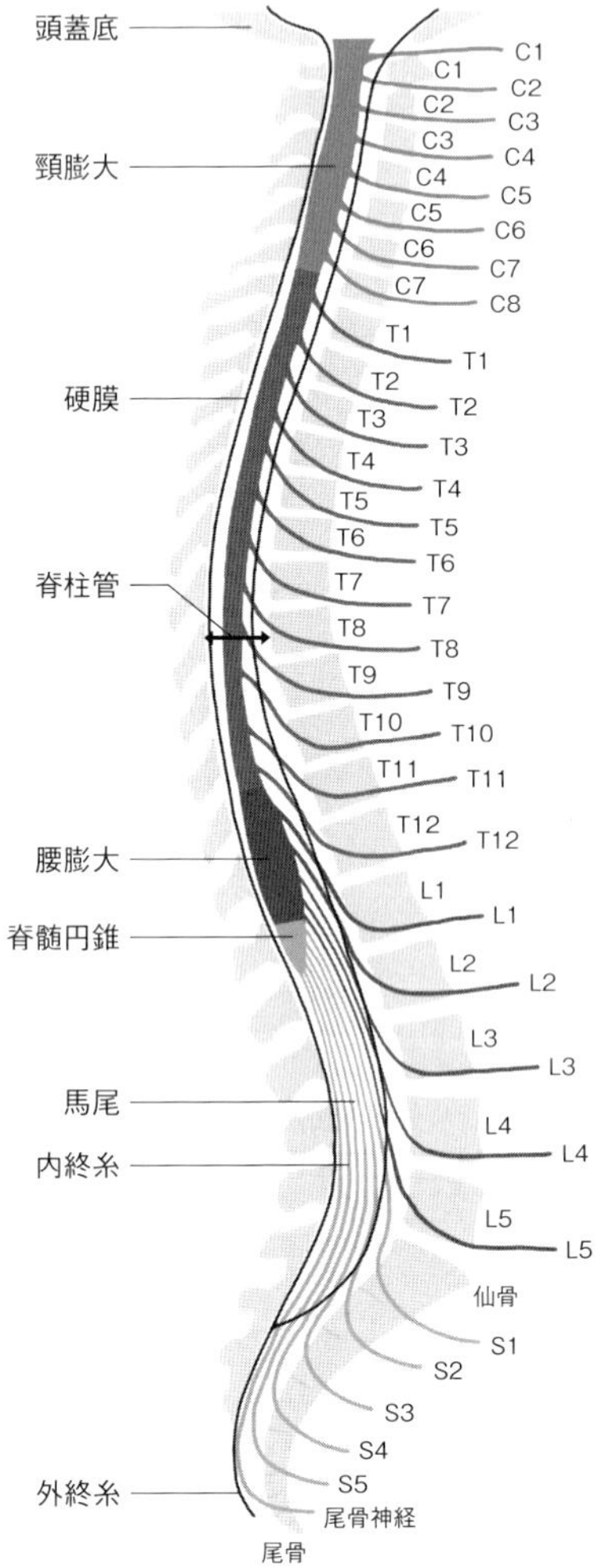

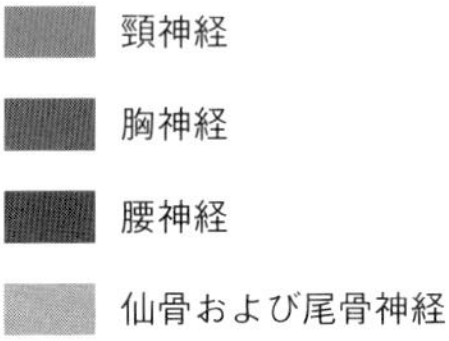

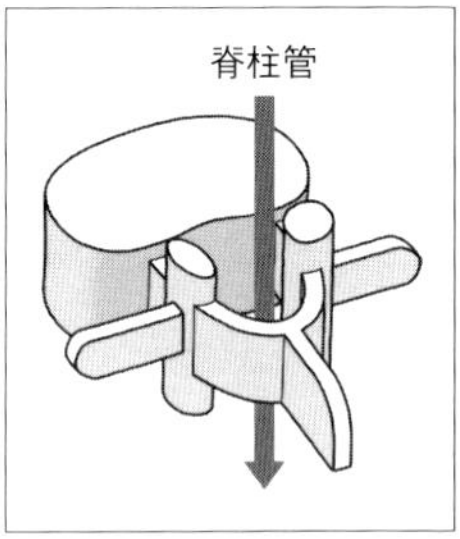

<脊柱管>

椎体と椎弓によって囲まれた神経の通り道。

脊髄は脊柱管の中を通り，枝分かれした脊髄神経が椎間孔から出ていく。

椎骨と神経は対の関係にある。C・T・Lの名称は，骨と神経ともに使われる。

図1-8　脊髄の全体図

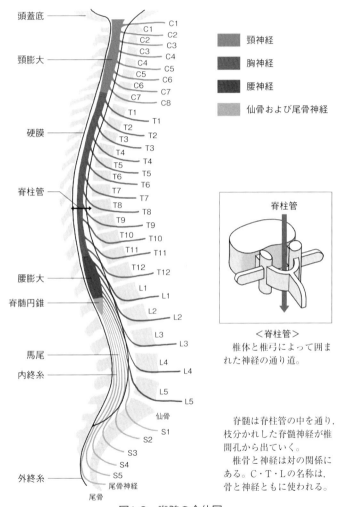

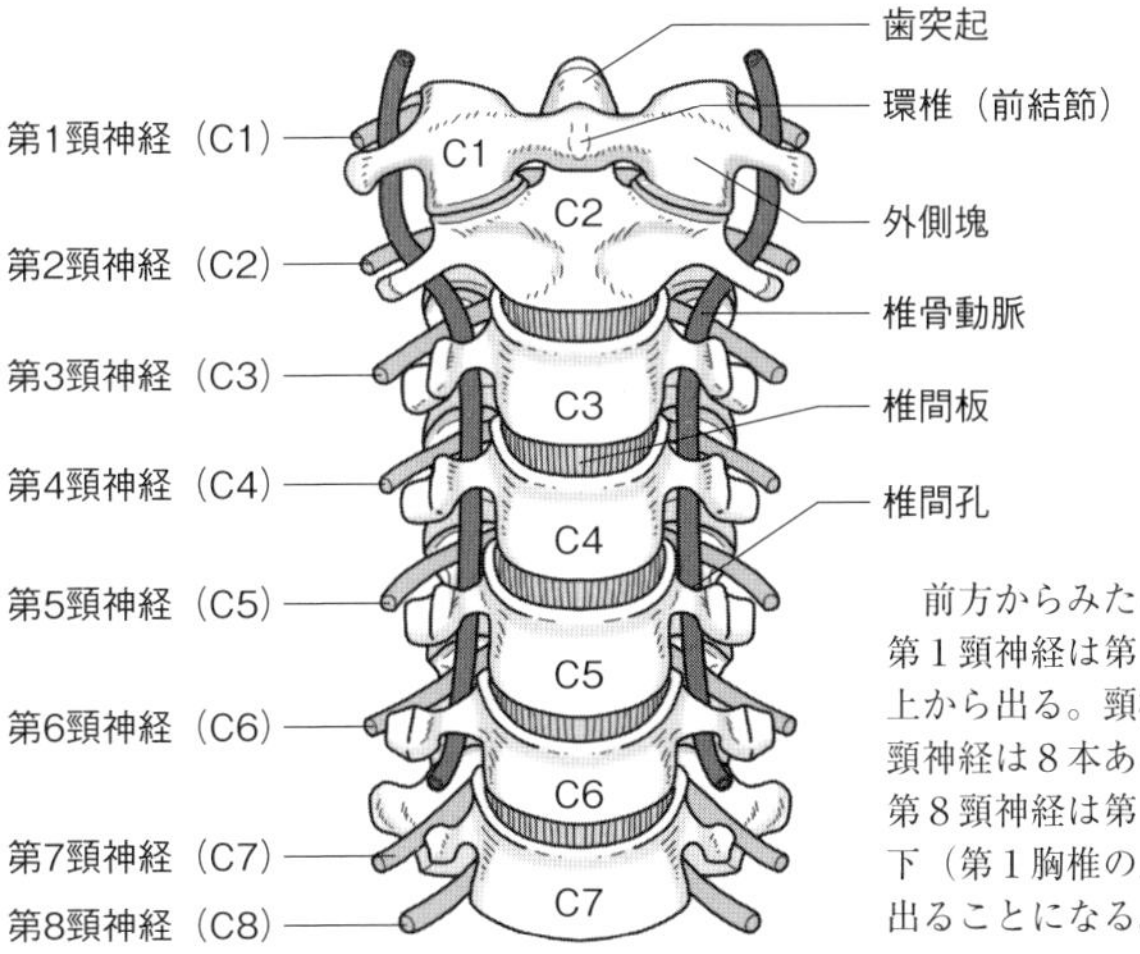

前方からみたところ。第１頸神経は第１頸椎の上から出る。頸椎は７個，頸神経は８本あるため，第８頸神経は第７頸椎の下（第１胸椎の上）から出ることになる。

図1-9　頸椎と頸神経の関係図

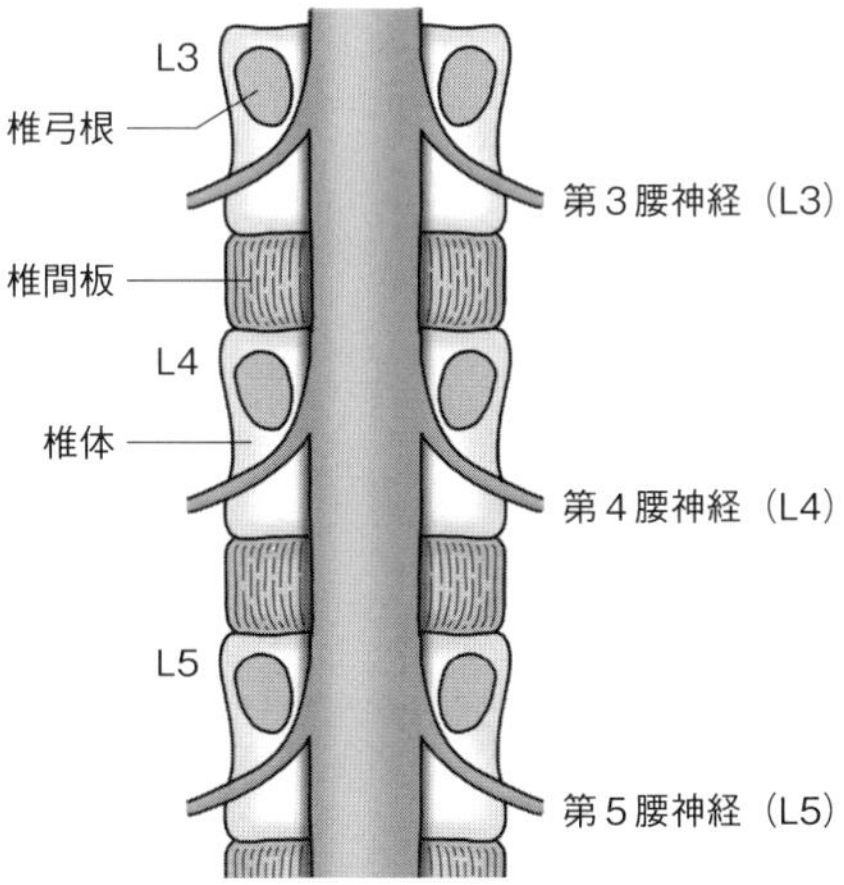

後方から脊柱管の中をみたところ。第４腰神経は第４腰椎の下から，第５腰神経は第５腰椎の下から出る。

頸椎と頸神経の位置関係と，胸椎以下の椎体と脊髄神経の位置関係が異なることに注意してほしい。

図1-10　腰椎と腰神経の関係図

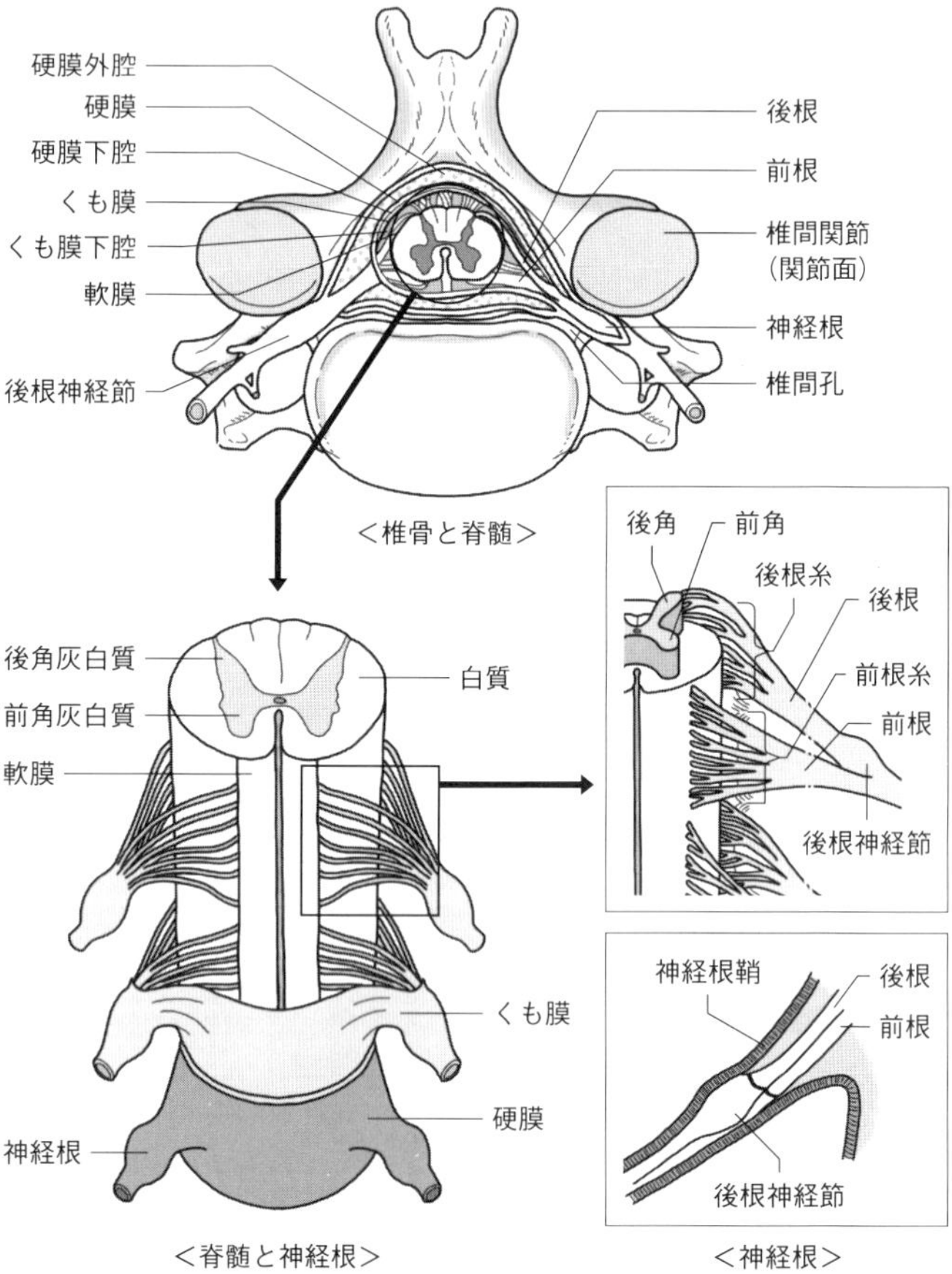

図1-11　椎骨の中を通る脊髄

脊髄の左右両側の前方および後方から根糸と呼ばれる細い糸状の神経が出ている。根糸は髄節ごとにさらに数本ずつ集まって束をなし，前根（運動神経）と後根（知覚神経）となる。さらに，前根と後根は後根神経節を超えたところで合流して末梢神経である「脊髄神経」となる。

経を連絡する神経線維の通り道を形成し、それぞれ上行性《じょうこうせい》（求心性。末梢から脳へ向かうこと）と下行性《かこうせい》（遠心性。脳から末梢へ向かうこと）の神経線維が存在する。上行性神経線維は知覚神経であり、下行性神経線維は運動神経と考えていただくと理解しやすい。知覚にもいろいろな種類があり、末梢からの信号はそれぞれ決まった伝導路を通って脳へ伝わる。たとえば、触覚や関節の運動（運動覚）や位置覚、振動覚などに関わる伝導路は手足と同じ側の後索《こうさく》（注10）を上行する。一方、末梢の皮膚の温度や痛みの感覚刺激は、後根から脊髄灰白質に伝わって神経細胞と連絡した後に反対側の側索《そくさく》を上行して脳へと伝わっていく。

それに対して、意識して手や足を動かす（随意運動《ずいいうんどう》）時には大脳から脊髄へ信号を伝える神経線維が機能する。大脳皮質《だいのうひしつ》から出た神経線維は延髄に至り、その中の錐体《すいたい》と呼ばれる部位で神経線維の七五パーセントから九〇パーセントが交叉する（つまり、右の脳から来た神経線維が左側に移る）。交叉した神経線維は側索にある外側皮質脊髄路《がいそくひしつせきずいろ》を下行していき、脊髄の前角《ぜんかく》（注11）に存在する運動神経細胞である前角細胞に連絡して脳からの信号を伝える。さらに、前角細胞から出た前根《ぜんこん》と呼ばれる運動神経線維が末梢へ伸びて筋肉へ信号を伝えて手や足を動かすことになる。錐体を通る経路であるため、皮質脊髄路は別名、錐《すい》体路《たいろ》とも呼ばれている。脳梗塞で大脳皮質が障害を受けた際に、反対側の運動麻痺を生じるのはこのように運動神経の大多数の線維が交叉しているためである。

馬尾と神経根

脊髄は第一、第二腰椎付近で脊髄円錐となって終わるが、その前に腰神経、仙骨神経、尾骨神経を構成する神経が出入りしている。腰椎部ではこれらの神経が終糸を取り囲むように並んでいて、その形態が馬の尾に似ているため馬尾《ばび》と呼ばれる（図1－8参照）。

もちろん無秩序に並んでいるわけではなく、上位の腰椎神経から仙骨神経の順に外側から並んでいる。つまり、神経根となって早く外に出ていく神経ほど硬膜（脊髄や馬尾の入った袋）の中の外側に位置しているわけである。

また、神経根を詳しくみると、脊髄の左右両側の前方および後方から根糸《こんし》と呼ばれる細い糸状の神経が出ている。根糸は髄節ごとに、前方および後方でそれぞれ数本ずつ集まって束をなし、前根《ぜんこん》と後根《こうこん》とになる。前根は運動神経であり、後根は知覚神経である。前根と後根は別の被膜《ひまく》に覆われて伴走し、後根は椎間孔《ついかんこう》付近で後根神経節《こうこんしんけいせつ》を形成する。後根神経節は神経節細胞と呼ばれる細胞成分を多く含んでいる。

前根と後根は後根神経節を超えたところで合流して末梢神経である「脊髄神経」となり

椎間孔から出ていく。先に述べたように、通常は三一対の脊髄神経（第一から第八頸神経、第一から第一二胸神経、第一から第五腰神経、第一から第五仙骨神経、尾骨神経）を形成している。
神経根は中枢神経系と末梢神経系をつなぐ神経組織であり、前根と後根に分かれて神経《しんけい》根鞘《こんしょう》という特別な膜に覆われている硬膜内の部分を指すが、臨床的には硬膜分岐部から後根神経節の末梢までの部分を神経根と呼ぶことが多い。

髄膜

脊髄は手足や体幹の運動・感覚だけでなく生命の維持にとっても重要な器官であるが、やわらかく弱いため骨によって形成された脊柱管の中に収められ保護されており、さらにその中で三層の結合組織からなる被膜に包まれている。三層の被膜とは外側から硬膜《こうまく》、くも膜、軟膜《なんまく》であり、これらの被膜を総称して髄膜《ずいまく》と呼んでいる。さらに、くも膜と軟膜の間には脳脊髄液《のうせきずいえき》（注12）が満たされている。

①　硬膜（脊髄硬膜）

最外層をなす強靭な被膜であり、さらに内外二層からなっている。上方は脳硬膜と連続し、下方では第二、第三仙骨付近で先細りして終わり、さらに終糸と一緒になって尾骨に付着している。脊髄神経が硬膜から出ていく際に、硬膜は管状に伸び出してこれらの神経を包み、末梢神経の外層（神経上膜《しんけいじょうまく》）を形成する。

服を着た姿にたとえるならば、胴体が脊髄、両腕が脊髄神経に相当し、服（硬膜）から袖（硬膜から神経上膜に移行）が伸び出して腕（神経根から末梢神経まで）を包み込んでいる状態である。

② くも膜（脊髄くも膜）

硬膜の内側にある薄い膜で、血管もないため透き通っていて内部が透けてみえるほどである。くも膜と軟膜の間の空間は、くも膜下腔《まくかくう》といい、脳脊髄液によって満たされていて脊髄を液体のクッションで保護している。

③ 軟膜（脊髄軟膜）

脊髄の表面を直接覆う、血管に富んだ薄い膜である。脊髄の側面で軟膜から三角形を呈した歯状靭帯《しじょうじんたい》が伸びて、その頂点は硬膜に付着して硬膜内で脊髄を固定するのに役立っている。

このように脳から脊髄、脊髄神経と高度に進化した神経組織を手に入れることでヒトは地球上で繁栄できたと考えられる。その過程において直立二足歩行を行い、両手が自由に使えるようになるためには、脊椎の柱としての機能は重要であった。また、緻密な構造ゆえに外力に弱い脊髄を保護するためには脊柱管の役割も重要である。次に、脊柱の役割についてみていくこととする。

3　脊柱の役割——〝立つ〟ための構造を知る

体幹の支持機能

おさらいをしておくと、頭側から頸椎、胸椎、腰椎、仙椎、尾椎の椎骨が縦に連なって一つの柱を形成した、いわゆる背骨を脊柱と呼ぶ。個々の椎骨は前方では椎間板を介して、後方では左右の椎間関節《ついかんかんせつ》を介して連なっている。さらに複数の靭帯組織が上下の椎骨を連結して補強している。また椎骨の中心にある椎孔が連続して脊柱管を形成し、脊髄や馬尾の通り道となり、上下に連なった椎骨の間にできる左右の椎間孔を通って脊髄神経が脊柱管の外へ出ていく。

このように脊柱は、二本足で立って歩くヒトにとって体幹を支える柱としての〝支持機能〟の他に、脊髄や馬尾の通り道である脊柱管を形成して、神経の〝保護機能〟という重要な役割を担っている。また、各椎骨の間には椎間板と椎間関節を介してさまざまな方向への〝運動機能〟が備わっている。さらに、椎体の骨髄内には血液内の血球を作る〝造血機能〟（注13）があり、体内のカルシウム貯蔵庫としての機能なども有している。

脊柱は正面あるいは背面からみた場合、ほぼまっすぐである。正常の範囲内で側方への軽度の彎曲が認められることもあるが、正常を逸脱した大きな彎曲を有する場合には病的な状態として側彎《そくわん》と呼ばれる。側面からみた脊柱が生理的彎曲を呈していることは、すでに述べた通りである。生理的彎曲は相互に影響し合っていて、たとえば頸椎の前彎は胸椎の後彎が大きいほどはっきりしてくる。

四つ足の動物では、頭を持ち上げて前方をみるために頸椎は前彎している。また心臓や肺を収める胸郭を形成する胸椎は後彎している。そして、腰椎も後彎している。一方、ヒトは頸椎、胸椎は四つ足の動物と同じであるが、直立二足歩行を行うために腰椎は後彎から前彎を獲得した。個々の骨盤の形状や傾きに応じて腰椎の前彎の程度は異なっているが、一般にヒトが平衡状態で立っている時には後頭部、背中、殿部をそれぞれ壁に接して立つことが可能である。

ちなみに、この壁に接して立つことは姿勢を意識する上で有用であり、リハビリテーション中や術後の患者さんに自分の姿勢をチェックしてもらう目的で踵、殿部、背部、後頭部を壁に付けて立ってみるように指導することもよくある。

ところで、ヒトの腰は生まれながらにして前彎なのだろうか？　答は否である。胎児は母親のお腹の中で丸まったような格好をしている。ちょうどアルファベットの「C」のように全脊柱が後彎した格好である（図1－12）。

これは生まれてすぐの赤ちゃんも同様である。また、身体に比べて頭が大きく頸部の筋肉の発達も不十分なため、頭頸部がグラグラして不安定である。その後の成長・発達を想像していただきたい。生後四か月頃に頸がすわり（定頸《ていけい》という）、次第に頸部が安定してくる。さらに生後六か月から七か月頃にかけてお座りができるようになり、やがて八か月から九か月頃にかけてハイハイを始める。前方をみるために頭を支えなければならず、頸部の筋肉が発達してくるとともに頸椎の前彎も形成されるようになってくる。しかし、この

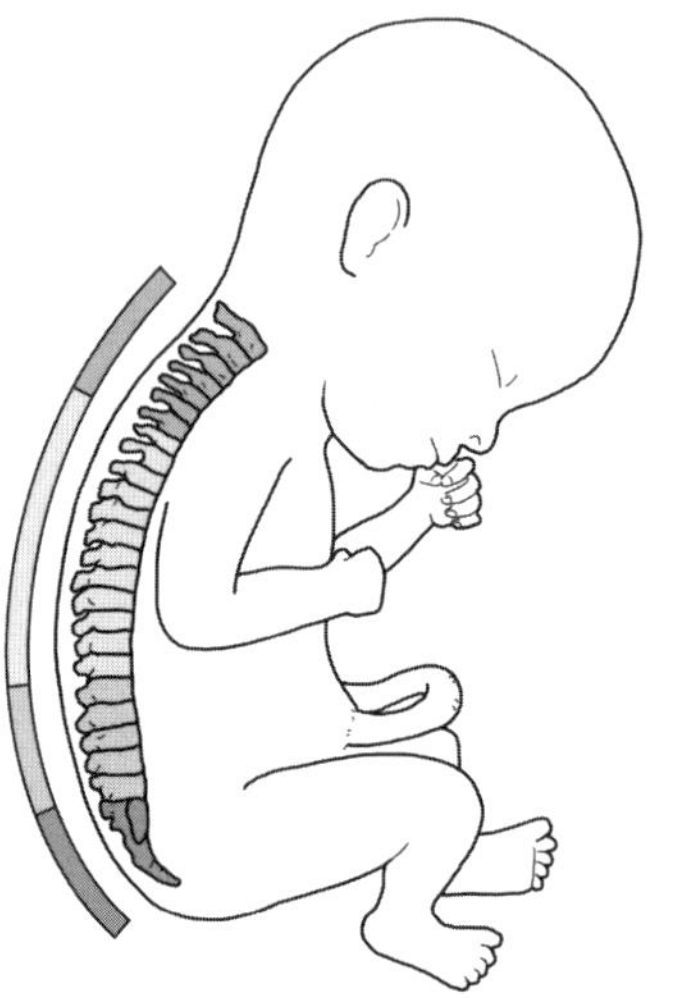

図1-12　胎児の背骨

胎児は母親のお腹の中で全脊柱が後彎した状態で丸まっている。

時点での腰椎はまだ後彎傾向にあり、ちょうど四足動物と同様の状態である。一般に、赤ちゃんは八か月から一〇か月でつかまり立ちを始めるようになり、一歳前後で歩き始める。いわゆる二足歩行の開始である。腰椎の彎曲に着目すると、歩行開始後の生後一三か月頃にまっすぐとなり、三歳頃から前彎が軽度にみられるようになってくる。その後の成長とともに腰椎の前彎が明確となってくる。もちろん個々によって多少の時期のずれはあるものの、こうやって赤ちゃんの成長・発達をみていくと、興味深いことに〝個体の発達〟はまさに〝種の進化〟の歴史を辿っているかのようである。

　このように成長とともに形成されていくヒトの脊柱は一般的な建物の大黒柱と異なり、さまざまなパーツから構成されている。すなわち椎骨という硬い組織とその間に挟まれて緩衝作用を有する椎間板が交互に連結し、これらを靭帯や筋肉が補強し支えている。ヒトが二本足で直立している時には、まず頭部と両上肢、体幹を合わせた体重のほぼ半分の重量が腰の一番下の部分にかかっている。さらに、体幹を静止して直立した姿勢を保つために必要な体幹筋の緊張に伴う力（トーヌス、注14）もかかってくる。

腰椎の椎間板にかかる力を測定した実験では、椎間板に断裂を生じる荷重は四〇歳前後で八〇〇キロ、高齢者では四五〇キロであったというデータや、腰椎の圧縮強度（圧縮に耐えうる最大の力）は二〇歳から三九歳で七九〇キロ、四〇歳から五九歳で四七七キロ、六〇歳から七九歳で三〇七キロであったという結果もある。中腰で物を持ち上げる動作によって椎間板損傷や椎体の骨折の危険性も高くなることが示されている。

成長とともに発達した脊柱はその後どうなるのであろうか？　加齢や体質に応じて椎間板や椎間関節に種々の変化が生じてくる。これがいわゆる〝変性《へんせい》〟である。椎間板の変性に引き続いて生じたさまざまな脊椎の変化を総称して、「変形性脊椎症」と呼ぶ。さらに、体幹や殿部の筋力低下なども伴って脊柱の変形をきたすことがある。腰椎すべり症や腰椎《ようつい》変性側彎症《へんせいそくわんしょう》や腰椎変性後彎症《ようついへんせいこうわんしょう》と呼ばれる状態である。

さらに、骨粗鬆症による椎体骨折のために腰が曲がるなどの脊柱変形を生じることも少

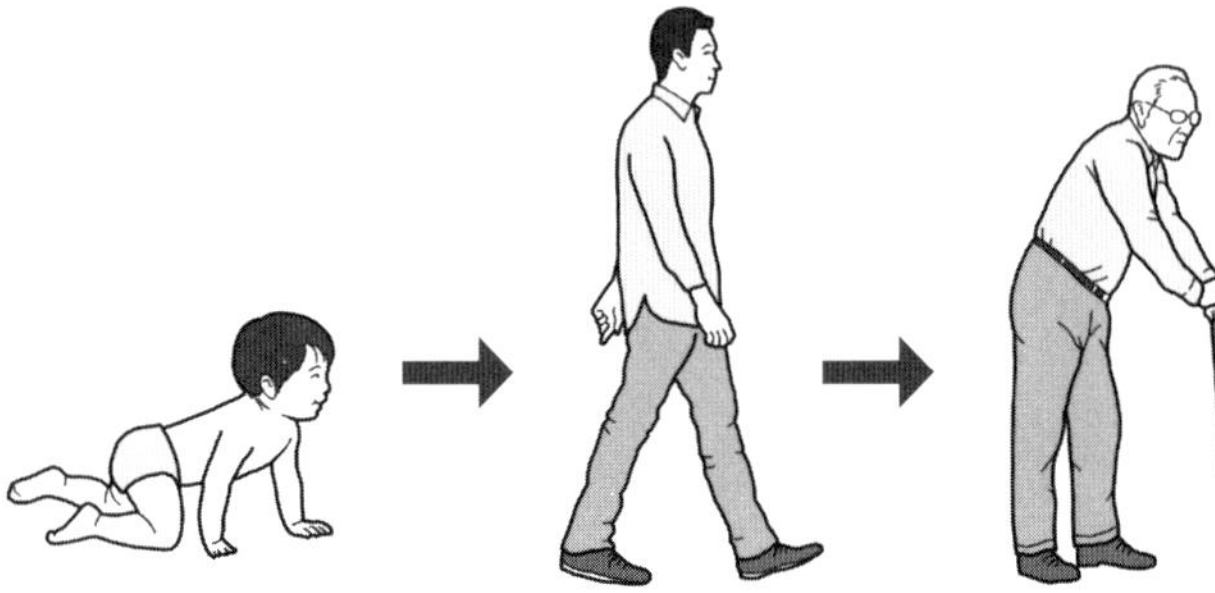

図1-13　スフィンクスの謎々

「朝は四本足，昼は二本足，夕は三本足。この生き物はなにか？」

答は「人間」。赤ん坊は首が座ると両手両足（四本足）を使ってハイハイを始め，やがて二本足で立って歩くようになるが，老いると杖をつき三本足で歩くようになる。

なくない。これらの疾患によって脊柱の柱としての〝支持機能〟が損なわれると二本足で立ったり歩行したりすることに支障をきたすようになるため、杖やシルバーカーといった支えが別に必要となることがある。スフィンクスの謎々にある「三本目の足」が必要となるわけである（図1－13）。

あるいは変性に伴って脊柱管が狭くなる（狭窄《きょうさく》）ことで神経が圧迫されて脚の痛みや麻痺を生じるため、歩行に杖などの支えが必要となる場合もある。これは、脊柱を通る神経の保護というもう一つの重要な機能が破綻した状態である。それでは次に、この神経の〝保護機能〟についてみてみることにしよう。

神経の保護機能

ヒトを含む動物にとって神経組織が重要な役割を果たしていることに異論を称える人はいないだろう。脊髄は手足や体幹の運動・感覚のみならず生命の維持にとっても重要であるが、やわらかく弱いため外力から保護する必要がある。

その脊髄を保護する脊柱管の構造はすでに述べた通りであるが、もう少し詳しくみてみよう。まず、水平な断面で考えるとわかりやすいと思われる（図1－11参照）。脊柱管は椎骨の中心に存在する円い孔として捉えられる。前方には椎体が存在し、後方には椎弓板と椎弓根からなる椎弓が存在する。これらの骨組織によって神経組織は守られている。

次に、脊柱を真ん中で縦に切って内部をみてみると、椎体と椎体は椎間板で連結されて、さらに後縦靱帯でつながっている（図1－7参照）。一方、椎弓と椎弓はその前面（腹側《ふくそく》）を黄色靱帯で連結されている。すなわち、脊柱管という神経の通り道で考えると、後縦靱帯は脊柱管の前方に、黄色靱帯は後方に存在していることになる。また、椎間孔は上下の椎弓根の間に存在し、前方には椎体後縁や椎間板、後方には椎間関節が存在している。

これらの脊柱管を構成する組織に変性に伴う変化が生じることによって、神経組織の圧迫をきたす場合がある。

たとえば、変性した椎間板の髄核が脊柱管内に飛び出した状態が「椎間板ヘルニア」である。また、変性して弾力性が低下した椎間板が脊柱管内へ膨らみ、椎体の後縁に骨棘《こつきょく》と呼ばれる骨の出っ張りが形成される。さらに、脊柱管の後壁に存在する黄色靭帯が厚みを増すことで脊柱管が狭くなる。これが「脊柱管狭窄」と呼ばれる状態である。椎間孔内が狭くなれば、「椎間孔狭窄」と呼ばれる。これらの変化によって〝神経の保護機能〟が破綻をきたすと、脊髄や馬尾、神経根といった神経組織が圧迫を受けて痛みやしびれ、麻痺の原因となることがある。こうしたさまざまな病態については、後で詳しく説明する。

❖コラム　脊柱を構成する椎体の数

第一巻でも紹介したが、長い首を持ち、オスの平均頭頂高が五メートルを超える、地球上で最も背が高い動物であるキリンも、頸椎の数はヒトと同じ〝七個〟である。ほとんどの哺乳類で、頸椎は七個の椎骨から形成されている。ナマケモノの一部で頸椎が六個であったり八個であったりするそうだが、基本は七個の椎骨から構成されている。

キリンは長くて大きな首を支える必要があり、さらにメスをめぐるオス同士のけんかの際にあの首をぶつけ合うのであるから、筋肉と靭帯がとても発達しているそうである。キリンの首の可動域やしなり具合、ぶつけ合ってけんかする迫力をみる限り、人間の頸椎の構造とは相当異なっていると予想される。キリンの寿命は野生で一〇年から一五年だが、動物園で飼育されると二〇年から二七年、中には三〇年以上生きた報告もあるそうで、頸椎への負担は相当なものであるだろうから、本書で取り上げる変形性脊椎症や肩こりが起こっていないのだろうかと考えさせられる。

脊柱を構成する椎体の数については、本文中でも、「ヒトの脊椎は基本的には、七個の頸椎、一二個の胸椎、五個の腰椎、五個の仙椎、三個から六個の尾椎で構成されている」と記した。〝基本的に〟と記したのは、「移行椎《いこうつい》」と呼ばれる、頸胸椎、胸腰椎、腰仙椎の移行部においてどちらに属するか判定困難な椎骨を認める場合があるからである。特に腰仙部における移行椎に遭遇することが多く、本来五個の椎骨からなる腰椎が一個少なくみえる場合（第五腰椎が仙椎のような形をしている場合）には「第五腰椎の仙椎化」、逆に腰椎が一個多く見える場合（第一仙椎が腰椎のような形をしている場合）には「第一仙椎の腰椎化」と呼んでいる。

正確には第一胸椎から数えていく必要があるのだが、臨床の現場では腰椎のみのX線像で評価することも少なくないので肋骨の本数（本来は一二対あるのだが、一一対しかなかったり、一三対あったりする場合もある）にも左右されることになる。患者さんへの画像の説明の際に「腰の骨が一個多いみたいですね」などと言うとギョッとされることもある。しかし、発生頻度に関する過去の報告をみると四パーセントから多いもので実に三六パーセントという報告まであり、平均して一〇パーセント前後の人で認められることから、決して珍しいものではないことがわかる。

臨床的に問題となるかが議論となるところで、腰痛との関連を示した報告もあるが、関係ないという報告も多くみられるようである。我々脊椎外科医（注15）にとっては、手術の際に高位を誤らないように注意する必要がある。

❖コラム　姿勢と椎間板内圧

よく、「中腰は腰に悪い」「中腰で重いものを持ち上げてはいけない」などと言われるが、実際に身体の中でどのように悪いのであろうか。それを示唆する有名な研究があるので紹

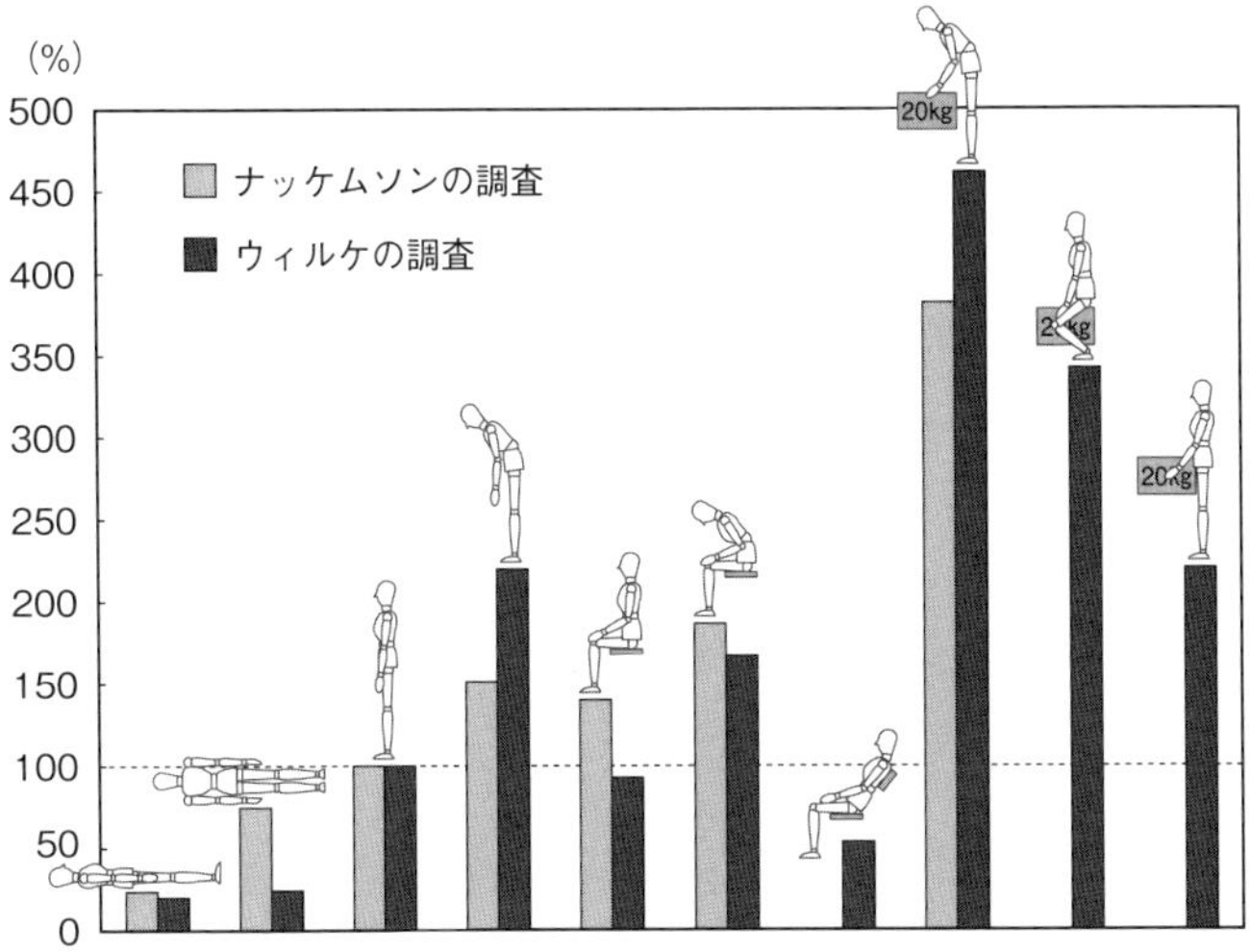

図1-14　姿勢と腰にかかる圧力の関係

45歳，70kgの男性の第4・第5腰椎椎間板に圧センサーを刺入して，さまざまな姿勢による椎間板内圧の変化を測定した研究である。直立した姿勢での椎間板内圧を100%として，相対的な値を示している。

H. J. Wilke *et al.*, *Spine* 24(8), 755-762, 1999より改変引用。

介したい。四五歳、体重七〇キロの男性の第四、第五腰椎椎間板に圧センサーを刺入して、さまざまな姿勢による椎間板内圧の変化を測定した研究である。

図1―14は、直立した姿勢での椎間板内圧を一〇〇パーセントとして相対的な値を示している。ウィルケ（H. J. Wilke、注16）による研究と、条件がやや異なるが、それ以前にナッケムソン（A. Nachemson、注17）という整形外科医が行った研究とが示されている。

これによると、中腰の姿勢で椎

間板にかかる圧力は直立姿勢の約二倍であり、二〇キロのものを持って直立している時と同じ圧力がかかっていることになる。さらに二〇キロの重量物を中腰の姿勢で持つと直立姿勢の四倍から五倍の圧力になってしまう。さらに、椅子に腰かけた状態では直立姿勢とほぼ同様の圧力がかかっているが、椅子に腰かけて前傾姿勢を取ると直立姿勢の一・五倍から二倍近い圧力がかかっていることにも注目していただきたい。椅子に腰かけているからといって必ずしも腰の負担が軽いわけではなく、座っている時の姿勢にも注意が必要であることが示唆される。一方、リクライニングシートでは直立姿勢の約半分の圧となり、腰の負担も軽減されて心地よいのかもしれない。

これは一例であり、他にも似たような研究報告があるが、現在では倫理的観点から同様の研究は行いにくくなっている。しかし、日常生活におけるさまざまな姿勢によって椎間板にかかる圧力が変化し、影響を与えていることがおわかりいただけるであろう。

第一章注

注1　椎骨……椎骨は椎体と椎弓からなる。椎弓は椎弓根と椎弓板から構成され、椎弓板には左

右一対の横突起、上関節突起、下関節突起が連続している。後方の真ん中には棘突起が付着している。これが背中から触れることのできる骨である。前方にある椎体は椎間板《ついかんばん》を介して連結され、後方では上の椎骨の下関節突起と下の椎骨の上関節突起が合わさって椎間関節を形成して、脊柱を構成している。

注2　仙骨……仙椎は五個あるが、それぞれが連結して仙骨と呼ばれる一つの骨を形成している。仙骨は脊柱の下端に位置して、脊柱という柱の土台に相当する。さらに、仙腸関節を介して腸骨と連結し、骨盤を構成している。

注3　椎間板……椎体と椎体を連結する円板状の軟骨。第二頸椎と第三頸椎の間から第五腰椎と仙骨の間に存在し、脊柱の支持と運動の機能に関与している。脊柱にかかる衝撃を緩衝する機能を有している。

注4　可動域……関節などが問題なく動くことのできる範囲や角度のこと。

注5　肋骨……肋骨は通常一二対存在する。そのうち第一肋骨から第一〇肋骨までが胸の前面で胸骨と結合している。

注6　髄核……椎間板は、中心部に存在する水分の豊富なゲル状の髄核と、その周囲を取り囲むコラーゲン線維からなる線維輪の、いわば二重構造となっている。これで脊柱にかかる衝撃を緩衝する機能を発揮する。

注7　中枢神経……中枢神経は脳と脊髄からなり、それに対し末梢神経は体性神経系（感覚神経、運動神経）と自律神経系（交感神経、副交感神経）からなる。

注8　脳幹……中脳《ちゅうのう》、橋《きょう》、延髄《えんずい》からなる。生命を維持するのに重要な機能を持つ部位である。

注9　灰白質と白質……灰白質は、脊髄の中心部で運動神経の細胞である前角細胞《ぜんかくさいぼう》を初めとする多くの神経細胞の細胞体が存在する部位。白質は、脳と脊髄、脊髄神経を連絡する神経線維が存在する脊髄の外側の領域を指す。白質が明るい白色をしているのに対して、灰白質は灰色がかったようにみえるため、このように呼ばれる。

注10　後索……脊髄内における神経の伝導路が存在する部位を指す。「後索」は脊髄の後方の部分で、触覚や関節の運動（運動覚）や位置覚、振動覚などに関わる信号を脳に伝える伝導路が存在する。

一方、脊髄の側方を「側索」という。末梢の皮膚の温度や痛みの感覚刺激は、脊髄の中で反対側の側索を上行して脳へと伝わっていく。また、大脳皮質から出た運動神経線維は、延髄で大部分が交叉して反対側の側索にある外側皮質脊髄路を下行して前角細胞に信号を伝える。

注11　前角……脊髄の灰白質内の部位を指す。「前角」は灰白質の前方の部分で、筋肉を支配する運動ニューロンの神経細胞（前角細胞）が存在する部位である。一方、灰白質の後方に存在し、触覚や痛覚などの感覚の情報が入力する部位を「後角」という。

注12　脳脊髄液……くも膜と脊髄表面の軟膜の間の空間をくも膜下腔《まくかくう》という。脳脊髄液はくも膜下腔を満していて、いわば脊髄の液体のクッションである。

注13　造血機能……ヒトの血中に存在する白血球や赤血球、血小板などは骨髄内に存在する造血《ぞうけつ》幹細胞《かんさいぼう》から作られる。成人以降は椎骨、胸骨、肋骨、骨盤など体幹の骨の骨髄内で主に産生される。その機能を造血機能という。

注14　トーヌス……筋肉の緊張のこと。筋肉はなにも活動していない時にも、絶えずわずかな緊張状態にある。このような筋肉の持続的な弱い収縮のことを指す。

注15　脊椎外科医……脊椎・脊髄病に対する診療を専門とする外科医のことを指す。主に、整形

外科医や脳神経外科医である場合が多い。学会が認定する脊椎脊髄病医や指導医なども定められている。

注16　ウィルケ……ハンス・ヨアヒム・ウィルケ（Hans Joachim Wilke）。ドイツ、ドレスデン工科大学の教授。専門は生体力学（バイオメカニクス）。論文に"Spezielle Biomechanik der Lendenwirbelesäule"（「腰椎の特別なバイオメカニクス」）がある（*Bandscheibenbedingte Erkrankungen*『椎間板起因の病気』所収）。

注17　ナッケムソン……アルフ・ナッケムソン（Alf Nachemson：一九三一～二〇〇六）。スウェーデンの整形外科医。腰痛の原因解明と治療に多大な業績を残した。コラムで紹介している、姿勢の変化によって腰椎の椎間板にかかる圧力が変化することを示した研究はあまりにも有名である。その他、脊柱側彎症などでも多大な業績を残している。

第二章　変性

1　変性とはなにか——最も重要なキーワード

椎間板の変性

変性とは、文字通り〝性質が変わること〟を意味する。英語ではdegenerationといい、組織や細胞の機能減退の結果で生じることが多いため、退行変性《たいこうへんせい》とも呼ばれる。生体においては加齢現象、すなわち老化と同様に考えて大きな間違いはないだろう。本書のタイトルである「変形性脊椎症」とは、脊椎に生じる変性そのものであり、変性こそが本書において最も重要なキーワードである。この脊椎の変性は、椎間板から始まる。第一章で述べたように、椎間板はゲル状の髄核《ずいかく》を線維輪《せんいりん》が年輪のように包み込んだ構造を取る円板状の軟骨で、椎体と椎体を連結して脊椎にかかる衝撃を緩衝する作用を持っている（図２−１）。

プロテオグリカン（第一章参照）を多く含む髄核は、水分の含有率が高く弾力性に富んだ組織であり、新生児では髄核の約八八パーセントが水分であるとされる。加齢とともに髄核の水分は徐々に減っていくが、この現象がまさに椎間板の変性である。

ただし、同じ年齢でも人によって程度が異なることからもわかるように、変性は加齢に

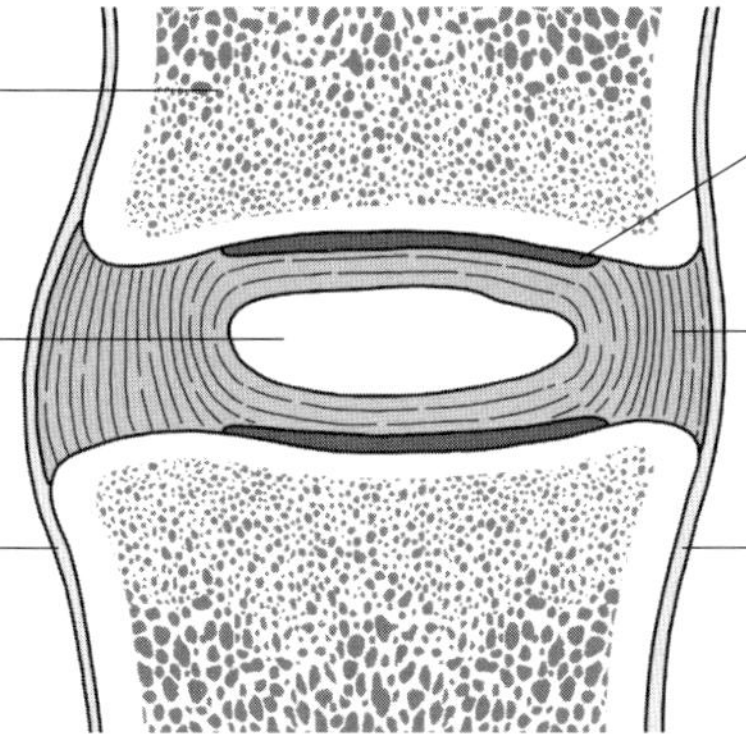

図2-1　椎間板の構造

椎間板は椎体と椎体の間にあって衝撃を吸収する円板状の軟骨。靭帯とともに椎体と椎体を連結している。名称は，たとえば第４，第５腰椎の間の椎間板はL4/L5と表記する。

応じて一様に進行するわけではない。各個人の持つ遺伝的素因（体質、注1）に応じて進行していき、その他いくつかの環境的要因もその進行に影響を与えると考えられている。

近年では細胞レベルでの研究も進められていて、椎間板の変性にさまざまなサイトカインの影響があることが報告されるようになってきている。サイトカインとは、細胞から分泌されるタンパク質で、免疫や炎症、細胞の増殖や分化などに関与するものである。椎間板の中に存在する細胞に、細胞外基質《マトリックス》（プロテオグリカンやコラーゲンといった細胞周囲の空間に存在する物質）に影響するサイトカインの受容体が存在するこ

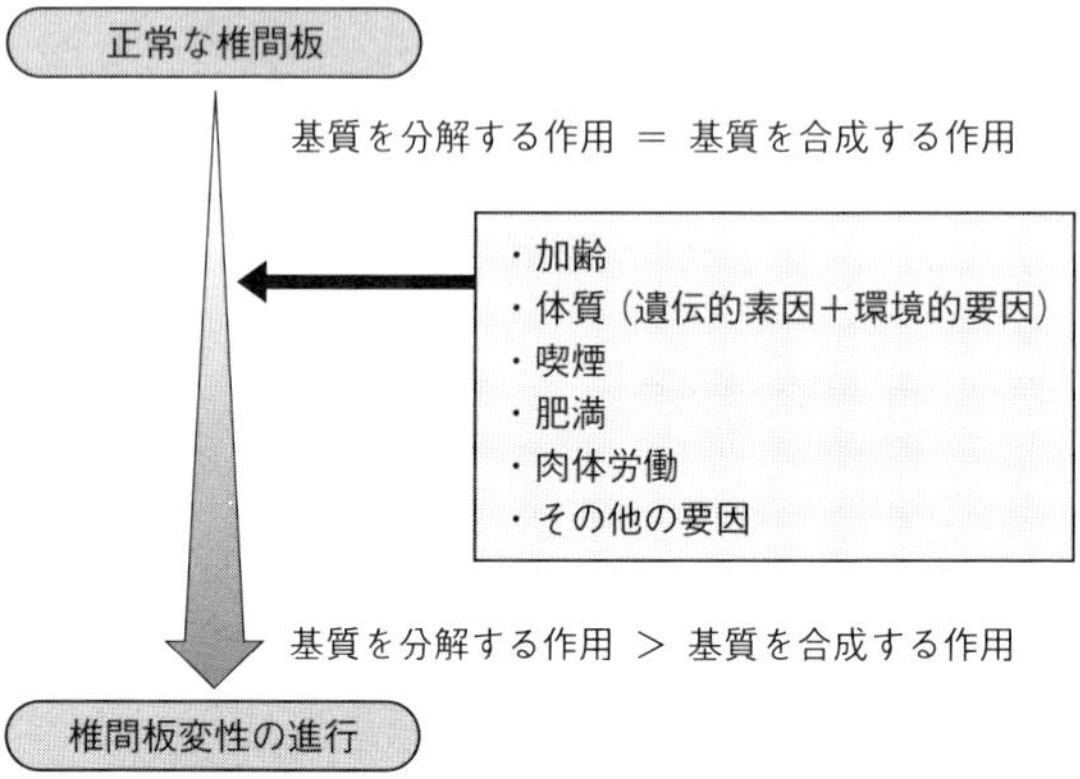

図2-2　椎間板変性が進行する要因
細胞外基質の分解が合成を上回った時に変性は進行する。

とが示されている。また、これらの細胞にさまざまな炎症性サイトカインや神経発芽誘導物質の発現も報告されている。

正常な代謝のサイクルが行われている椎間板では、サイトカインによる基質を分解する作用と基質を合成する作用が平衡状態で保たれている。ところが、加齢などの要因に伴って椎間板内の恒常性維持機構が破綻をきたし、平衡状態が崩れると、細胞外基質の分解作用が合成作用を上回って椎間板変性が進んでいくと考えられている（図２－２）。

変性が進むとどうなるのか

このような椎間板変性に伴って、さまざまな変化が現われる（図２－３）。まず、変性

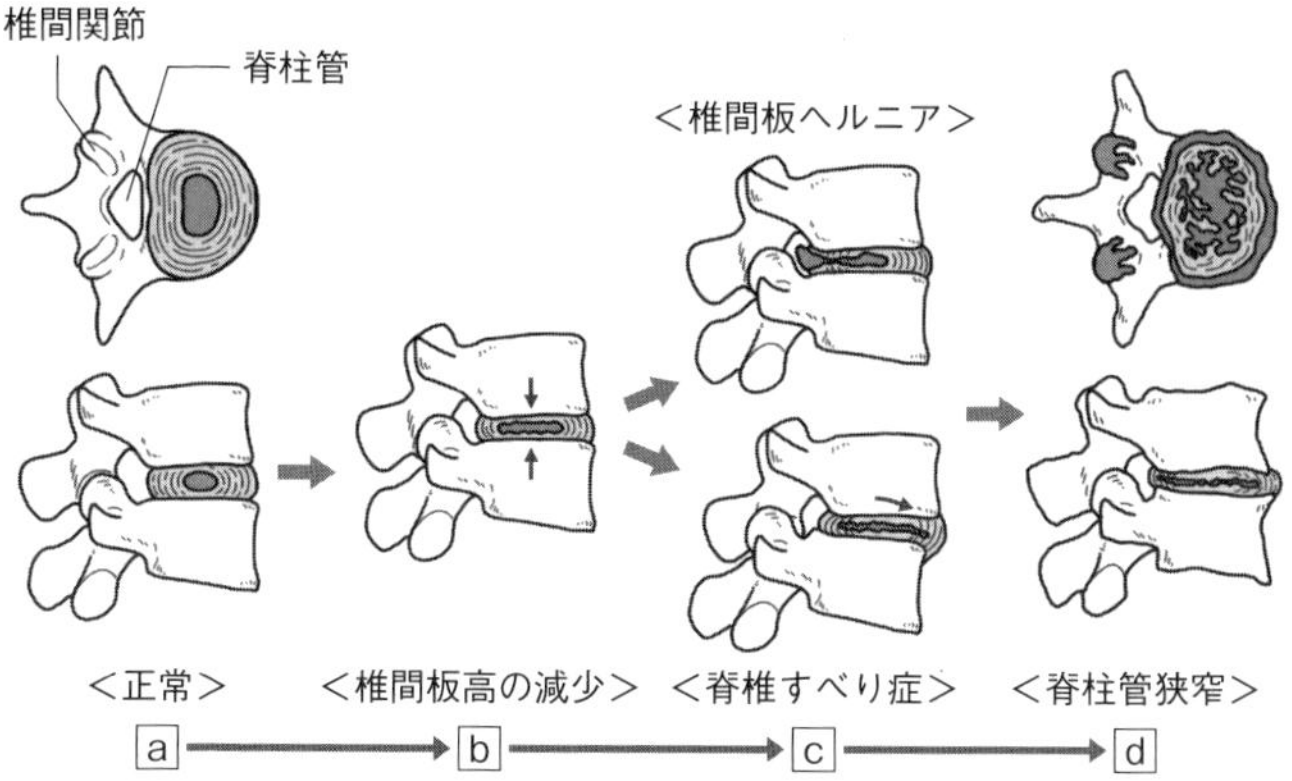

図2-3　椎間板変性図

b：変性した椎間板では脊柱にかかる圧縮力によって高さが減少する。
c：線維輪の亀裂を介して髄核が飛び出した状態が「椎間板ヘルニア」である。
　また，椎間板の高さが減って，椎体がずれる現象が「脊椎すべり症」である。
d：椎間板の変性や椎体間の不安定性によって，骨棘形成や椎間関節の変形・
　肥大，黄色靭帯の肥厚が生じ脊柱管狭窄となる。

した椎間板では弾力性が低下するため、衝撃緩衝機能が減退する。すると脊柱にかかる圧縮力によって、変性した椎間板では高さが減少することになる。よく中高年の方から「若い頃に比べて身長が縮んだ」というお話を伺うことがあるが、その原因の一つがこの椎間板の高さの減少によるものである。また、高さが減る際には椎間板の周囲が横方向に膨らむ（膨隆《ぼうりゅう》する）。ちょうど、外側が硬くなった餅を上から押さえた時に横に膨らんだ状態を想像してもらうとわかりやすいだろう。

一方、コラーゲン線維（注2）が

層状構造をとって髄核を取り囲んでいる線維輪は、前方に比べて後方で層の数が減り、線維の走行も水平に近づくため構築学的に弱くなり、椎間板の変性に伴って亀裂をきたしやすくなる。この亀裂を介して髄核が移動した状態が、いわゆる「椎間板ヘルニア」である。いわば、押さえた餅の一部が破れて中から〝あんこ〟が飛び出した状態である。これは腰痛の原因となったり、飛び出したヘルニアが神経を圧迫して神経痛や麻痺の原因となったりすることがある。

あるいは、椎間板の高さが減っていく際に脊椎が前後、左右にすべる現象がみられる。これを「脊椎すべり症」という。脊椎を脊柱という〝柱〟として捉えた際に、その柱にガタがきて不安定な状態になるわけである。特に病的な状態としてしばしば問題になるのは「第四腰椎変性すべり症」である。これは第四・第五腰椎椎間板の変性に伴って第四腰椎が第五腰椎に対して主に前方へすべった状態で、すべりに伴って脊柱管が狭くなるため神経が圧迫されて腰痛や神経痛の原因となる。中高年の女性に多い傾向がある。

また、椎間板の高さが左右で不均等に減少した場合、脊柱は側方に彎曲して側彎《そくわん》と呼ばれる状態になる。さまざまな疾患や病態に伴って側彎を認めることがあるが、このように椎間板の変性に伴って腰椎に側彎を生じたものを「腰椎変性側彎症《ようついへんせいそくわんしょう》」と呼ぶ（図2－4）。

これも中高年以降でみられる状態で、腰椎の生理的彎曲である前彎の減少を伴っていることが多い。

第一章で述べたように、四本足の動物と異なり、ヒトは腰椎が前彎することで初めて体幹や頭部を骨盤の上に載せて二本足で直立することが可能となった。こうしてヒトはその後の繁栄を得ることができたのである。しかし加齢に伴って（椎間板の変性に伴って）、腰椎の前彎が減少し、さらに体幹や殿部の筋力が減少すると、いわゆる〝腰曲がり〟の状態となって二本足でバランスを取って立つことが困難となってくる。この状態を「腰椎変性《ようついへんせい》後彎症《こうわんしょう》」と呼び、側彎を伴っている場合には「腰椎変性後側彎症《ようついへんせいこうそくわんしょう》」という。自らの力で立ったり歩いたりすることが困難な場合には、杖やシルバーカーといった支えが必要となってくる。

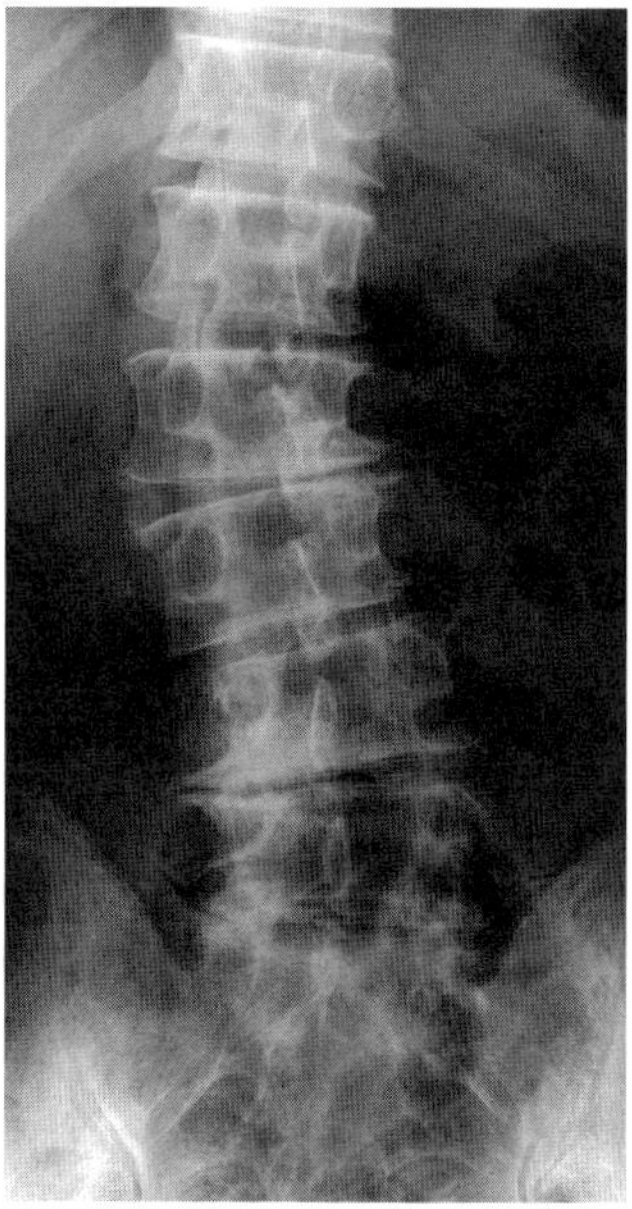

図2-4　腰椎変性側彎症のＸ線像

椎間板の変性に伴って腰椎に側彎を生じた状態（第八章参照）。

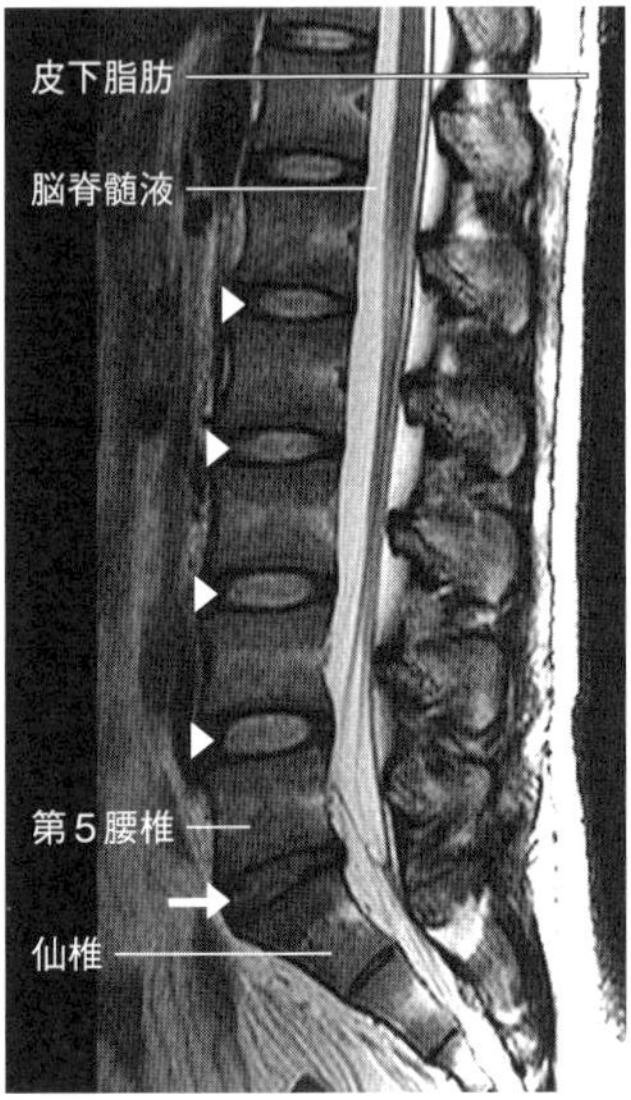

図2-5　変性した腰椎のMRI像

腰椎を中央で縦に切った状態。矢状断像という。変性の少ない椎間板は白くみえている（矢頭）。変性が生じた第５腰椎と第１仙椎の間の椎間板は黒くなっている（矢印）。

これらの変化は各種画像検査によって評価が可能となる。脊椎すべりや脊柱変形などはＸ線で容易に診断可能であるが、椎間板の変性に関してはＭＲＩが有用である。

図２－５をみていただきたい。これはＭＲＩのＴ２強調像といって、〝脂肪〟と〝水〟が白くみえる条件で撮影した腰椎である。脊椎をほぼ真ん中で縦に切った矢状断像《しじょうだんぞう》と呼ばれる画像で、皮下脂肪や脳脊髄液が白くみえている。この条件では、まだ変性の少ない椎間板は白くみえているが、第五腰椎と第一仙椎の間の椎間板の色が黒くなっているのがわかるであろう。これがまさに水分が減って変性を生じている椎間板である。他の椎間板に比べて後側へ少し膨らんでいるのも確認できる。我々はこれらの検査を使い分けて、脊柱や椎間板の変化、神経の圧迫の有無や部位などを評価していくのである。

骨、関節、靭帯に起こる変化

このような椎間板の変性や椎体間の不安定性に引き続いて、椎骨自体にもさまざまな変化が起こる（図２－３参照）。椎体の辺縁には骨棘《こつきょく》と呼ばれる骨が、まさに棘のように延びてくる。時には上下の椎体から延びてきた骨棘同士が結合してしまうこともある。

また、椎間関節にも変化が生じる。椎間関節は、上位の椎弓から連続する下関節突起と、一つ下の椎弓から連続する上関節突起との間で形成される。椎間板が正常な高さである時に椎間関節も正常な位置関係にあるわけだが、これが変性に伴って椎間板の高さが減少したりすべりを生じたりした場合、関節の歪みを生じる。椎間板の変性は徐々に進行していく変化であるため、それに応じて関節突起も少しずつ変形を生じていく。その結果、椎間関節が大きくなる（肥大《ひだい》する）ことがある。また、椎間関節に骨棘が形成されることもある。

そして椎間板の変性に続いて、黄色靭帯にも変化が生じる。変性した黄色靭帯では弾性線維の配列が乱れ、靭帯そのものの厚みも増してくる。

これらの椎間関節や黄色靭帯に生じる変化はいずれも脊柱の〝支持機能〟としての安定性を再獲得するための変化であると考えられるが、時に脊柱管を狭くするため、脊柱の〝神経を保護する〟という本来の機能を損なって、脊髄や神経根の圧迫による麻痺や痛み、しびれといった神経症状の原因となることがある。

2　椎間板変性に関与する危険因子——体質と習慣

遺伝的素因と環境的要因

脊椎の変性は椎間板に始まることを紹介したが、それではなぜ椎間板の変性が起こるのであろうか。変性は加齢に伴う現象であるため、その進行には〝年齢〟が大きく関わっていることに間違いはないだろう。しかし、同じ年齢の人がすべて同じ程度に変性が進行するわけではないことからも、年齢以外の因子が関わっていることが予想される。

まず、〝遺伝的素因（体質）〟が椎間板変性の進行に深く関与していると考えられている。一例として、二〇組四〇人の男性の一卵性双生児を対象とした調査では、MRIで認められる腰椎椎間板の変性は偶然で認められるよりも有意に似通っていて、椎間板変性の進行において双子であることが一番大きな因子であったという報告がある。

その他の因子として、従来から〝喫煙〟や〝肥満〟、〝重労働〟などが椎間板変性の進行に関与していると考えられている。喫煙者と非喫煙者を含む二二組の一卵性双生児を対象として、喫煙による腰椎椎間板変性への影響を観察した研究があり、喫煙者は非喫煙者と比較して一八パーセント椎間板変性が進行しており、その影響は腰椎全体におよんでいたと報告されている。一方で〝スポーツ〟の影響については現時点では明らかとなっていない。過去の報告によると、一般の集団と比較してエリートアスリートで高頻度に腰椎椎間板変性が認められたとする報告もあれば、年齢相応の変化しか認められなかったとする報告もあり、一定の見解は得られていない。

近年では、椎間板を構成するコラーゲンやビタミンD受容体（注3）などの遺伝子の特徴と椎間板変性の関与が報告されているが、民族間での差異や発症頻度に差があり、今後の詳細な検討が待たれる。

自分の身体に起こり得ることを知る

以上のように、椎間板の変性に始まり、引き続いて脊椎を構成する組織にさまざまな変化を生じた状態が「変形性脊椎症」である。頸椎に生じた場合には「変形性頸椎症《へんけいせいけいついしょう》」、腰椎に生じれば「変形性腰椎症《へんけいせいようついしょう》」という。他のあらゆる組織と同様に、脊椎に生じるこれらの変化は、年齢を重ねるとともに、程度の差はあれ誰にでも起こり得る変化であり、避けられないものである。時には頸部や腰部の痛みとなることもあり、場合によっては神経症状として痛みやしびれ、麻痺の原因となることすらある。

しかし、繰り返しになるが、すべての人が病的状態に陥るわけでないことも事実である。したがって、我々は自分の身体に起こっていること、あるいは起こり得ることを知っておくことに意義があると考える。それが時には読者のみなさん自身、または周りの方に起こった病的状態の早期発見につながるかもしれない。

❖コラム　疫学と一卵性双生児

「疫学《えきがく》」という学問の領域を聞いたことはあるだろうか。国際疫学学会では「特定の集団における健康に関連する状況あるいは事象の、分布あるいは規定因子に関する研究。また、健康問題を制御するために疫学を応用すること」と定義されている。他のさまざまな定義と同様、一度聞いただけでは理解しにくいと思われるかもしれない。言葉を換えれば、「個人ではなく集団における疾病の発生に関する学問」ともいえよう。公衆衛生や予防医学において重要な分野であり、統計学的な解析が用いられる。歴史的には、人類はいわゆる〝疫病〟とされた感染症に代表される急性疾患との戦いに明け暮れてきた。そして、それらの疾患の制御において疫学は大きな成果を上げてきたといえよう。

その後、主な病気の種類が〝生活習慣病〟や〝がん〟といった慢性疾患へと変化するにしたがい、発症の危険因子などを検討して予防に役立てようという試みがなされるようになってきている。こうした疾患は単一の遺伝子によって引き起こされる疾患と異なり、多くの因子が問題となる。遺伝的素因に加えて環境的要因が関与しているとも考えられている。そこで、一卵性双生児は理論的には同一の遺伝子型を持っているため、遺伝的素因と環境的要因の関連を解明する上で貴重な情報を提供してくれることになり、さまざまな疾患や病態に対する疫学研究の対象とされてきた。

腰椎椎間板の変性における遺伝的素因と環境的要因についても一卵性双生児を対象として調査が行われている。有名な研究の一つに“the Twin Spine Study”（「双子の脊椎の研究」）というものがあり、主にフィンランド、カナダ、アメリカを中心として一九九一年に調査が開始されている。これまで、腰椎椎間板変性には肥満や喫煙、肉体労働などの因子の関与が疑われてきたが、この報告によれば最も影響を与える因子は遺伝的素因であったとのことである。今後は、椎間板変性に関与する遺伝子の解明、影響を与える環境的要因、あるいはこれらの因子の相互関係などが研究されていくことになるであろう。

第二章 注

注1 体質……身体の性質のこと。遺伝的素因だけでなく環境的要因との相互作用によって形成される。

注2 コラーゲン線維……タンパク質の一つで、細胞と細胞の間の空間を埋める細胞外基質《さいぼうがいきしつ》の主成分である。三〇種類ほどあるとされ、組織によって型が決まっていて、それぞれの結合組織に力学的な強度を与えるのに役立っている。

注3 ビタミンD受容体……ビタミンDは脂溶性ビタミンの一つで、カルシウムやリンの代謝などに関与している。ビタミンD受容体は細胞の核内に存在し、ビタミンDと結合して遺伝子の発現調節を行うタンパク質である。

第三章　変形性脊椎症

1　変形性頸椎症――首が痛い！　曲がらない！

変形性頸椎症の病態

ここからは、退行変性に伴う脊椎の変化として位置付けられる「変形性脊椎症」について紹介する。まず、頸椎に生じる「変形性頸椎症」である。

頸椎は四キロから六キロはある頭部を支えている上に、いろいろな方向に広範囲の運動を要求されるため力学的負荷が大きく、比較的早期から椎間板の変性が生じる。

加齢や体質によって進行する退行性変化すなわち変性に伴って、頸椎椎間板の髄核の含水量は減少していく。また、椎間板の線維輪に小さな亀裂が入ったりもする。その結果、椎間板にかかる力に対する緩衝作用が減少することで支持性が低下し、椎間板高の減少、椎間板の膨隆や突出、場合によっては椎体のすべり（いわゆるズレ）を生じるのである。椎体辺縁や鉤椎関節《こうついかんせつ》すなわちルシュカ（Luschka）関節（注1）に骨棘が形成されることもある。また、椎間関節に加わる力学的な負荷も増すため、椎間関節にも骨棘が形成されたり、変形して大きくなったりもする（図3-1）。さらに、椎弓をつないでいる黄色靭帯の厚みも増してくる。

その結果、頸椎の支持性の低下や変形による頸部痛などの局所症状が生じるばかりでなく、神経組織が圧迫されることで神経根症状や脊髄症状などのさまざまな神経障害を呈するようになるのである。

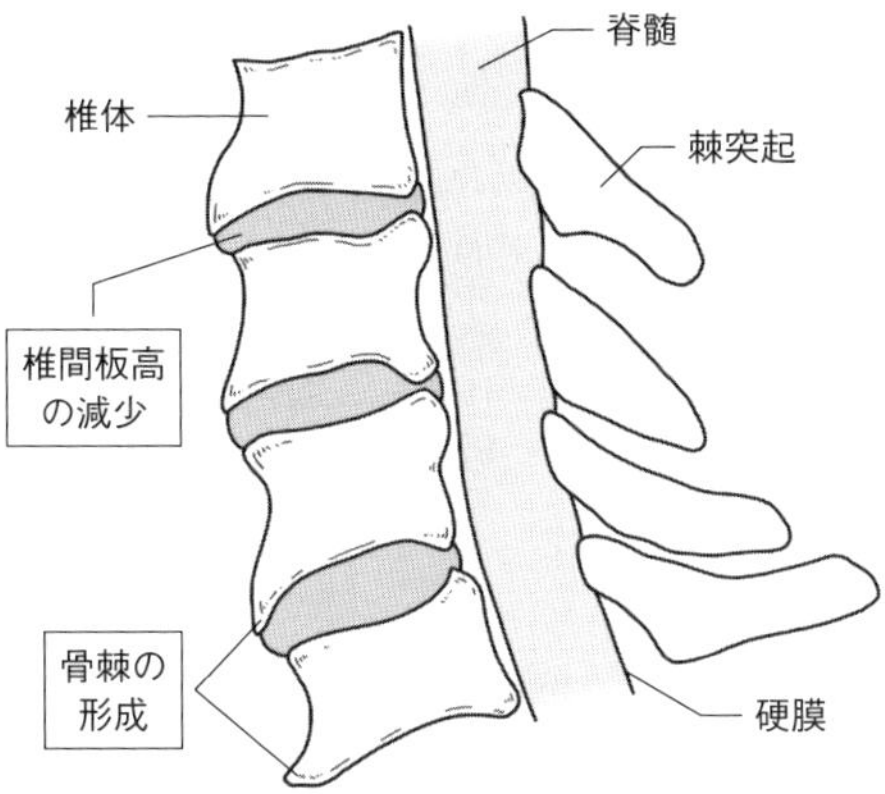

図3-1　変形性頸椎症

椎間板の変性に伴って，椎間板の高さの減少，椎体辺縁の骨棘形成などを生じる。

このような変形性頸椎症は、神経症状を伴わず局所症状のみを呈する「頸椎症（あるいは変形性頸椎症）」、神経根が脊柱管内あるいは椎間孔内で骨棘によって圧迫されて障害神経根の支配領域に痛みやしびれ、脱落症状（知覚鈍麻や筋力低下）を生じる「頸《けい》椎《つい》症《しょう》性《せい》神《しん》経《けい》根《こん》症《しょう》」、脊髄の圧迫による手足のしびれや麻痺（手《しゅ》指《し》巧《こう》緻《ち》運《うん》動《どう》障《しょう》害《がい》や歩行障害）を呈する「頸《けい》椎《つい》症《しょう》性《せい》脊《せき》髄《ずい》症《しょう》」、およびこれらの混合型に大きくは分けられる。

変形性頸椎症の症状

神経症状を伴わない頸椎症の場合、自覚症状として主なものは、頸部（特に後頸部）から肩、肩甲骨の間、時には上肢や胸部に広がる〝疼痛〟と、頸部の〝運動制限〟である。しばしば頸椎の運動に伴って悪化し、逆に臥位《がい》（寝た状態）で安静にすることによって軽減する。

他に、肩甲骨周囲や上肢に異常な感覚を訴えることもある。さらに、バレー–リエウ（Barré-Liéou）症候群（注2）といって、頸部交感神経系が刺激されるとめまい、頭痛、耳鳴、眼痛、突然に起きる暗黒感などの症状を呈することもある。

他覚所見（診察、検査によって客観的に捉えることができる所見）としては、後頭下部・後頸部から肩にかけて、あるいは肩甲骨周囲の筋肉に圧痛（押さえた時の痛み）が認められ、圧痛部に一致して筋肉の硬結《こうけつ》、いわゆる〝しこり〟を触れる。また、頸椎の棘突起に一致したところに圧痛を認めることもある。疼痛のため、頸椎の可動域は減少し、特に伸展（上を向く動作。後屈ともいう）と患側への回旋（横を向く動作）、側屈（頭を横に傾ける動作）が制限される。神経学的異常所見はみられない。

問診による診断

変形性頸椎症では疼痛が患者さんの主訴《しゅそ》となるため、病状を把握して診断に至るための最初のステップとして、問診は重要である。まず、医師は痛みを感じている部位を尋ねる。これは、一口に首や肩が痛いといっても、各人によって痛みを感じる部位が異なっていることが多いからである。同時に、痛みがいつから生じたのか、発症の原因として思い当たることがあるか否か、痛みが強くなる動作があるか否か、発症してからの経過（痛みが徐々に強くなってきているのか、変わらないのか、あるいは軽くなってきているのか、など）についても質問するだろう。

先に述べた通り、疼痛は頸椎の運動によって悪化し、臥位で安静にすることによって軽減するので、安静にしていても徐々に痛みが強くなってきている場合には、他の病気が隠れていないか慎重に診断を進めていく必要がある。また、四肢や体幹に痛みやしびれ、動かしにくさなどの症状を伴っていないか確認することも重要である。

理学所見と画像所見

理学所見としては、頸椎の運動を屈曲（前屈）、伸展（後屈）、左右への回旋と側屈につ

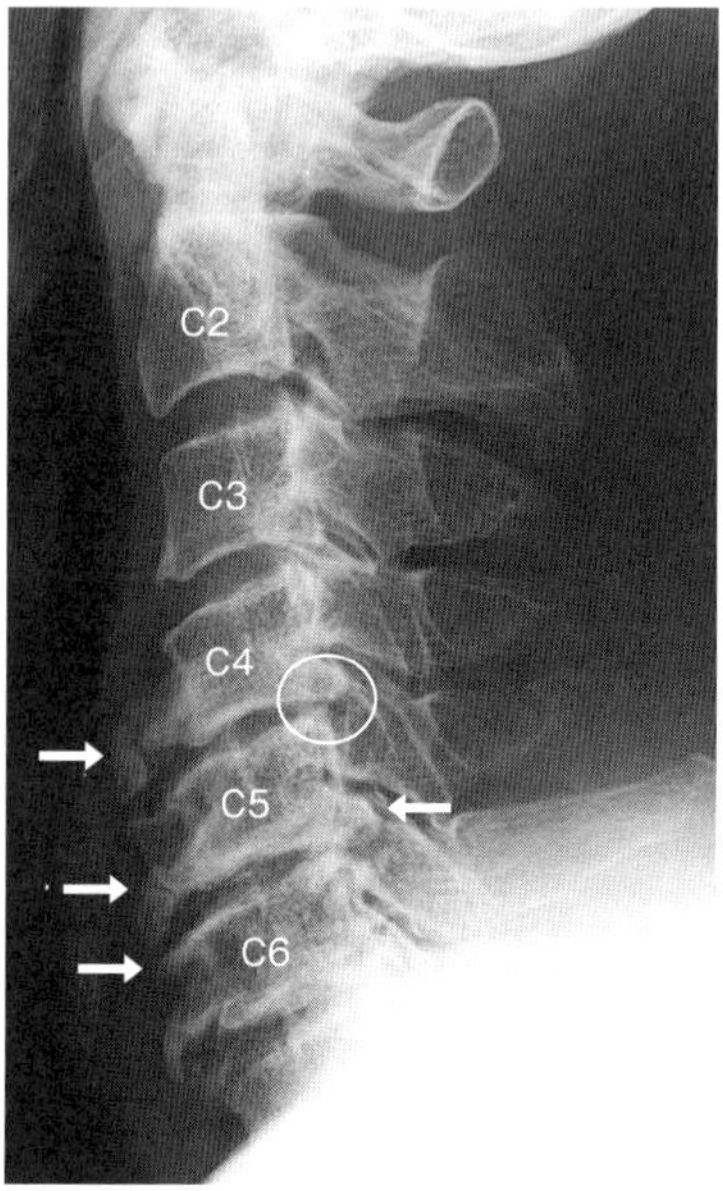

図3-2　変形性頸椎症のX線像

側面からみたところ。C2/C3の椎間板と比較して，その他の椎間板で高さが減少しており，C4，C5，C6の椎体には骨棘が（矢印）みられる。またC4には「後方すべり」も認められる（○印）。

いて評価し、可動域制限や運動時痛の有無について確認する。また、棘突起や後頸部から肩・肩甲骨周囲にかけての圧痛や筋硬結の有無や、神経学的異常所見が認められないかどうかも確認する。

X線では、図3－2に示したように椎間板高の減少、椎体辺縁硬化像、椎体辺縁や鉤椎関節（ルシュカ関節）の骨棘形成などの脊椎症性変化や、椎間関節面の骨硬化、骨棘形成などの関節症性変化がみられる。また、頸椎の配列（アライメント）に異常を認めることもある。第一章でもみたように、一般に頸椎は前彎しているため、X線側面像では前方凸の緩やかな彎曲を描いている。しかし頸椎に変性をきたすと、しばしばこの前彎の程度が減少し、場合によっては後彎を呈することさえある。さらに、椎間板の変性に伴って椎体のすべり（いわゆるズレ）を生じることもある。前屈や後屈の動態撮影（機能撮影、注3）を行って不安定性の有無について評価することもある。

一方で、神経学的所見を認めない場合には、必ずしもＭＲＩなどの精密検査は必要でないと考えられる。

2　変形性腰椎症——腰の痛みで立ち上がれない

変形性腰椎症の病態

腰椎の椎間板に始まる退行変性を基盤として、椎間関節や脊柱靭帯などにも変性がおよんだ結果、なんらかの症状をきたしている状態を指して「変形性腰椎症」と呼ぶ。〝症〟と付くからには病名であり、症状がない状態ではこのようには呼ばれない。頸椎とは形態の異なる点もあるが、椎間板やその周囲の組織に生じる変化（変性に伴って生じる一連の変化）には共通点が多い。

腰椎の特徴としては、脊柱の一番下に存在するため、大きな力学的ストレスが集中する点が挙げられる。下のほうになるほど、より大きな負荷がかかるため、特に第三腰椎以下で退行変性が起こりやすい。

変形性腰椎症でみられる主な症状は腰痛である。患者さんは殿部から大腿後面にかけての痛みを訴えることもあるが、一般的には比較的軽い症状に留まる。変形性腰椎症と厳密に診断するためには、腰下肢痛の原因となる他の疾患、たとえば腰椎椎間板ヘルニアや腰椎変性すべり症などが除外される必要がある。

変形性腰椎症は、その症状から大きく三群に分けられる。

第一群は、神経症状を伴わない場合で、腰痛を主体とし、殿部から大腿後面にかけての痛みを伴う場合もみられる。大多数がこの群に属し、いわゆる〝非特異的腰痛〟（注4）として診療される状態である。第二群は、神経根症状を有する場合で、特に第五腰神経根の障害による坐骨神経痛を訴える場合が多い。第三群は、馬尾症状を有する場合で、下肢や陰部のしびれや灼熱感などの異常感覚を訴える。

変形性腰椎症は、これら三群の症状が単独に、あるいは種々に組み合わされて症状をきたすことになる。特に第二、第三群は「腰部脊柱管狭窄症」の病態に属するものであり、腰部脊柱管狭窄症の原因の中ではこの変形性腰椎症が最も多い疾患である。下肢症状が主体となる腰部脊柱管狭窄症については第七章で詳しく触れることとして、ここでは第一群に属す状態について述べる。

変形性腰椎症の症状

自覚症状としては、神経症状を伴わない変形性腰椎症では、主な症状は腰痛であり、殿部から大腿後面にかけての痛みを伴う場合もみられる。腰痛の特徴としては、朝の起床時などの動作開始時に強く、動いているうちに軽減することが挙げられる。患者さんは起床後にベッドから起きたり、顔を洗ったり、着替えたりする動作が辛いと訴えることが多い。また、デスクワークや車の運転などで長時間同じ姿勢をとった後にも腰が痛いことが多い。

他覚所見では、痛みのため腰椎の可動域制限を認めることがある。また、腰の骨や靭帯、筋肉の部位に圧痛を認めることもある。筋肉が持続的に緊張した状態では、筋肉を硬いしこりとして触れるとともに圧痛を認めることが多い。いわゆる「凝《こ》った」状態である。症状が軽い場合には、押さえた時に痛みとして感じることなく「マッサージを受けているようだ」と言われることもある。また、変性が進行して脊柱の変形をきたすようになると、姿勢異常や立位でのバランス不良を生じるようになってくる。

問診による診断

前述したように、変形性腰椎症は腰下肢痛を生じ得る他の疾患の除外診断として診断されるため、診断の最初のステップとしての問診は重要である。

医師はまず痛みについて、どの部位が痛むのか、いつから痛むのか、痛みを生じる原因があったのか、どのような痛みなのか、どういう動作で痛みが強くなるのか、あるいは軽くなるのか、などについて尋ねる。また、殿部や下肢の痛みやしびれの有無、発熱や排尿・排便障害の有無など、腰痛以外の症状についても確認して他の疾患を除外していく。さらに、持病の有無や、過去に腰痛の経験があるか否か、ある場合には治療歴、職業や日常生活における腰への負担の有無なども確認していく。

これらの問診の内容から腰痛の原因を大まかに予測して、診断の第一歩を踏み出すことになる。しかし、日常診療の限られた時間の中で十分な問診を行うことが困難な場合も少なくないため、事前に自分の症状や病歴を詳しく記したメモを準備しておくとよいと思われる。

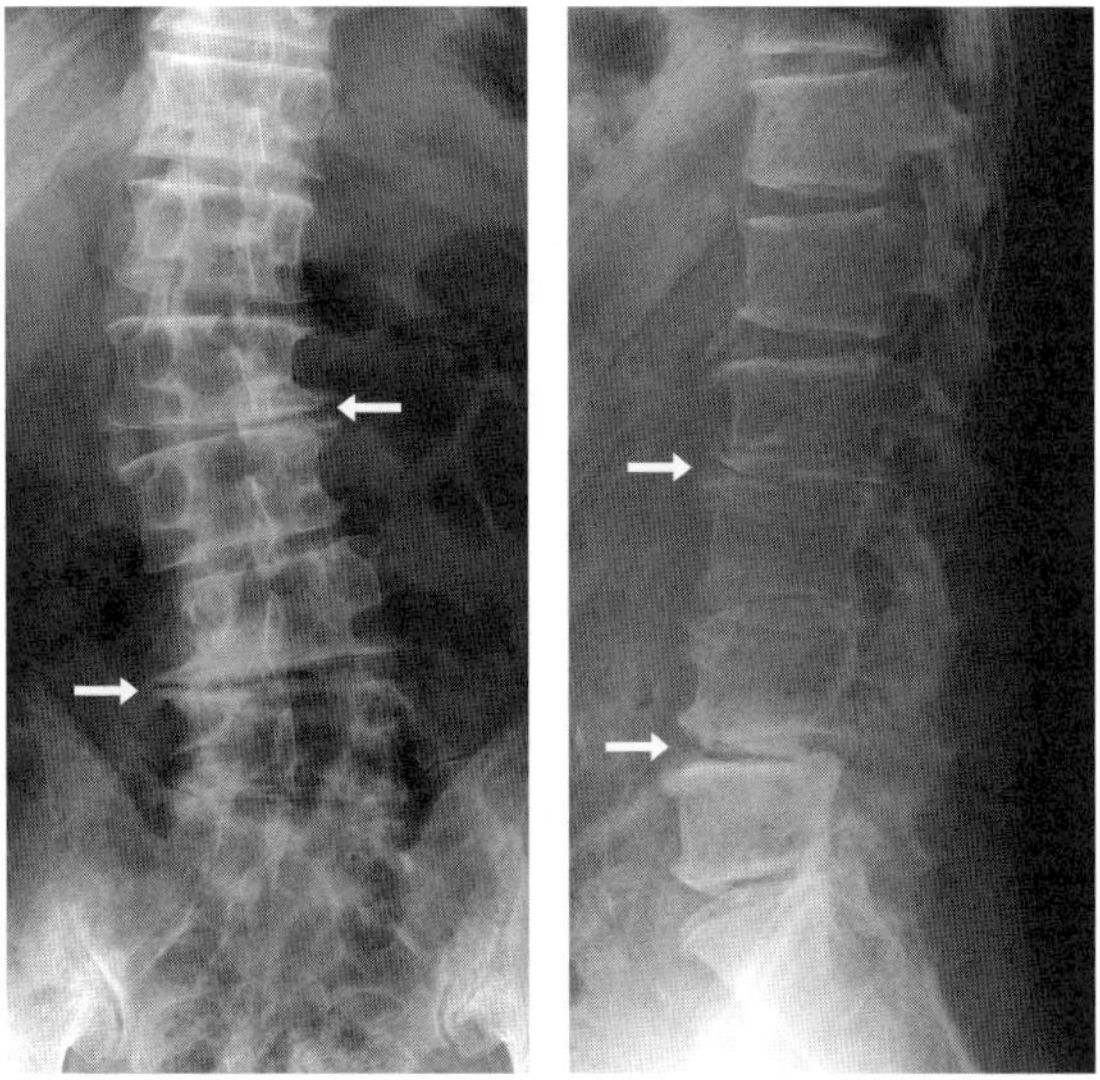

＜正面＞　＜側面＞

図3-3　変形性腰椎症のX線像

変性に伴って，各椎間板の高さが減少している。また椎体に骨棘の形成を認める（矢印）。さらに通常，ほぼまっすぐである正面像が，側彎を呈している。

理学所見と画像所見

理学所見では、立位で姿勢やバランスを評価する。腰を屈伸したりねじったりして、腰椎の可動域制限や運動時の痛みの有無について確認する。腰部の骨や筋肉の圧痛の有無などについても評価する。また、神経学的異常所見が認められないことも確認する。

X線では、椎間板腔の狭小化、椎体辺縁硬化、椎体辺縁の骨棘形成などの脊椎症性変化や、椎間関節面の骨硬化、骨棘形成などの関節症性変化が認められる（図3－3）。

同時に、腰椎の配列（アライメント）を確認する。ヒトが二足直立歩行を行い、立位バランスを維持するために腰椎の前彎はきわめて重要であるが、腰椎に変性をきたすとこの前彎が減少してくることがある。立位でX線写真を撮影して、前彎が維持されているか、側彎などの変形を生じていないか確認する。

また、椎間板の変性に伴って椎体のすべりを生じることがある。前後屈による動態撮影を行って椎間の不安定性の有無を評価することがある。

これらの画像所見に認められる変化は急に生じるものではなく、経年的に徐々に進行してきたものである。したがって、画像で認められるすべての変化が症状に関与していると は限らない。画像上は退行変性に伴うさまざまな変化を認めていても、なんら症状がない場合も少なくない。医師は問診、理学所見、画像所見を総合的に判断して診断を進めていき、診断に応じて治療方針を立てることとなる。

変形性腰椎症の治療

治療に際しては、患者さんの主訴が狭義の変形性腰椎症（第一群）に由来するものなのか、神経の圧迫に由来するもの（第二、第三群）なのか、あるいはその両者によるものなのかを明確にする必要がある。変形性脊椎症そのものは退行変性であるため、若返ることができないことと同じ意味で、根治することは困難である。それに対して、神経の圧迫による症状は保存療法から手術療法まで方法があり、改善が期待できる。下肢症状を伴わず腰痛のみを愁訴とする変形性腰椎症では、元々自然に痛みが軽くなってくることも多いため、基本的には手術以外の保存療法が選択される。

腰痛に対する手術療法としては固定術が選択されるが、その実施については慎重に検討する必要があると考えられる。

病名の混乱

以上、退行変性がまず椎間板に始まり、その後に脊柱を構成する椎骨や椎間関節、脊柱靭帯に生じる一連の変化として捉えることのできる変形性脊椎症を、それぞれ頸椎（変形性頸椎症あるいは頸椎症）と腰椎（変形性腰椎症あるいは腰椎症）とに分けて解説した。すでに気付いている読者もいるかもしれないが、頸椎と腰椎では同様の変化が起こっているにも拘らず、その病名が異なるため混乱を招いているという問題が指摘されている（図３－４）。

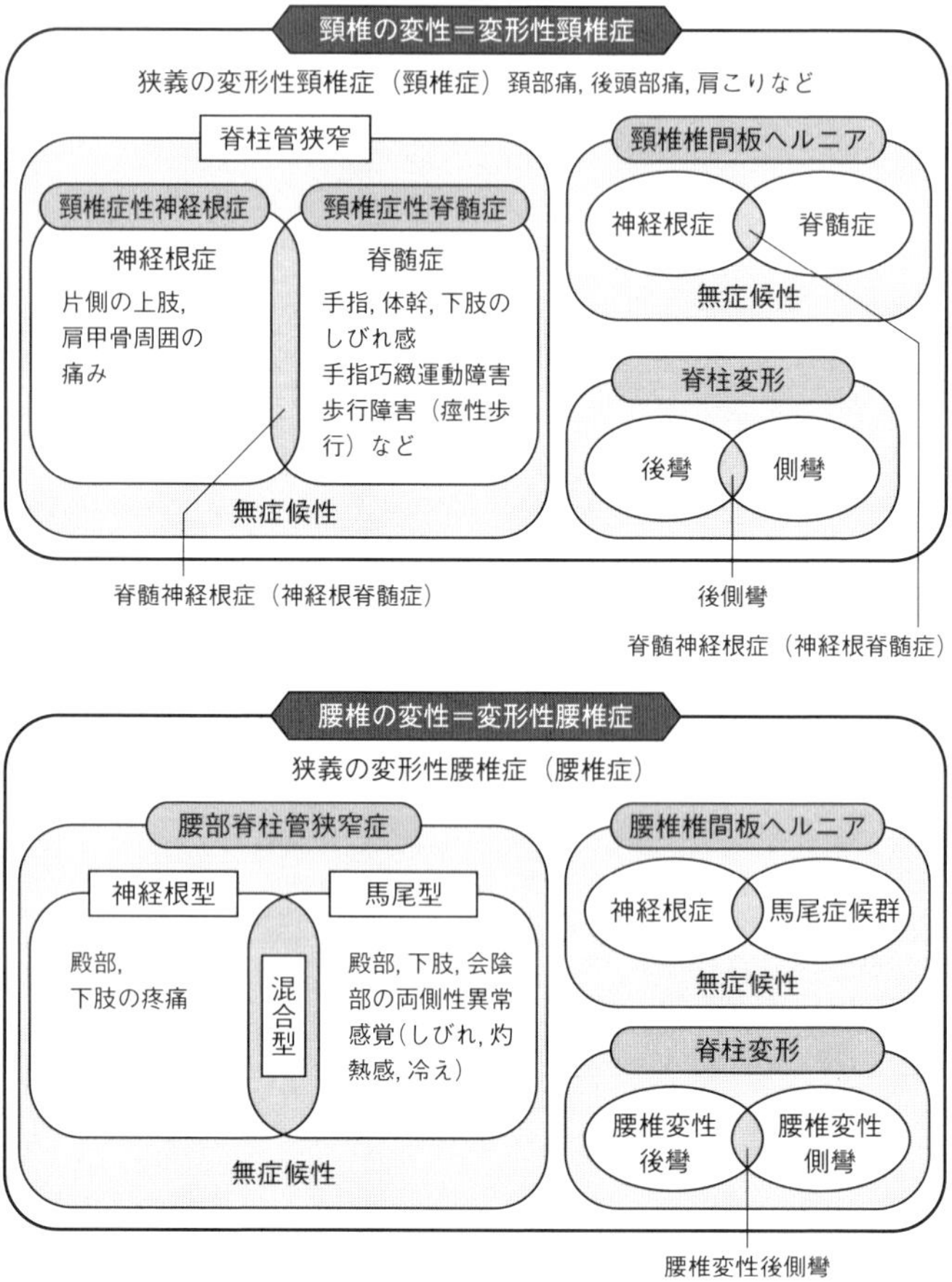

図3-4　変形性頸椎症と変形性腰椎症

頸椎も腰椎も同様に，無症候性のものから局所の症状を認める狭義の変形性脊椎症（頸椎症や腰椎症），脊柱管狭窄や椎間板ヘルニアによって神経症状を認めるもの，さらには脊柱変形を呈するものまで幅広く存在する。

すなわち、頸椎では頸椎症によって神経根や脊髄が圧迫を受けた状態をそれぞれ「頸椎症性神経根症」や「頸椎症性脊髄症」と呼んでいる。腰椎では腰椎症性神経根症や腰椎症性馬尾症などとは呼ばずに「腰部脊柱管狭窄症」とひとまとめにして呼ばれているが、腰椎椎間板の変性によって「椎体のすべり」を生じ、下肢症状等をきたした場合には「腰椎変性すべり症」と呼んでいる。これに対し、頸椎では「椎体のすべり」によって脊髄が圧迫を受けた場合でも「頸椎症性脊髄症」と呼んでいる。

これらは、あたかも異なる疾患名であるかのようにみえるが、実際には脊椎に生じる退行変性の進行過程において、その時々の際立った病態に着目して付けられた病名である。いずれにしても、まだまだ解明されていないことが山積みの状態である。今後の研究によって病態が明らかとなり、治療法が確立されていくことに期待したい。

❖コラム　疼痛とはなにか

本書でも度々出てくる〝痛み〟とはどんなものであろうか。慌ててリビングのローテーブルに向こう脛《ずね》（いわゆる弁慶の泣き所）をぶつけると、その場にうずくまりたくなるほどの〝痛み〟を感じるだろうし、失恋して〝胸を痛めた〟ということもあるだろう。〝痛み〟は誰もが知っていて経験しているものであるが、いざ言葉で説明しようとするとなかなか難しいものである。

疼痛《とうつう》とは、文字通り〝痛み、疼《うず》くこと〟を指し示す医学用語である。疼痛に関する最も権威ある学会の一つ「国際疼痛学会」の定義では、痛みとは「実際の組織損傷や潜在的な組織損傷に伴う、あるいはそのような損傷の際の言葉として表現される、不快な感覚かつ感情体験」とされているが、一般の方々には少々わかりにくいかもしれない。簡単に言ってしまえば、痛みとは我々にとって〝嫌なもの〟ということになり、それは〝感覚〟や〝感情〟として捉えられるものである。

しかし、痛みを感じること、すなわち嫌な感覚や感情を経験することは、身体になんらかの異常が生じていることに気付いたり、危険を察知して回避したりするという生体防御機構として我々の生命活動における重要な役割も持っている。

一方で、このような警報としての役割を持たない不必要な痛みとして存在する場合もある。慢性的に長く続く痛みや、原因のわからない痛みなどは、痛み自体が大きなストレスとなって心配や不安をもたらし、不眠や抑うつ感情などの原因となる。さらに、痛みが長く続くことで新たな痛みを作り出したり、痛みの程度が強くなっていったりするなど、より複雑で治りにくい（難治性の）痛みの原因となることも知られている。このような慢性的な痛みに対しては、我慢すべきものではなく、より早期から適切な治療が必要となってくる。

痛みは客観的に捉えがたいため、これまではあまり研究が進んでこなかった。しかし、最近は多方面からの研究が進んでおり、整形外科だけでなくペインクリニックや心療内科、精神科、リハビリテーション科などで連携して治療にあたる機会も増えてきている。

第三章注

注1　ルシュカ関節……ドイツの解剖学者フーベルト・フォン・ルシュカ（Hubert von Luschka）が詳細な研究を行ったことから、その名が用いられている。鉤《かぎ》状の突起があるため、鉤椎《こうつい》関節とも呼ばれている。

注2　バレー‐リエウ症候群……一九二六年にフランスの神経学者バレー（J. A. Barré）が、さ

らに一九二八年にその門下生であるリエウ（Y. C. Liéou）が後頸部交感神経症候群として提唱した症候群であるため、彼らの名前を取って名付けられた。

注3　動態撮影……前屈や後屈をした状態でX線の撮影を行い、運動機能の評価を行うもの。機能撮影ともいう。脊椎では運動時の安定性を評価したり、可動域を測定したりする。

注4　非特異的腰痛……医師の診察やさまざまな画像検査（X線やMRI、CTなど）で腰痛の原因が特定できるものを〝特異的《とくいてき》腰痛〟と呼び、明らかな原因が特定できない腰痛を〝非特異的《ひとくいてき》腰痛〟という。

第四章　神経の障害と症状

1　脊髄障害——脊椎の退行変性に伴う神経の圧迫

神経を伝わる電気信号

変形性脊椎症では、脊椎の退行変性に基づくさまざまな変化に伴って、神経組織が圧迫を受けて障害をきたすことがある。腰椎椎間板ヘルニアや腰部脊柱管狭窄症《ようぶせきちゅうかんきょうさくしょう》といった病気の際に生じる、いわゆる〝坐骨神経痛〟などが代表的な状態である。また、神経の障害は痛みだけでなく、知覚や運動の障害といった〝麻痺〟を生じることもある。

脊髄や末梢神経（第一章注13参照）などの神経組織が機能する際には、神経の刺激に伴って発生した活動電位《かつどうでんい》と呼ばれるインパルス（電気信号）が神経線維（図4-1、注1）の中を伝わっていく。大脳に発生したインパルスは、脊髄から末梢神経を経由して筋肉へと伝えられて手足や体幹を動かしている。コンピューターによって制御されているロボットにたとえると、コンピューターは脳であり、動力源となるモーターに接続するケーブルが神経に相当するわけである。

また、指先の痛み（痛覚）や触覚などの刺激も、インパルスとなって末梢神経から脊髄

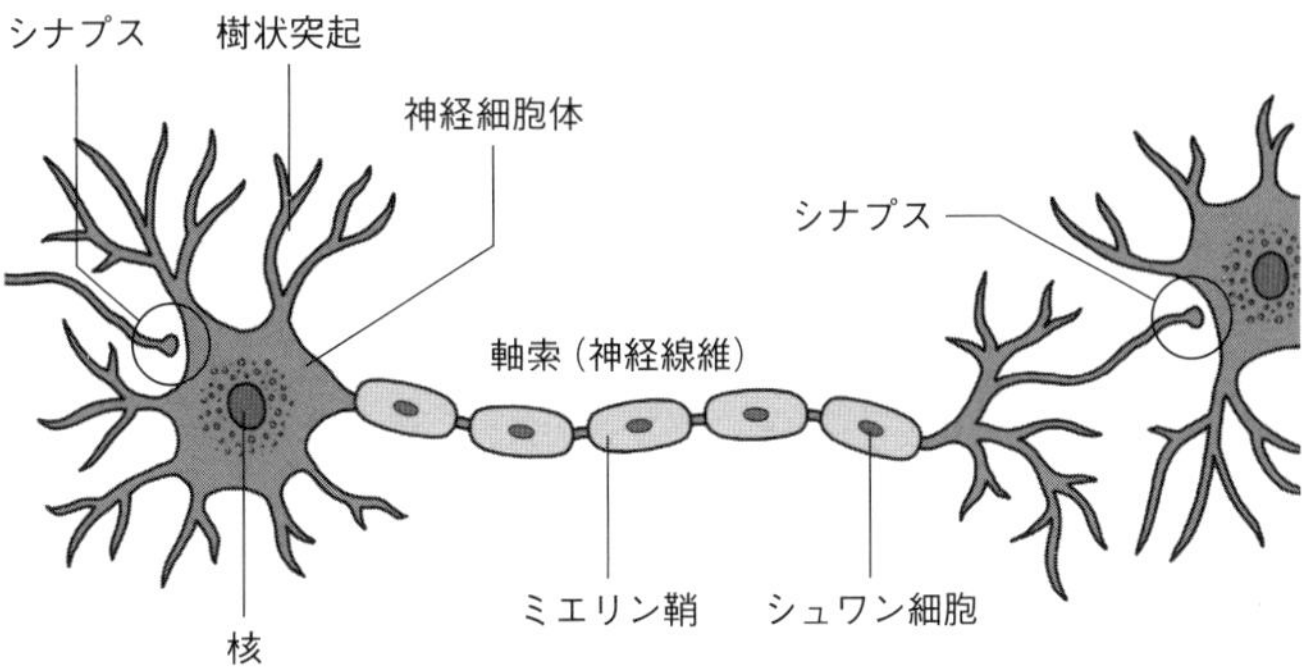

図4-1　神経線維を含む神経の基本単位・ニューロン

を経由して脳へと伝えられ、それぞれの感覚として感じている。

第一章でもみたように、これらのインパルスの伝導路は脊髄の中でもそれぞれ伝わる部位が異なっている。したがって、障害される部位によって出現する症状も異なってくることになる。本章では、これらの神経障害と症状について触れてみたい。

なお、我々整形外科領域では主に〝圧迫〟に伴う神経障害を対象に診断や治療を行っているため、ここでもそれらを中心に述べることとする。

高位診断と横位診断

脊髄の機能障害あるいは病的変化がみられる状態は「脊髄症《せきずいしょう》」と総称される。特に、脊髄の圧迫によって脊髄の障害を生じた場合には「圧迫性脊髄症」と

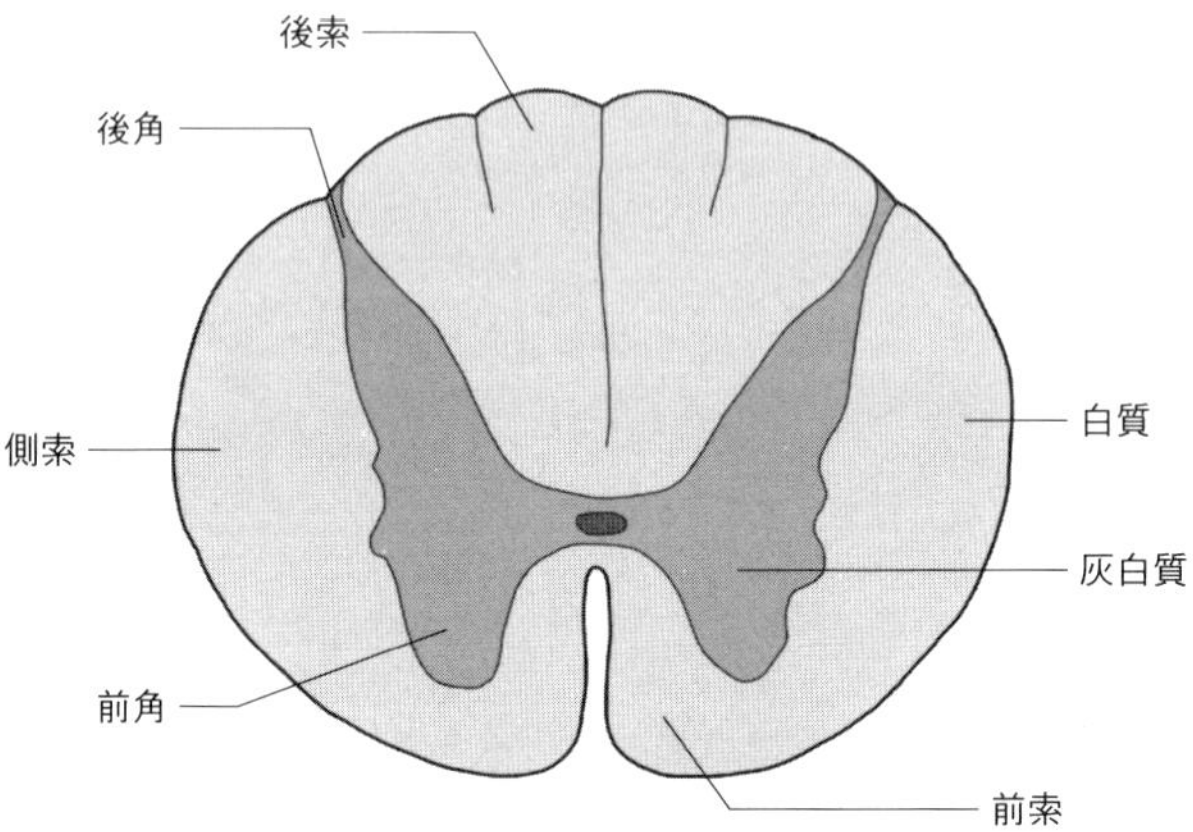

図4-2　脊髄の横断面図

白質は神経線維が集まっている部位，灰白質は神経細胞の細胞体が存在している部位である。

呼ばれる。脊椎の退行変性に伴って生じる椎間板ヘルニアや頸椎症性脊髄症《けいついしょうせいせきずいしょう》の他、脊柱靭帯骨化症（後縦靭帯骨化症や黄色靭帯骨化症）などで認められ、我々整形外科医が専門とする病態でもある。

脊髄の病変を診断する場合、それらの神経症状に対する詳細な神経学的検査を行うことで、病変の高位診断《こういしんだん》と横位診断《おういしんだん》を行う。

高位診断とは、脊髄の障害部位が頸髄や胸髄、腰髄、仙髄のどこに存在するのか、さらに頸髄であれば何番め辺りの神経から障害が認められるか、といったことの診断である。一方、横位診断とは脊髄横断面（図4－2）のどの部位が障害を受けているかの診断である。神経細胞の細胞体が存在している灰白質なのか、神経線維が集まっている白質なのか、白質の中でもどの伝導路が障害を受けているのか、あるいは脊髄ではなく神経根の障害であるのかなどを診断する。各々の障害部位によって症状も異なってくることから、的確な診断を得るためには脊髄から神経根、末梢神経におよぶ解剖学的知識に加えて、神経学的検査の手技とその意味の十分な習得が必要とされる。

運動の障害

我々は手足（四肢）や体幹を意識して動かすことができる。この本を手にとって頁をめくったり、歩いたり走ったり、あるいはお辞儀をしたりなど、日常生活において多くの運動（注2）が行われる。このような自己の意思に基づいて行われる運動を随意運動《ずいいうんどう》と呼ぶ。

大脳皮質《だいのうひしつ》（注3）から出た神経線維は、皮質脊髄路《ひしつせきずいろ》（錘体路《すいたいろ》とも呼ばれる）を下行していって脊髄の前角《ぜんかく》（第一章注11参照）に存在する運動神経細胞である前角細胞に連絡しており、随意運動を行う時には、この経路が大脳から生じたインパルスを伝える（図4－3～4－6）。さらに、前角細胞から出た前根《ぜんこん》と呼ばれる運動神経線維が脊髄神経を形成して末梢へ伸びていき、筋肉へとインパルスを伝えて手や足を動かすことになる。

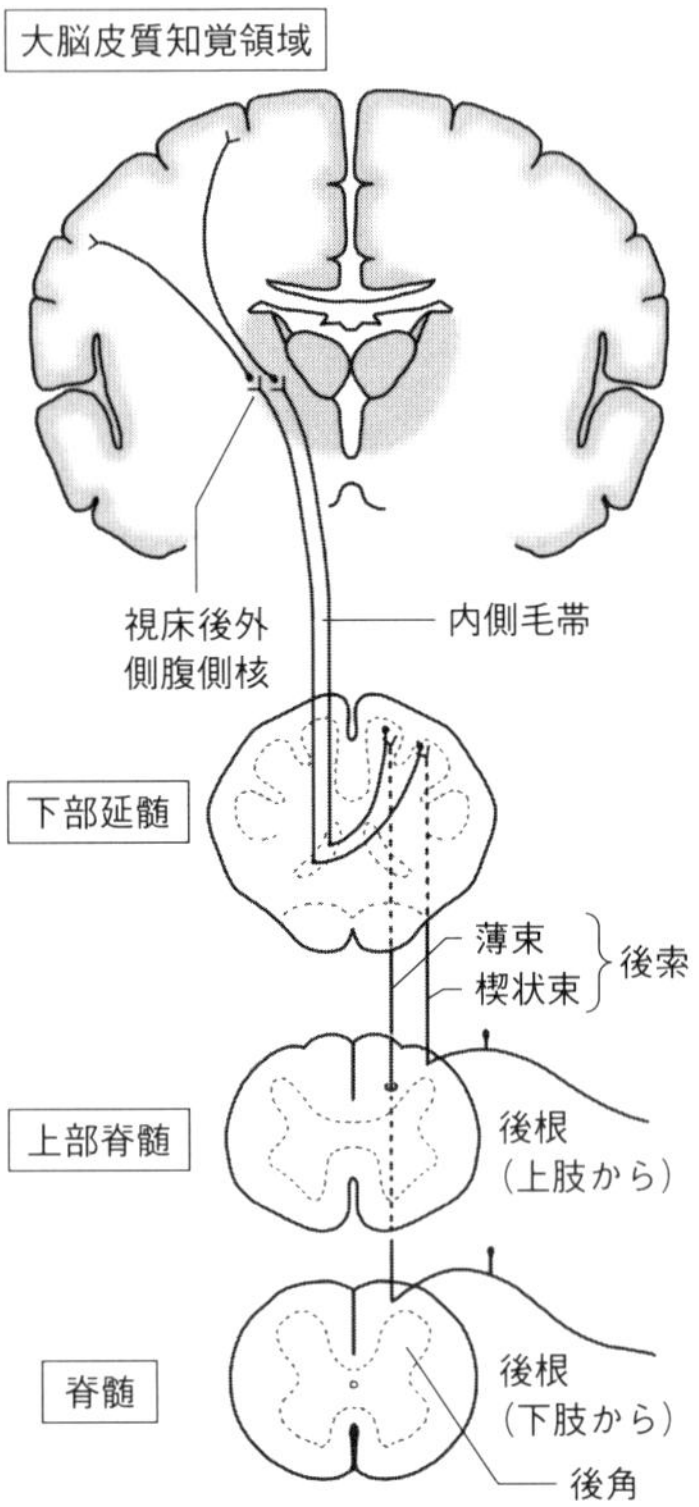

図4-4　脊髄後索

深部感覚(振動覚, 位置覚)と触覚を伝える伝導路。下肢からのインパルスは薄束を, 上肢からのインパルスは楔状束を上行して延髄に伝えられる。これら薄束や楔状束を合わせて後索と呼んでいる。延髄に伝わったインパルスは, 内側毛帯を通って視床後外側腹側核を経て大脳皮質知覚領域に伝えられる。

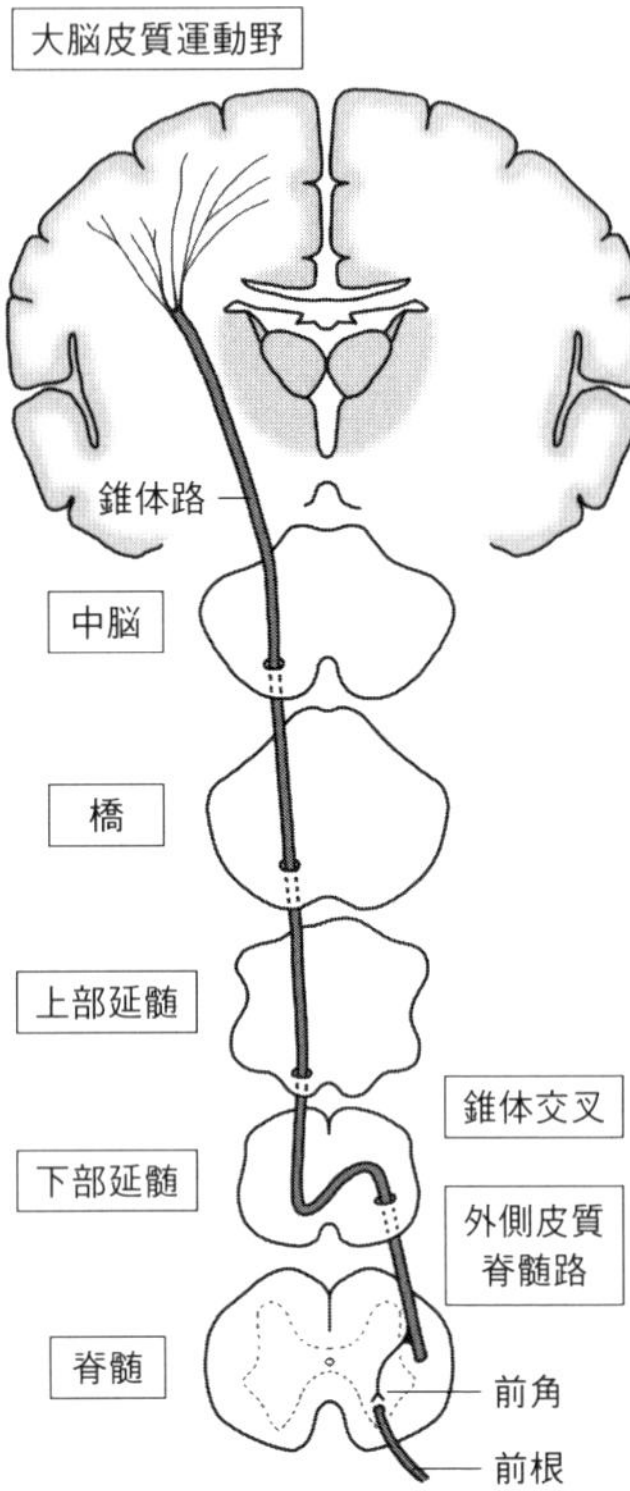

図4-3　錘体路

中枢神経系が支配する運動神経の一つ。皮質脊髄路ともいう。大脳皮質運動領野に始まり, 脳幹(中脳, 橋, 延髄), 脊髄を下行して脊髄前角に至る。脊髄前角まで伝わったインパルスは, 脊髄前角細胞に伝えられ前根を通って末梢へ伝えられる。

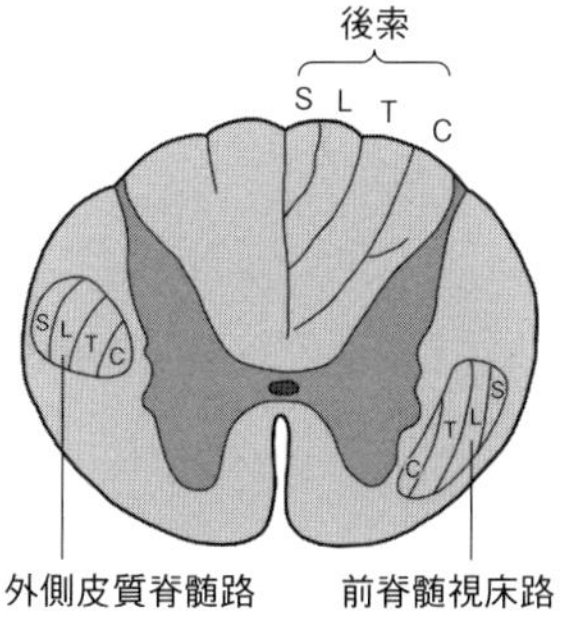

図4-6　断面図

伝導路は，中心から頸髄（C），胸髄（T），腰髄（L），仙髄（S）の順に並んでいる。

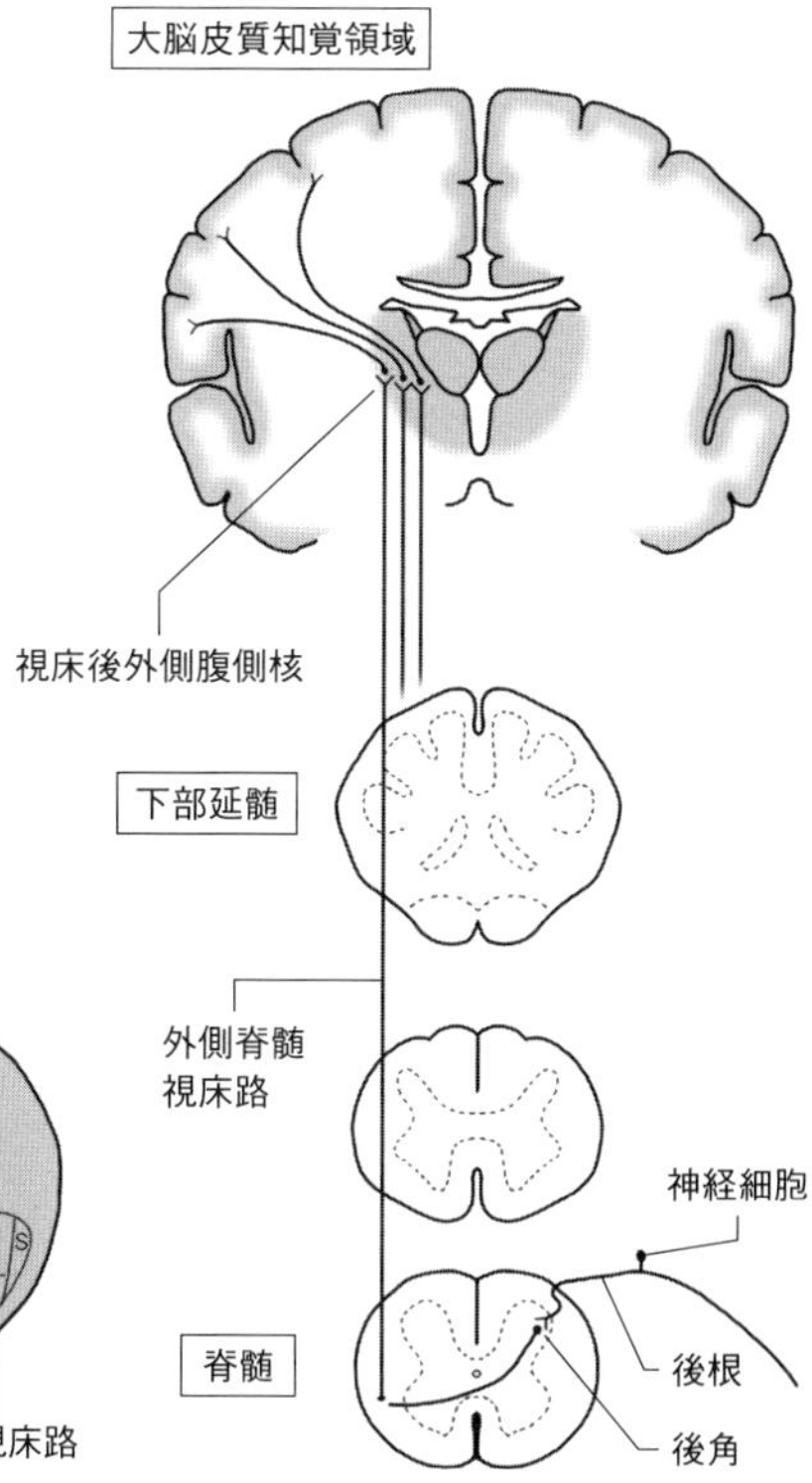

図4-5　脊髄視床路

表在感覚（痛覚，温度覚，触覚）を伝える伝導路。脊髄後角細胞に始まり，反対側の前索，側索を上向して視床後外側腹側核に達する経路。後根から脊髄に伝えられたインパルスは脊髄後角細胞へ伝えられ，反対側の脊髄視床路を通って視床，さらに大脳皮質知覚領野へ伝えられる。

	上位運動ニューロン障害	下位運動ニューロン障害
障害部位	皮質脊髄路（錘体路）	前角細胞，神経根（前根），末梢神経
運動障害	上肢では巧緻運動障害 下肢では痙性歩行	障害された髄節や末梢神経に支配される筋肉に限定
筋萎縮	なし〜軽度	著明
筋緊張	亢進	低下
深部反射	亢進	低下〜消失
病的反射	あり	なし

図4-7　上位運動ニューロン障害と下位運動ニューロン障害

この脳から脊髄までの神経を〝上位運動《じょういうんどう》ニューロン〟、前角細胞から末梢神経までの神経を〝下位運動《かいうんどう》ニューロン〟と呼ぶ。

脊髄が圧迫されて錘体路が障害されると、随意運動を行うために大脳から生じたインパルスを前角細胞へ伝えるための通り道が障害されることになる。その結果、これらの神経に支配されている運動の麻痺を生じるのである。これが「上位運動ニューロン障害（錘体路障害）」である。一方、脊髄前角に存在する前角細胞から神経根（前根）、末梢神経までの運動神経が障害を受けると、それぞれの髄節あるいは末梢神経に支配される筋肉に限定した運動の麻痺を生じる。これが「下位運動ニューロン障害」である（図4-7）。

錘体路障害に伴う運動麻痺の特徴としては、まず〝巧緻運動障害〟が挙げられる。これはスムーズな手足の動きが障害されること指し、手指であれば「箸で食事をする」「ボタンを留めたり外したりする」「字を書く」といった指先の細かい動作に支障をきたすようになる。一方、下肢であれば、スムーズに足が出なくなるため「歩行が不安定」となり、「平地を歩いているのにつまずく」「早歩きや走ることができなくなる」「階段の上り下りが不安定になるため手すりが必要となる」などの歩行障害（痙性歩行《けいせいほこう》）をきたす。

進行すると筋力低下を生じるようになるが、早い段階では基本的には筋肉の萎縮は伴わない。筋肉の緊張が亢進《こうしん》するため、診察上は深部反射が異常に高くなり、バビンスキー（Babinski）反射などの病的反射が出現する。

感覚の障害

感覚にはいろいろな種類があり、それぞれ決まった伝導路を通って末梢から脳へと信号が伝えられる。脊髄の後方に存在する後索《こうさく》（第一章注10参照）は、〝深部感覚〟と呼ばれる位置覚や振動覚などに関与する神経線維の伝導路である（図４－４）。末梢から伸びている神経線維は後根から脊髄に入って同じ側の後索を上行するので、片側の後索障害が起きた場合は同じ側の身体部位に深部感覚の障害をきたすことになる。

深部感覚が障害されると自分の手足がどこにあるのかわかりにくくなるため、「ポケットの中から硬貨を取り出せない」「つま先をみないと歩けない」「眼を閉じた状態や暗い所では歩きにくい」などの症状をきたす。後索障害は脊髄の後方からの圧迫で生じやすく、黄色靭帯骨化症や脊髄腫瘍で認めやすい。

一方、温度や痛みなどの〝表在感覚〟を伝える神経線維は、脊髄視床路と呼ばれる部位を通っている（図4－5）。これらの神経線維は後根《こうこん》から脊髄の後角に入った後、反対側に移動して脊髄視床路を上行するため、片側の脊髄視床路が障害された場合には反対側の温痛覚が障害されることになる。

なお、触覚は後索と脊髄視床路の両方を上行するため、どちらか一方の障害だけで失われることはない。

これらの伝導路は脊髄の中心から、頸髄（C）、胸髄（T）、腰髄（L）、仙髄（S）の順に層状に配列されている（図4－6）。したがって頸髄の中心部が損傷を受けるような病態では、腰髄よりも頸髄の障害が強くなり、下肢に比べて上肢に強い麻痺を生じる場合がある（中心性頸髄損傷）。

2　神経根症と馬尾症候群——末梢神経の障害

自発痛と放散痛

脊髄の腹側《ふくそく》（前方）から出てくる前根（運動神経）と、背側《はいそく》（後方）に入ってくる後根（知覚神経）は、髄節《ずいせつ》ごとに合流して脊髄神経となり、上下の椎骨で形成される椎間孔《ついかんこう》を通って脊柱の外に出ている。先に説明したように、通常は三一対の脊髄神経（第一から第八頸神経、第一から第一二胸神経、第一から第五腰神経、第一から第五仙骨神経、尾骨神経）を形成していて、この脊髄神経の根元の部分が神経根である。神経根は〝下位運動ニューロン〟である末梢神経に属している。

脊髄と同様に、椎間板ヘルニアや頸椎症性神経根症、腰部脊柱管狭窄症などの疾患において、神経根が圧迫を受けて神経症状が出現することがある。神経根の障害によって生じた状態は「神経根症」（注4）といって、安静時にも認める〝自発痛《じはつつう》〟（注5）や運動に伴って出現する〝放散痛《ほうさんつう》〟（注6）が特徴的である。

神経根の障害が進むと、それぞれの神経根が支配する領域の知覚障害（知覚鈍麻《どんま》や脱失）、筋力低下、筋萎縮、深部反射の低下や消失が認められるようになる（下位運動ニューロン障害、図4－7参照）。各神経根が支配する筋肉は決まっているので、深部反射や筋力の評価は問題のある神経根を類推する上で重要な所見となる。知覚に関してもそれぞれの神経根が支配する領域はある程度決まっているため参考とはなるが、筋肉の神経支配に比べて重複が認められることが多い。

馬尾の圧迫、排尿・排便障害

脊髄は第一・第二腰椎付近で脊髄円錐となって終わり、それから下の腰椎部では腰神経、仙骨神経、尾骨神経を構成する神経が終糸を取り囲むように並んでいて、その形態が馬の尾に似ているため馬尾《ばび》と呼ばれる。この馬尾が圧迫されて症状が発現した状態を「馬尾症候群」と呼ぶ。

馬尾症候群は、両下肢の疼痛やしびれ、知覚障害、運動障害の他に、膀胱直腸障害（排尿や排便の障害）、陰部のしびれ感や知覚障害が特徴的に出現し、両側性の異常感覚（しびれ、灼熱感、冷えなど）が起こるのも特徴とされる。腰椎椎間板ヘルニア、腰部脊柱管狭窄症の他、馬尾腫瘍（注7）などで認められることがあり、症状が急性で重症な場合には緊急手術を検討する必要がある。

神経障害は単独で起こることもあれば、圧迫される部位によっては混合して生じることもある。外来で診療をしていると、手足に痛みやしびれを訴える患者さんとよく遭遇するが、それらの原因として、ここで述べた神経障害の有無を評価することはきわめて重要と考えられる。また、腰痛や頸部痛を訴えて外来を受診した患者さんでも、これらの神経障害が併存している、あるいは患者さん自身が気付いていない、といった可能性もあるため、我々は単に腰や頸だけでなく手足の神経の診察も同時に行うことがある。

次章からは、具体的な診察方法や神経障害を生じるそれぞれの疾患について述べていくこととしよう。

❖コラム　侵害受容性疼痛と神経障害性疼痛

疼痛について、前章のコラムで簡単に触れた。〝痛み〟は原因によって大きく三つに分類されている。すなわち、〝侵害受容性疼痛《しんがいじゅようせいとうつう》〟、〝神経障害性疼痛《しんけいしょうがいせいとうつう》〟、〝非器質性疼痛《ひきしつせいとうつう》〟である。これらは単独で存在することもあるが、複数の原因が関与していることも少なくない。

神経障害性疼痛とは「体性感覚神経系の病変や疾患によって生じる痛み」と定義されている。すなわち、末梢神経から脊髄や脳といった中枢神経のいずれかが障害されることによって引き起こされる痛みのことである。末梢性神経障害性疼痛の代表的な疾患としては、帯状《たいじょう》疱疹《ほうしん》後《ご》神経痛《しんけいつう》や糖尿病性神経障害に伴う痛み・しびれ、三叉神経痛が挙げられる。本書に関連する疾患としては「頸椎《けいつい》症《しょう》性《せい》神経根《しんけいこん》症《しょう》」があり、第六章で紹介する。神経の損傷やそれに伴う機能異常によって引き起こされる痛みで、さまざまな知覚異常（知覚低下や痛覚過敏、異常感覚など）を伴うことが特徴とされている。患者さんはしばしば「電気が走るような痛み（電撃痛）」「刺すような痛み」「焼けるような痛み（灼熱痛）」「疼く痛み」などと表現する。

そして、侵害受容性疼痛とは「神経組織以外の組織に対する実際の損傷、または損傷の危険性がある時に生じる痛みで、侵害受容器が活性化されることによって生じる痛み」と定義される。なかなか理解しにくいかもしれないが、要するに打撲や怪我をした時に生じるような痛みのことである。怪我をするとその部位に炎症が起こり、痛みの原因となる物質を生じる。その物質が末梢神経にある〝侵害受容器〟（注8）という部分を刺激して活性化することで、正常に機能する神経を介して脳へ伝えられて痛いと感じるのである。打撲や骨折などの外傷、変形性関節症、腱鞘炎などが代表例とされる。

しかし、実際には神経障害性疼痛と侵害受容性疼痛の両者の要素を併せ持った疼痛が多く存在し、〝混合性疼痛《こんごうせいとうつう》〟と呼ばれている。本書にもたびたび登場してくる「腰椎椎間板ヘルニア」では、突出してきた椎間板ヘルニアによって神経根が圧迫を受けて神経障害性疼痛を引き起こす。同時にヘルニア塊は神経根と接することによって神経根に炎症を引き起こす。この炎症によっても疼痛が生じるわけである。

一方、非器質性疼痛とは、さまざまな検査を行ってもその原因を説明し得るような組織の病変がないにも拘らず訴えられる痛みや、病変が存在してもそれによって十分に説明できないような痛みのことを指す。心因性疼痛《しんいんせいとうつう》はその一つで、身体の異常によるものではなく、心理的な原因に由来する痛みのことを指す。「心身症」の一症状として痛みを訴える場合が典型例であろう。しかし、神経障害性疼痛や侵害受容性疼痛による痛みが長く続いている場合に〝抑うつ気分（気分の落ち込み）〟を生じて本来の痛み以上に強く感じることもある。

このように痛みの起こるメカニズムが異なるため、それぞれの病態に対する治療方法も異なってくる。したがって、診療の現場では患者さんの訴えている痛みの原因を明らかにすると同時に、それに適した薬物療法を初めとする各種治療法を処方していくことになるのである。

第四章 注

注1　神経線維……神経細胞は神経を構成する細胞で、〝神経細胞体〟と木の枝のように分岐した短い突起の〝樹状突起〟、細長い突起の〝軸索〟からなる。この軸索は神経線維とも呼ばれ、神経に生じた活動電位を伝導する。肉眼でみることのできる神経は、この神経線維の束をみていることになる。神経細胞はこれらの突起を介して別の神経細胞とつながりあって、複雑な神経回路のネットワークを形成する。神経細胞間の接合部位をシナプスと呼ぶ。神経細胞体と軸索と樹状突起を一つの単位としていう場合、「ニューロン（神経単位）」と呼ぶ。

注2　運動……ここで用いられる〝運動〟という言葉は、健康増進やレクリエーションを目的として身体を動かすいわゆる〝スポーツ〟としての運動ではなく、生物学的用語として「筋肉の働きによる個体内の部分的かつ能動的な動き」のことを指している。

注3　大脳皮質……脳の中で随意運動などを司るところ。

注4　神経根症……脊柱管や椎間孔内で、神経根が障害されて症状の出現したもの。その神経根支配領域に痛みやしびれ、感覚障害や運動麻痺などをきたす。

注5　自発痛……なにも刺激を加えていないのに、自然と感じる痛みのこと。炎症が持続している場合や、神経の障害に引き続いて神経が異常に興奮した部位が生じて異所性興奮（侵害受容器以外からの電気的信号の自然発火）が発生している場合などがある。

注6　放散痛……末梢神経などの圧迫によって末梢神経に沿って広がる痛みのこと。たとえば頸椎症性神経根症では、頸椎を伸展すると神経根に刺激が加わるため、上肢痛が出現する。この現象を利用して、誘発テストが行われる（第五章参照）。

この他、身体のある部位が原因で起こる痛みで、原因となる部位から離れた部位に感じるものを「関連痛」という。たとえば心筋梗塞や狭心症では、心臓部の痛みを左上肢痛として認知することが知られている。

注7　馬尾腫瘍……馬尾に発生した神経由来の腫瘍で、神経鞘腫《しんけいしょうしゅ》や神経線維腫《しんけいせんいしゅ》などがある。

注8　侵害受容器……炎症や強い刺激、高い温度、化学物質など、組織を傷害する可能性のあるような刺激を侵害刺激という。侵害刺激に反応して神経の電気信号に変える、いわゆる変換器のような役割を持つ部位を侵害受容器と呼ぶ。

第五章　脊椎疾患の診察と検査

1　問診の内容とその意義——有効な診察を受けるために

医師はどのようにして診断を進めていくのか

脊椎・脊髄にはさまざまな病気があるため、我々医師は患者さんを前にした際に、まず異常の有無を評価し、異常が認められる場合にはその部位や病態を推測しつつ診察を進めていくことになる。診察を進める過程は大まかに「問診」「理学所見（神経学的検査・脊柱の診察、注1）」「画像検査」から構成される。ここでは、日常診療で行われる診察を例にして、我々医師がどのように診察を進めるか、それぞれの診察内容にどのような意味があるのかを概説してみたい。ただし、私自身の主観的な部分もかなり入っていると思われるので、その点はご容赦いただきたい。

診察の第一歩

問診は〝医療面接〟ともいわれ、いかなる病気の診察においてもまず初めに行われることであり、適切な診断を行う上できわめて重要かつ不可欠なものである。それは当然ながら脊椎・脊髄疾患においても同じことであり、疾患によっては問診だけで診断がほぼ確定することすらあるため、おろそかにしてはならない。このことは医師だけでなく患者のみなさんにもぜひ心に留めておいていただきたいことである。

問診は、主訴《しゅそ》、愁訴《しゅうそ》、現病歴、既往歴《きおうれき》、家族歴、生活歴などから構成される。病院・医院によっては問診票を作成して患者さん自身に記入してもらうこともある。時には、患者さんが自ら経過表を作成して持ってきてくれることもあり、これらの問診票や経過表を参考にして医師は診療を開始する。これから始まる診察の中で、特に初診の場合は初対面であることがほとんどなので、問診票や経過表がある場合には記載項目だけでなくそこに書いてある内容（記載の詳しさ、記載方法など）も参考にさせてもらうことがある。

また、最近は薬局でも「おくすり手帳」を作成して患者さんの薬の管理・指導を行う機会が増えている。複数の医療施設で薬をもらっている患者さんも多く、さらに後発品の普及に伴って同じ成分であっても名前が異なる薬もあるため、我々医療従事者にとっても非常に有用な情報源となる。薬によっては飲み合わせというものがあり、患者さんが既存の病気に対して使用している薬を把握することは新たに薬を処方する際にも重要となる。したがって、患者さんは医療機関を受診する際には必ず「おくすり手帳」を持参するようにしていただきたい。さらに、過去に蕁麻疹（薬疹）が出たり気分が悪くなったりしたことのある薬剤があれば、必ず医療機関に確認を取ってその薬剤名を書いたメモを残しておくとよいだろう。

主訴、愁訴

主訴とは文字通り、患者さんの主要な自覚症状のことである。一方、愁訴とは患者さんの症状全般のことを指す。

脊椎・脊髄疾患の患者さんでは多くの場合、痛みやしびれがある。首や背中、腰が痛い場合もあれば、腕や脚が痛かったりしびれたりすることもあるだろう。ところが、ひとくちに腰痛といっても、痛みを感じている場所は人によって異なる。可能であれば自分で指し示すのがよいだろう。ピンポイントで痛いところがある場合には人差し指で指し示すとよい。ある範囲で痛みを感じる場合には指でなぞったり手のひらで示したりしてもよい。

たとえば右足が痛いといっても殿部（お尻）が痛いこともあれば大腿部や下腿（膝と足首の間）、足部（足首から先）が痛いこともあるだろう。もちろん詳細については医師が後から尋ねるであろうが、やはり痛い部位を指し示してもらうと有用な情報となる。そのた

整形外科　外来問診票

(患者番号：　　　　　　　　　)　　　　　　　　　　平成　年　月　日

名前：　　　　　　　　　　様

1．今日は

→どこが悪いのですか？
(右の絵に◯をつけてください)

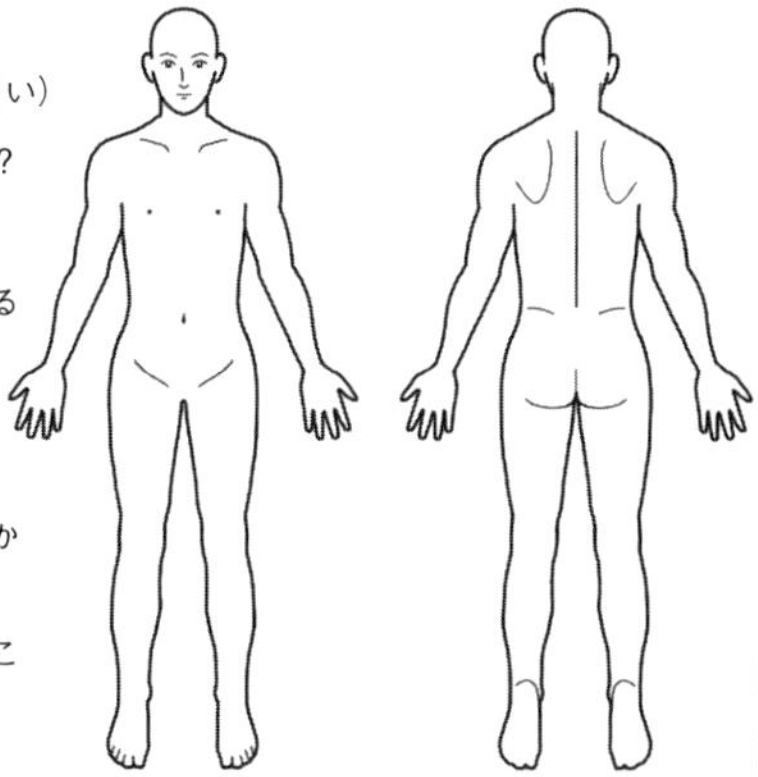

→どんなふうに悪いのですか？
(◯をつけてください)
・痛い　・しびれる
・こっている　・はれている
・その他

→いつ頃からですか？
(おおよそで結構です)

→何か思い当たる原因（きっかけ）はありますか？

→それについて治療を受けたことがありますか？
・はい　・いいえ

2．現在

→病気やケガで通院していますか？
・はい（病名：　　　　　　　　　　　　　　　　)
・いいえ

→飲んでいるお薬はありますか？
・はい（何のお薬ですか？：　　　　　　　　　　)
・いいえ

3．今まで

→大きな病気やケガをしたことがありますか？
また、手術をしたことがあればご記入ください。
・はい（病名：　　　　　　　　　　　　　　　　)
　　　(手術名：　　　　　　　　　　　　　　　)
・いいえ

→薬や注射で異常が出たことがありますか？
もし、ありましたら具体的にお書きください。
・はい（　　　　　　　　　　　　　　　　　　　)
・いいえ

図5-1　整形外科の問診票の例

め医療機関によっては、人体図が描かれた問診票（図５－１）を作成して、あらかじめ痛みやしびれを感じる場所を記入してもらうように工夫している。ここで述べたような内容を念頭に置いて記載していただけると、その後の診療に有用な情報となるだろう。

現病歴

主訴を確認した後に、医師はその病状をさらに詳しく聞いてくるだろう。発症の日時や状況、その後の経過などについての情報は現病歴と呼ばれる。的確な診断に至るために最も重要な部分であり、質問者にとっても腕の見せどころでもある。発症の日時や状況を尋ねた後、医師は痛みやしびれであればその部位や分布範囲を詳細に尋ねる。特に神経痛の場合には、詳細な問診だけで障害された神経根がどれかを類推することができる場合もある。

次に、症状を生じる原因として思い当たるエピソードがあるか否かを質問するかもしれない。たとえば急性腰痛、いわゆる「ぎっくり腰」では重いものを抱えようとした時、スポーツなどで腰をひねった時、あるいは咳やくしゃみをした時に痛みが生じるなどである。

また、その医療機関を訪れる前になんらかの治療を受けたか否か、発症からその日までの経過（だんだんと症状が強くなってきているのか、変わらないのか、あるいは少し軽くなってきているのか）、なにか特定の動作で症状が強くなるか否か、などについても尋ねる。歩いていると次第に脚が痛くなったりしびれてきたりするという訴えは、間欠跛行《かんけつはこう》といって腰部《ようぶ》脊柱管狭窄症《せきちゅうかんきょうさくしょう》を疑う症状である。

神経障害としての下肢筋力低下や排尿障害の自覚についての質問も重要である。排尿障害の質問としては、排尿しようとしてから実際に出るまでに時間がかかるようになっていないか、尿の勢いが落ちてきていないか、残尿感（残った感じ）や頻尿（排尿したのに、すぐに尿意を催す）などはないか、を尋ねる。中高年の男性では前立腺肥大《ぜんりつせんひだい》によって多少なりとも排尿障害が出てくることがあるが、仮に前立腺肥大があったとしても、腰や下肢の症状が出現したのを契機に排尿のしにくさが次第に悪化していないかが問題となる。

既往歴

既往歴とは、これまでにかかったことのある、あるいは現在治療中の病気のことを指す。こちらも可能な限り正確に伝えて欲しい情報であり、単に疾患名だけでなく発症時期や治療内容も必要となるため、あらかじめメモしていただくとよいだろう。

たとえば、糖尿病患者さんではコントロール不良の場合に脊椎に感染を生じたり、神経障害による手足のしびれを生じたりすることがある。また、悪性腫瘍の治療歴がある患者さんで、安静にしていても持続する腰背部痛や進行性の麻痺を認める場合には、脊椎への転移を疑う必要がある。質問しないと意外と答えていただけない手術歴や入院歴、喘息などのアレルギーの有無についても尋ねるようにしている。虫垂炎《ちゅうすいえん》（いわゆる盲腸）の手術であっても立派な既往歴であり、複数の疾患の治療歴がある患者さんは受診する際には、やはりそれらを書き留めたメモを持って受診するとよいだろう。

また、現在服用中の薬についての薬剤歴も重要な情報である。これは先に述べたように「おくすり手帳」を持参するとよいだろう。さらに、これまでに薬剤によると思われる副作用を経験したことがある場合には、必ずその薬剤名を伝えて欲しい。

家族歴、生活歴

家族歴は、家族や血縁者がかかったことのある病気の情報である。一般的な脊椎疾患では遺伝の関与はそれほど多くないが、小児期の脊柱側彎症《せきちゅうそくわんしょう》では家族内発生を認めることがある。生活歴は、喫煙や飲酒などの習慣、家族構成やキーパーソンなどについての情報である。麻痺を有する患者さんでは居住環境（持ち家か借家か、一戸建てかマンションか、平屋か二階建てかなど）についても確認し、治療後の生活を検討する。他にも現在の、あるいはこれまでに経験した職業に関する職業歴も重要な情報となる。

以上、問診について概説したが、外来での時間は限られているため、医師は要領よく進めなければならない。そのために医師はさまざまな疾患とその特徴を知っておく必要があり、若い医師にとって問診はこの上ない研修の場である。確かに経験の少ない医師では要領を得ず、問診ですら時間がかかってしまうこともあるかもしれないが、逆にその熱意によってベテランの医師では見落としかねないような重要な情報が得られることもあり得る。問診は正確な診断に至る初めの一歩であり、患者さんの協力なしでは成り立たない。

2　神経学的検査――感覚検査・運動機能検査

歩行

神経学的検査は、主に〝感覚検査〟、〝運動機能検査〟、〝反射〟から構成される。さらに、これらの検査を補助する神経学的検査法として、〝誘発テスト〟がある。医師は問診で得た情報を元にして神経障害の有無や部位、病態などを推測しながら診察を進めていく。そのために医師は脊髄から神経根、さらには末梢神経に至るまでの解剖学的知識と正確な検査法、検査結果に基づく判断力を修練しているわけである。

診察は患者さんが診察室に入ってくる時からすでに始まっている。すなわち、患者さんの歩く姿、椅子に腰かけたり椅子から立ち上がってベッドに移動したりする際の動作、衣類の着脱動作などを観察して、異常の有無を予測しているのである。ただし、あまり緊張していると検査がうまく進まないこともあるので、患者のみなさんはリラックスして診察を受けていただきたい。

歩行する姿（歩容《ほよう》）を観察することは神経の異常の有無を評価する上で重要である。診察室に入ってくる姿を観察し、異常が疑われる場合には改めて診察室の中を歩いていただくこともある。脊髄の麻痺によって跛行《はこう》（正常な歩行ができない状態）をきたしている場合や、腰や脚に痛みがあるためにそれを和らげるような姿勢で歩いている場合がある。方向転換する際のバランスにも注意して観察し、筋力やバランスを確認する目的で片脚立ちをしてもらうこともある。

さらに、足の筋力を確認するための簡便な検査として〝かかと歩き〟や〝つま先歩き〟

をしてもらう。かかと歩きは足を顔の方に反らす力、つま先歩きは足を踏み込む力を確認していることになる。バランスの評価としては〝継ぎ足歩行（タンデム歩行）〟といって、一直線上を片側のつま先に反対側の踵を交互に付けながらまっすぐに歩行する検査がしばしば用いられる（図５－２）。

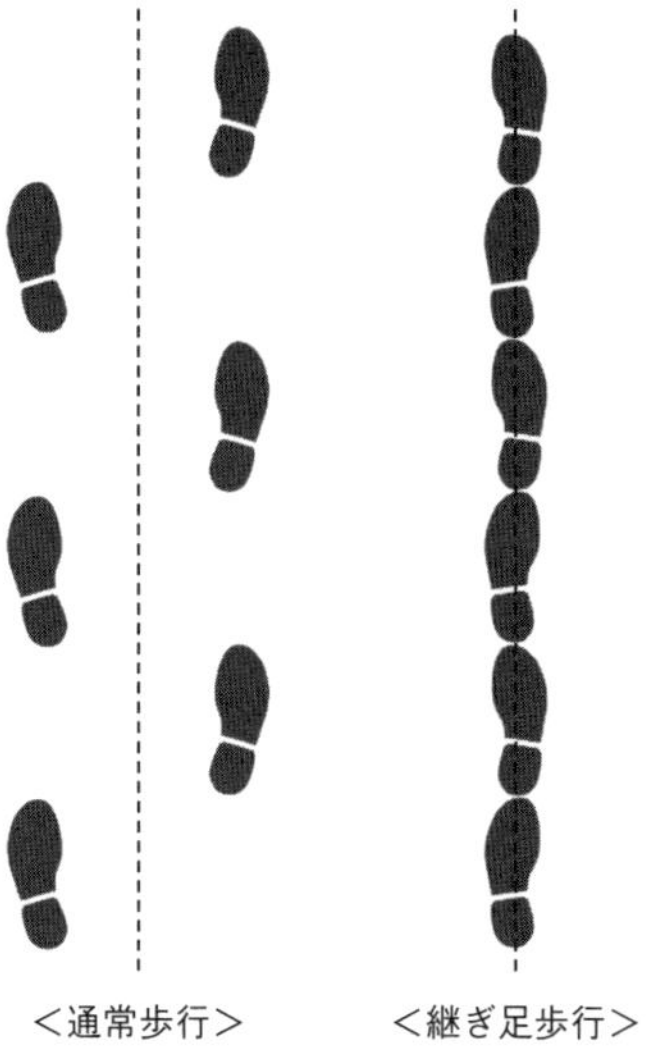

図5-2　継ぎ足歩行（タンデム歩行）

感覚検査

感覚といっても実際にはさまざまな感覚がある。一般に検査する感覚には、表在感覚《ひょうざいかんかく》として〝触覚〟、〝痛覚〟、〝温度覚《おんどかく》〟があり、深部感覚《しんぶかんかく》として〝位置覚《いちかく》〟や〝振動覚《しんどうかく》〟がある。

障害部位が末梢神経なのか、神経根なのか、脊髄なのかを考えながら検査を進めていく。上肢、下肢ともに各神経根によって支配されている領

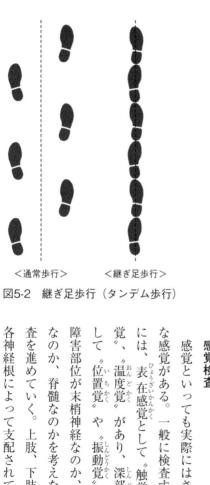

域があるため、知覚障害を認める部位によって障害神経根を類推することが可能となるのである（図5－3、5－4）。

触覚の検査では、医師は毛筆や自分の指先で皮膚を軽く触れて、異常の有無を確認していく。異常な状態としては鈍麻《どんま》（感覚が鈍くなっている状態）や消失（脱失）、過敏などがあり、左右の差や明らかに正常と思われる部位（たとえば顔面など）との比較で評価する。時に考え込んでしまう患者さんもおられるが、感覚の検査なので検査時に感じたことをそのまま答えていただければよい。

痛覚の検査には、検査用の針や文房具のクリップの端を延ばして用いている。やはり、左右の差や明らかに正常と思われる部位との比較で、鈍麻や消失、過敏などを評価する。痛覚鈍麻や脱失を認める場合には、正常なほうへ向かって検査を進めて境界を探すことで障害部位の診断に役立つことがある。ここで注意すべきことは、痛覚と触覚とを分けて考える必要があることである。すなわち、痛覚の検査で知りたいことは針やクリップの先端で刺激を加えた時にチクッとする〝痛み〟を感じるか否かであり、一般に触覚よりも痛覚の方が障害されやすいため、ただ触っている感じしかわからず痛みとして感じない場合には痛覚が脱失していると捉える。

温度覚の検査には、教科書的には温湯と冷水を入れた二本の試験管を用いるとされているが、実際にはアルコール綿を用いることが多い。アルコール綿で皮膚を触った後に手で仰いで風を当てると、正常では冷たいと感じるが、温度覚の障害があるとそれがわかりにくくなる。

そして、関節覚（注2）である。関節覚は、〝位置覚〟と〝運動覚〟とに分けられる。位置覚は体幹や手足が空間でどんな位置をとっているかを知る感覚で、運動覚は手足などがどちらの方向に動いたかを知る感覚である。知覚検査ではこれらの感覚を厳密に分ける必要はないので一緒に検査する。

よく行う検査としては、患者さんに目を閉じもらい、医師が母趾《ぼし》（足の親指）を指でつまんで上下に動かす。その際に、動いたか否か、上を向いているか下を向いているかを当ててもらう検査である。脊髄の後方にある後索の障害によってこれらの感覚が障害されると、筋力がほぼ完全に維持されていたとしても自分の足がどこにあるのかわからないためうまく歩けないという状態が起こり得る。

振動覚の検査には音叉を用いる。骨が突出している部分に音叉を当てて振動を感じるかどうかを尋ねる。整形外科疾患では前額部《ぜんがくぶ》（いわゆる〝おでこ〟）は正常なのでそれと比較

T1
掌内固有小筋
なし
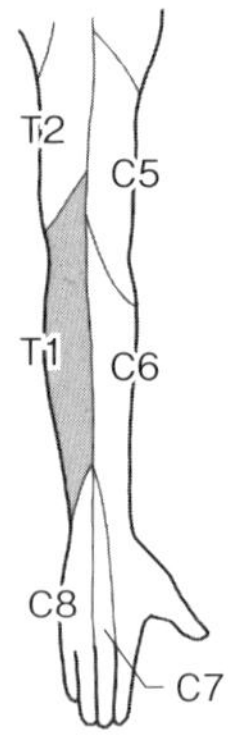

L4	L5	S1
大腿四頭筋	長母趾伸筋, 前脛骨筋	長母趾屈筋, 腓腹筋
膝蓋腱反射	なし	アキレス腱反射
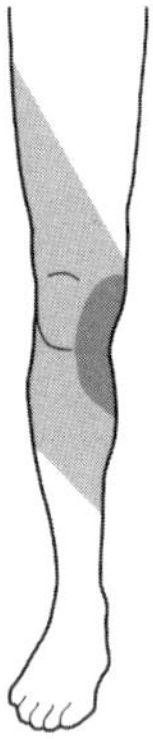	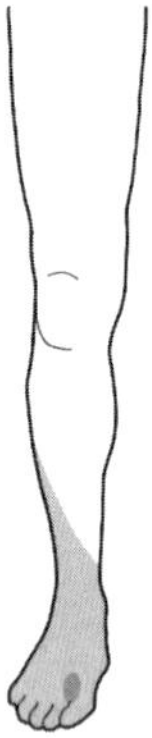	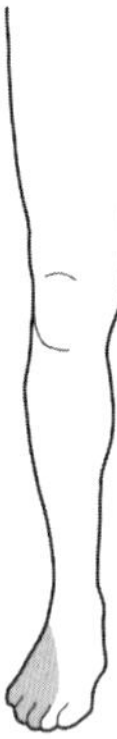 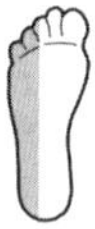

図5-3　下肢の支配神経根

下肢は主に第１腰神経（Ｌ１）から第１仙骨神経（Ｓ１）によって支配されている。障害を受けることの多いＬ４からＳ１神経根によって支配されている筋肉や感覚領域を図に示す。Ｌ４神経根の圧迫では大腿神経痛，Ｌ５やＳ１神経根の圧迫では坐骨神経痛を生じ，各神経根によって支配されている感覚領域に痛みやしびれを感じることも多い。

『神中整形外科学』第23版，2013年より改変引用。

支配神経根	C5	C6	C7	C8
筋	三角筋, 上腕二頭筋	上腕二頭筋, 手根伸筋	上腕三頭筋, 手根屈筋, 指伸筋	掌内固有小筋, 指屈筋
深部反射	三角筋腱反射, 上腕二頭筋腱反射	上腕二頭筋腱反射，腕橈骨筋腱反射	上腕三頭筋腱反射	なし
感覚領域	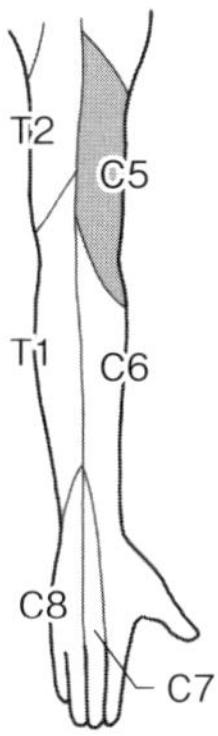	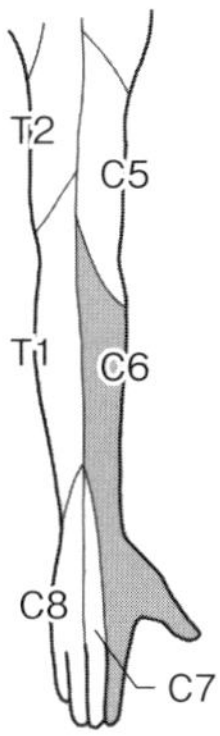	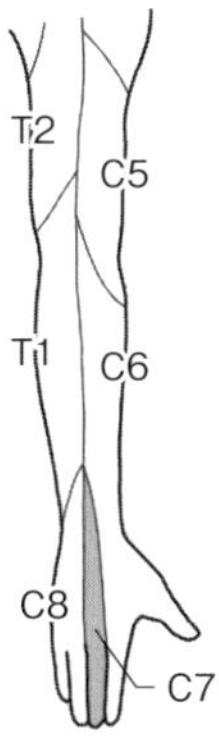	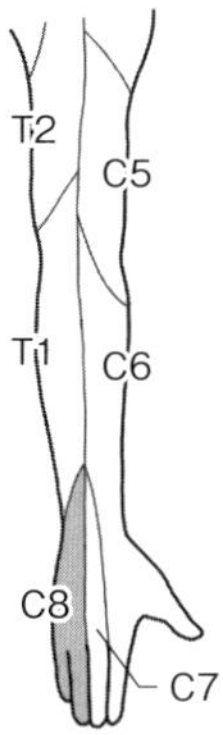

図5-4　上肢の支配神経根

上肢は主に第５頸神経（Ｃ５）から第１胸神経（Ｔ１）によって支配されている。各神経根によって支配されている筋肉や感覚領域を図に示す。Ｃ６神経根の障害では，親指や人差し指に痛みやしびれを感じ，障害が進行すると同部位の知覚障害，上腕二頭筋（肘の屈曲）や手根伸筋（手関節の背屈）の筋力低下を認めるようになる。

『標準整形外科学』第12版，2014年より改変引用。

して同等か弱くなっているかを評価する。橈骨遠位端《とうこつえんいたん》（手首）、腸骨、膝蓋骨（膝のお皿）、足関節内果《ないか》（足首の内側のくるぶし）、母趾の付け根などを検査する。

このように、感覚の検査ではさまざまな道具を用いて検査するため、検査室に毛筆や針、音叉などが並んでいるとギョッとするかもしれないが、それぞれ意味があって用いているのである。感覚検査の難しいところは、神経の検査ではあるものの患者さんの主観によるところが大きく、客観性に乏しいことである。したがってこの検査もまた患者さんの協力なしには成り立たない。緊張せずにリラックスしてありのままを伝えてほしい。

運動機能検査

運動機能検査では〝筋緊張〟、〝筋力〟、〝協調運動〟（注3）などについて評価する。先に述べた歩行の検査も運動機能検査に含まれる。

筋緊張は〝筋トーヌス〟ともいわれ、筋肉に持続的に生じている筋肉の一定の緊張状態のことをいう。筋肉はなにも活動していない時でも無意識のうちに絶えずわずかに緊張していて準備状態にある。この筋緊張は一般に、脳や脊髄といった中枢神経の障害で強くなり（亢進し）、末梢神経の障害で弱くなる（低下する）ことが知られている。検査としては、

表示法	筋力判定基準
5	強い抵抗を加えても，正常可動域いっぱいに運動できる。
4	ある程度の抵抗に打ち勝って，正常可動域いっぱいに運動できる。
3	抵抗を加えなければ，重力に抗して正常可動域いっぱいに運動できる。
2	重力を除外してやれば，正常可動域いっぱいに運動できる。
1	筋のわずかな収縮は起こるが，関節は動かない。
0	筋の収縮が全くみられない。

図5-5　徒手筋力テスト

患者さんに力を抜いてもらって十分に筋肉の緊張を弛《ゆる》めた状態で、手足の関節を素早く動かした時に受ける抵抗で判断する。亢進や低下の判断は医師の主観によるところが大きい。

筋力の評価では、個々の筋肉あるいは筋群の力を検査して、筋力低下の有無やその程度を評価する。〝徒手筋力テスト〟が用いられ、0から5までの六段階で評価・記載される（図5－5）。要するに患者さんと医師の力比べである。ここでもやはり医師の主観的な評価が加わるため、ある程度の臨床経験が要求される。また、それぞれの段階の中間に位置するような状況もあるため、〝5マイナス〟や〝4プラス〟などと記載することもあるのが実際のところである。上肢、下肢ともに各神経根によって支配されている領域があるため、筋力低下を認める部位によって障害神経根を類推することが可能となる（図5－3、5－4参照）。さらに、客観的に数字として表示される握力計を用いて握力を測定する。筋力評価と同時に、筋肉の萎縮の有無や程度にも注意し、必要に応じて腕や脚の周径を計測する。

協調運動とは多くの筋肉が調和を保って円滑に動くことをいう。さまざまな疾患でこの協調が障害を受けて〝運動失調〟をきたす。手指《しゅし》では巧緻運動障害といって細かい作業がしにくくなり、箸を使って食事をしたり、ボタンの留め外しや字を書く動作に支障をきたす。頸髄の障害でも起こる症状で、評価法としては〝一〇秒テスト〟といって一〇秒間での手指の素早いグーとパーの繰り返し運動の回数を数える検査がある。

反射

反射はハンマーを用いて腱や皮膚に刺激を加えて反応をみる検査である。読者のみなさんの中にも膝のお皿（膝蓋骨）のすぐ下、膝蓋腱を叩いた時に膝が伸びる反応（膝蓋腱反射）を友達にあるいは自ら試したことがあるかもしれない。反応しないようにがんばっても反応してしまうため、面白おかしく叩いていた経験はないだろうか。古くは脚気《かっけ》の検査として知られていたようで、今でも「脚気の検査ですか？　私、脚気じゃないですよね」と尋ねられることがある。

反射は感覚検査や運動機能検査に比べてより客観的に神経学的所見を評価することが可能であり、乳児や小児、あるいは意識障害を伴う患者さんでも検査が可能である。感覚系・運動系の働きがともに評価できるという点と合わせて、簡便かつきわめて重要な検査である。診断上重要な反射には〝深部反射〟、〝表在反射〟、〝病的反射〟がある。

深部反射は腱や骨をハンマーで急に叩くことによって引き起こされる反応で、腱反射、深部腱反射、骨膜反射などとも呼ばれている。実際には、腱を叩くことで生じる筋肉の急激な伸展が引き金となって起こる反応である。そのため、筋伸展反射とも呼ばれることもある。反射の程度、すなわち減弱や消失、あるいは亢進の有無を評価する。

ここでいうハンマーとは、木槌や金槌のような工具ではなく、診察用の〝打腱器《だけんき》〟である。いろいろな種類の打腱器が存在しているが、私自身は、腱を叩く部分がゴムでできていて、持ち手の部分が金属の柄からできているもの（先端が比較的尖っているもの）を使用している（図5－6）。

深部反射の減弱ないし消失を認める場合には、脊髄前角細胞から神経根、末梢神経あるいは筋肉の障害が示唆される。一方、深部反射の亢進を認める場合には、脳や脊髄といっ

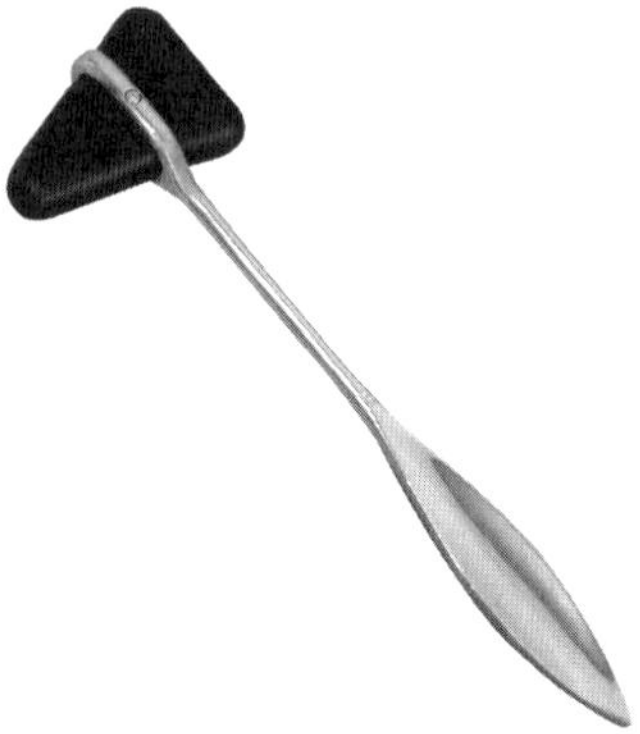

図5-6　打腱器（ハンマー）

反射の検査に用いる道具である。写真のものは柄の先端が比較的尖っている。

た中枢神経の障害が示唆されるが、全体的な軽度の亢進のみで後に述べる病的反射を伴わない場合には病的状態とは考えなくてもよい。一般に、若年者や神経質な人では深部反射は亢進傾向を示すのに対して、老年者では減弱傾向にある。したがって、同じ反射の左右差や上肢と下肢の部位による差などに注意して評価する必要がある。

この深部反射を検査する際には、患者さんを完全に力を抜いた状態にしておく必要がある。「今から叩きますから、リラックスしてください」などと言ってもリラックスできる人はいないだろう。かえって身構えてしまう人もいるかもしれない。そこで、他愛のないことでもよいので、なにかを話しかけながら患者さんの注意をそらしつつ検査を進めていくようにしている。

頻用される深部反射には、肘《ひじ》関節部（上腕《じょうわん》二《に》頭筋《とうきん》反射《はんしゃ》、上腕三頭筋反射《じょうわんさんとうきんはんしゃ》）や手《て》関節《かんせつ》部（腕橈骨筋反射《わんとうこつきんはんしゃ》）、膝《ひざ》関節部（膝蓋腱反射）、アキレス腱（アキレス腱反射）があり、それぞれの反射に関与する神経があるため、異常の有無により神経障害の有無や部位の診断に有用である（図5－3、5－4参照）。

表在反射は、皮膚や粘膜を刺激した時に起こる反射である。皮膚を刺激する反射（皮膚反射）としては、脊柱と関連した検査として〝腹壁反射《ふくへきはんしゃ》（腹皮反射《ふくひはんしゃ》）〟がある。これはお腹の皮膚を外側から内側に向けてハンマーの柄の先端部分でこすると、刺激された側の腹筋が収縮するため臍が素早くその側へ動くのを確認する検査である。臍を中心に上下に三分割して上腹部、中腹部、下腹部で検査を行う。運動神経の線維が集まっている錘体路の障害がある時にみられなくなる。

病的反射は、健常な状態では出現しない反射のことを指す。脊髄や脳に障害がある時に出現するバビンスキー（Babinski）反射（注4）が重要である。これはハンマーの柄の先端を用いて足の裏の外縁を踵から足趾《そくし》に向かってこすった時に、母趾が上を向き足趾が広がる時に陽性と判断する。

誘発テスト

誘発テストとは、神経学的検査の補助手段として用いられる検査である。神経に刺激を加えることで患者さんが訴えている症状が再現されるか否かを確認するものである。しかし、すでに圧迫や刺激を受けている神経組織に対してさらに刺激を加えることにもなるので、医師は必要な検査か否かを検討した上で行い、実施する際には症状を悪くしないように慎重に行うことになる。また、検査の際に痛みの有無や発生部位を聞く必要があるため、患者さんの協力が重要となる。誘発テストには以下のようなものがある。

① 頸椎伸展負荷

頸部脊髄症に対する誘発テストである。頸椎の伸展位（後屈）を一分間とることで手のしびれなどの自覚症状や神経学的異常所見（知覚、筋力、深部反射の異常）が新たに出現したり強くなったりするか否かを確認する。症状の出現や増強を感じた場合にはその旨を申し出ていただくように、検査前にあらかじめ説明してから行っている。ＭＲＩなどの画像で頸髄の圧迫が認められるものの症状が軽度である場合に、頸髄の圧迫が有意なものなのかどうかを確認する際に行っている。

② 圧迫テスト

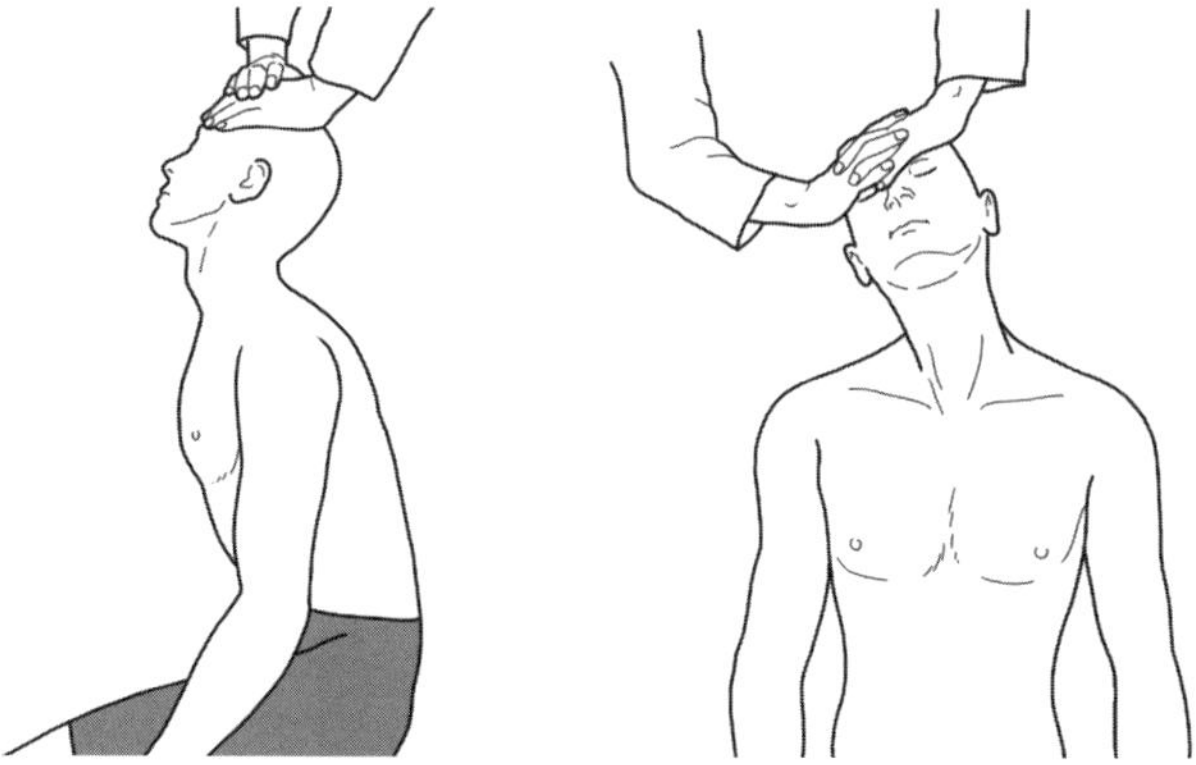

<ジャクソン（Jackson）テスト>
座った状態で頭部を背屈させ，検者は両手で頭部を軽く下方へ押さえる。これにより患側（痛みがある側）の上肢に放散痛が起こる場合に陽性とする。

<スパーリング（Spurling）テスト>
座った状態で頸椎を患側へ側屈させてやや後屈位（右側の検査なら左斜め上方を見上げた格好）で頭頂部に両手で下方への圧迫を加える。頸椎の椎間孔を圧迫するテストで，上肢に放散痛が起こる場合に陽性とする。

図5-7　圧迫テスト
上肢痛が頸椎に由来した神経根症であるか否かを判断するために行う。

肩甲骨周囲や上肢の痛みを訴えている患者さんにおいて、痛みの原因が頸椎症性神経根症や頸椎椎間板ヘルニアなどによる神経根症であるか否かを判断するために行う検査である。ジャクソンテストとスパーリングテストの二種類がある（図5－7）。頸部に軽い圧迫力を加えた際の放散痛（肩や上肢に響く痛み）の有無を確認し、陽性の場合は頸部神経根症を疑う。症状が強く、頸椎を伸展するだけでも上肢痛が出るような場合には行っていない。

③　下肢伸展挙上テスト（straight leg raising test：ＳＬＲテスト）

診察台に背臥位（仰向け）に寝た患者さんの下肢を伸展したまま股関節を屈曲していく（図５－８）。通常は七〇度から九〇度まで挙上できる。腰椎椎間板ヘルニアによる坐骨神経痛（第六章参照）が疑われる場合に行う検査である。坐骨神経の走行に沿った腰殿部から大腿後面、下腿におよぶ痛みが誘発される場合に陽性とする。単なる大腿後面の緊張に伴う痛みの場合には陽性とはしない。

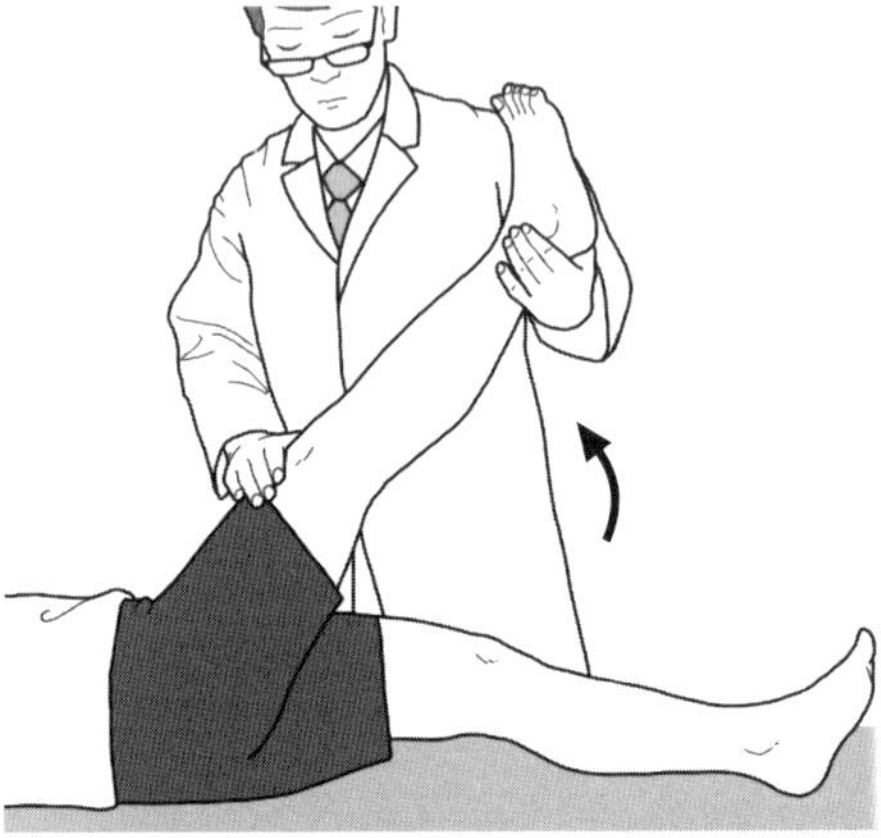

図5-8　下肢伸展挙上テスト（SLRテスト）

患者さんを背臥位として，膝関節を伸ばしたまま股関節を屈曲させて片方の下肢を持ち上げていくテスト。殿部から大腿後面，下腿におよぶ痛みが誘発された場合に陽性とする。

④　大腿神経伸展テスト（femoral nerve stretch test：ＦＮＳＴ）

腹臥位（うつ伏せ）で、膝関節屈曲位で脚を持ち上げることで股関節を過伸展させて、大腿前面から膝部にかけての放散痛の有無をみる。第二、第三、第四腰神経根や大腿神経の障害で陽性となる。大腿四頭筋の伸展による疼痛と区別することが大切である。

このように神経学的検査は複雑で多岐にわたっているが、それぞれに意味があることがおわかりいただけたであろうか。ここに示したのは代表的なもののみであり、末梢神経の診察も含めると、実際はもっと多くの検査が行われている。我々医師は各検査の意味を考えながら必要な検査を選択し、異常の有無や程度の評価、脊髄から神経根、さらには末梢神経に至る神経の評価を行っている。

3　脊柱の診察——姿勢・バランス、可動域

姿勢異常の検査

脊柱の診察においては、立位での全脊柱の配列や姿勢、バランスを評価し、頸椎や腰椎の可動域や動かした時の痛みの有無などを評価することになる。

脊柱が側方に彎曲する側彎症では、脊柱の回旋《かいせん》（ねじれ）を伴っていることが多い。成長期の小児に起こる姿勢異常の一つでもあり、早期発見を目的として学校保健法に基づいて学校検診が実施されている。その際の診察方法は以下のように指導されている（図5－9）。

①　被検査者を後向きに直立させ、両上肢は自然に垂れた状態で、両肩の高さの左右不均衡の有無、肩甲骨の高さと位置の左右不均衡の有無および身体の脇線の左右不均衡の有無を観察する。

②　被検査者に、身体の前面で手のひらを合わせてもらい、肘と肩の力を抜いて両上肢と頭が自然に垂れさがるようにしながら上体をゆっくり前屈させる。その状態で被検査者の前面、また必要に応じて背面から背部および腰部の、左右の高さの不均衡の有無を観察する。

平成二八年度からは運動器検診も開始され、家庭にも質問票が配布されて自宅でのチェックも行われるようになってきている。これらの診察では視診が重要視されているため、診察室では衣類を脱いで背中を出していただくことになる。特に女性の患者さんの場合には上半身裸になることに抵抗がある方も多いため、我々の施設では専用の衣類（金太

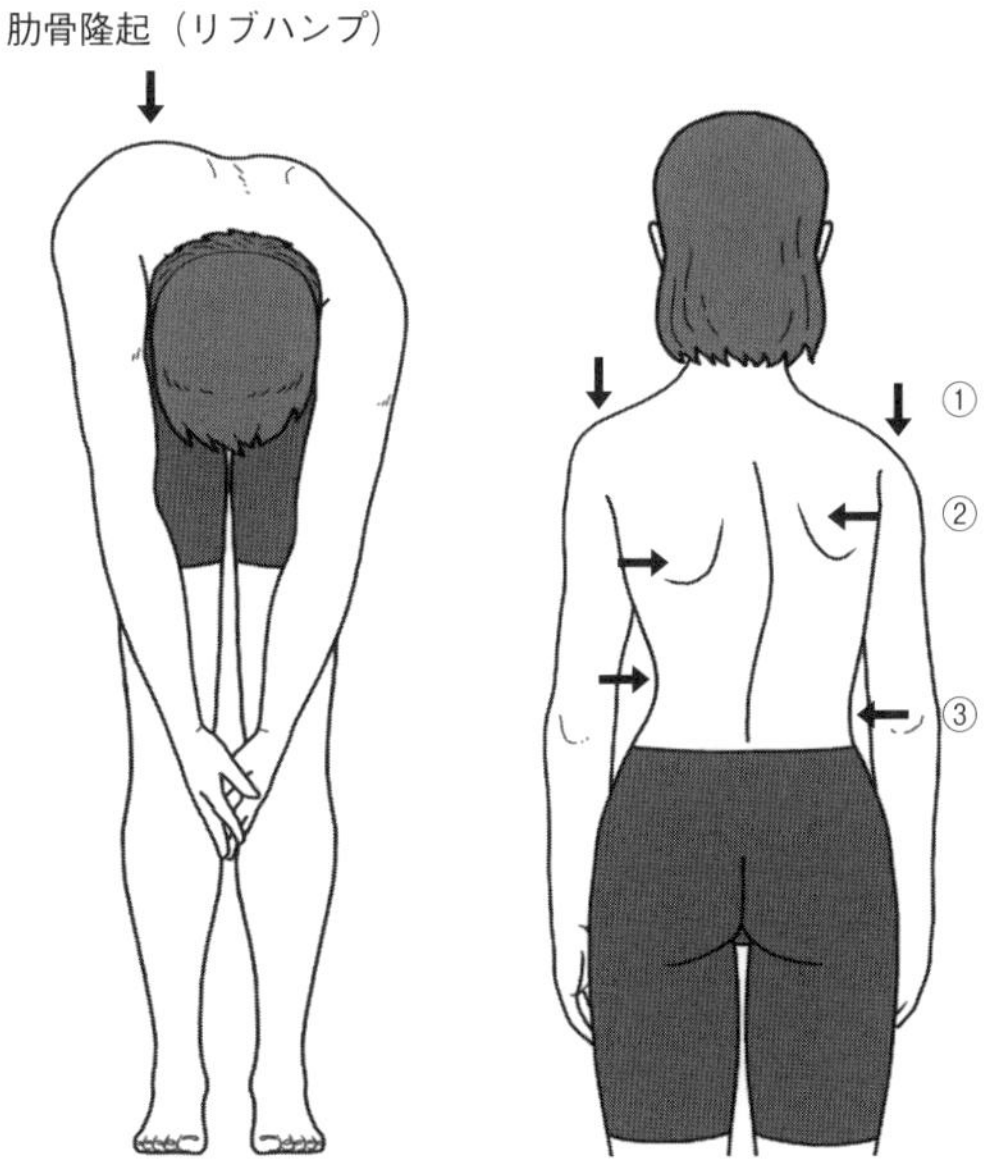

＜前屈検査＞

前屈した時の背中や腰の高さの左右非対称を観察する。図のような背中の盛り上がりを肋骨隆起（リブハンプ），腰の盛り上がりを腰部隆起（ランバーハンプ）という。

＜立位検査＞

後向きに直立，両上肢は自然に垂れた状態で，以下の３点を観察する。

① 両肩の高さの左右差の有無。
② 肩甲骨の高さと位置の左右差の有無。
③ 脇線（ウエストライン）の左右非対称の有無。

図5-9　側彎症検診

日本側彎症学会編『改訂版　知っておきたい脊柱側弯症』インテルナ出版，2003年より改変引用。

郎の腹掛けのようなもの）を作成して腰背部だけがみえるようにしている。

側彎症では脊柱の彎曲によって左右の対称性が変化するため、両肩の高さの左右差や肩甲骨の高さの左右差、脇線（ウエストライン）の左右非対称が生じる。また、側彎症では脊柱は単に側方に彎曲するだけではなく、ねじれ（回旋）を伴って彎曲するため、②の検査のように前屈してもらうと、脊椎の回旋に伴う背中や腰の高さの左右非対称を確認することができる。この背中や腰の盛り上がりをそれぞれ肋骨隆起（リブハンプ）、腰部隆起（ランバーハンプ）と呼ぶ。

直立二足歩行を行うためにヒトの脊柱では頸椎前彎、胸椎後彎、腰椎前彎という生理的彎曲が備わっている。これらの彎曲が相互に適度な角度を形成して骨盤の上に体幹と頭部がくるように支えている。特に、直立したヒトを横からみた矢状面《しじょうめん》におけるバランスが重要と考えられていて、その重心線は耳介（耳たぶ）、肩、大腿骨頭、膝中央を通り、足のショパール（Chopart）関節中央に終わるとされている（図5－10）。

しかし、各々の彎曲の変化に応じてこの姿勢に異常が生じるのである。平背《へいはい》では、腰椎前彎と胸椎後彎がともに減少して直線化を示す。凹背《おうはい》とは腰椎前彎が増大して胸椎まで前彎がおよんだもので反り腰とも呼ばれる。円背《えんぱい》は胸椎後彎が増強して腰椎までおよんだものを指し、いわゆる猫背の状態である。凹円背《おうえんぱい》とは腰椎前彎と胸椎後彎がともに増強したものである（本シリーズ第三巻図3－8参照）。これらの詳細な評価はX線写真で行うが、体表からの観察も重要である。

腰背筋や腹筋、殿筋などの体幹や下肢の筋力が保たれている間は、脊柱はバランスを取って骨盤の上に頭部が来るように支えることが可能である。しかし、これらの筋肉の筋力低下や椎間板を初めとする脊柱の退行変性に伴ってバランスを保てなくなることがある。腰椎の前彎が減少するなど、いわゆる〝腰曲がり〟の状態では、この重心線が前方へ移動する。この状態の上半身を支えるためには、脊柱や腰背筋、さらに殿筋を含めた下肢の筋肉

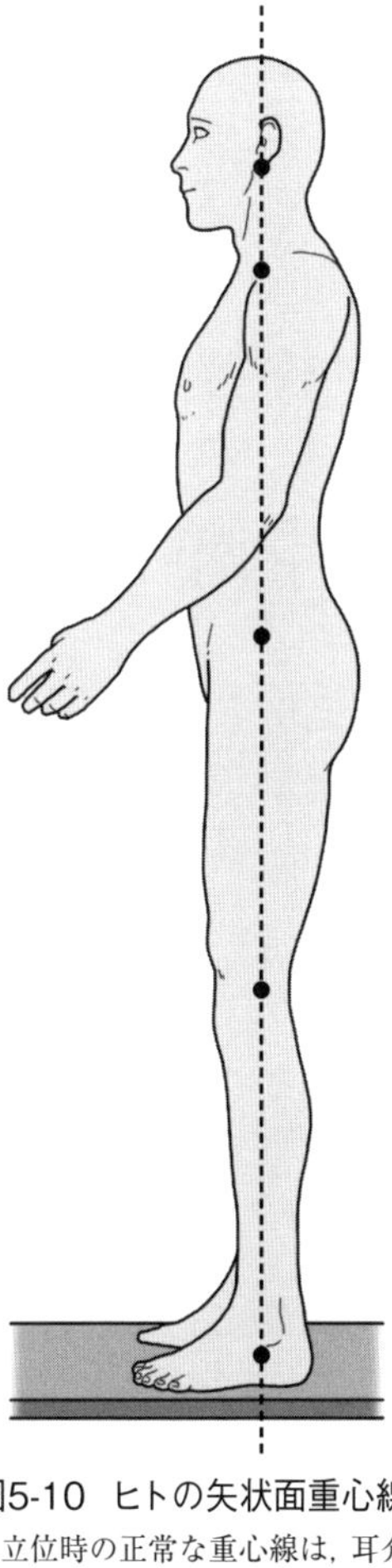

図5-10　ヒトの矢状面重心線

立位時の正常な重心線は，耳介，肩，大腿骨頭，膝中央，足のショパール関節の中央を通るとされている。

にも大きな負荷がかかるため、患者さんは「長い時間立っていられない」「長い距離を歩けない」などの症状を訴え、歩行時に杖や押し車が必要となってくるのである。

我々は診察に際して、姿勢異常の有無と同時に立位バランスについても観察を行っている。ここで注意が必要なことは、短時間の診察時には正常に近い姿勢を保つことが可能である場合が少なくなく、長時間の立位や歩行時に明らかとなってくるような姿勢異常が捉えにくいという点である。

したがって、問診による病状の聴取が重要であり、入院時など時間的に余裕がある場合には病院内を一緒に歩いてみるなどして患者さんの状態の把握を行っている。また、炊事などの際に身体を支える目的でいつも肘をついている患者さんでは、同じ場所が刺激を受けることで肘や前腕（肘から手首にかけて）の皮膚に色素沈着や胼胝《べんち》（いわゆる〝たこ〟）を認めることがある。

可動域と痛みの評価

次に、立った状態で腰を動かしてもらい、可動域と痛みの有無を評価する。ここでの腰椎の運動は、屈曲（前屈）、伸展（後屈）、左右への側屈と回旋である。第一章でみたように、腰椎は前方では椎間板、後方では椎間関節を介して連結されているが、個々の椎間関節の動きは四肢の関節に比べて小さい。前方にお辞儀する際には腰椎だけでなく股関節の屈曲も大きな役割を果たしている。

したがって、ここで確認する可動域は大まかな運動のチェックであり、同時に腰部や下肢に痛みを生じるか否かを診察している。腰椎の屈曲の検査は、膝関節を伸ばしたまま指先を床に付けてもらうように前屈してもらう。反動をつけないようにゆっくりと行ってもらうが、床に届かない場合には指先と床との距離を測定することもある。前屈時には椎間板に圧力がかかるため、下位腰椎に生じた椎間板ヘルニアに伴う坐骨神経痛を訴えている場合、典型的には前屈によって症状が強くなる。

一方、腰部脊柱管狭窄症では、立位や腰椎後屈時に下肢症状が強くなり、前屈で症状が軽くなる。一般的な腰痛であっても、前屈や後屈で症状が変化し得ること、前屈のほうが痛いという人もいれば、後屈のほうが痛いという人もいることなどからも、腰痛を訴えている患者さんにはそれぞれに多様な病態があるものと予想される。側屈については、腰椎の関節の形態的特徴のため回旋運動を伴って行い、可動域の左右差や疼痛の有無について評価をしている。

また、立位や坐位の患者さんの背部から腰部にかけて棘突起を軽く叩いて、痛み（叩打《こうだ》痛《つう》）があるかどうか確認することがある。これは骨粗鬆症に伴う圧迫骨折や転移性脊椎腫瘍による骨破壊などの有無について簡便に行うことのできる検査で、深い所に響くような痛みが感じられた時にはその旨を伝えていただきたい。もちろん、最終的な評価は後に行う画像評価によるが、異常の有無や部位を予想するための検査である。

さらに、ベッド上でうつ伏せとなってもらい、棘突起の配列の異常の有無、棘突起や傍《ぼう》脊柱筋《せきちゅうきん》（背中や腰の筋肉）の圧痛の有無、殿部から大腿後面の坐骨神経に沿った部位の圧痛の有無などを評価する。腰椎の後彎、いわゆる〝腰曲がり〟が強い患者さんでは、腰背部における傍脊柱筋が萎縮している場合が少なくなく、皮膚の上からでも深部の骨組織を容易に触れることがある。また、筋肉の緊張が持続している場合には〝しこり〟のようなものが硬く触れるとともに、圧痛を認めることも多い。ただ、程度が軽い場合には、むしろ「マッサージのようで気持いい」と感じることもあるようである。

頸椎に関しても腰椎同様の診察を行うが、頸椎では椅子に座った状態で行うことが多い。頸椎の運動も、屈曲（前屈）、伸展（後屈）、左右への側屈と回旋からなる。頸椎では各椎間関節や上位頸椎（環椎、軸椎）の形状に特徴があるため、腰椎と比べて可動域が大きくなっている。屈曲・伸展は約半分が後頭骨と環椎（第一頸椎）の間で行われ、残りの半分は他の椎間で行われている。一方、左右への回旋の半分は環椎と軸椎（第二頸椎）の間で行われている。側屈は全ての頸椎間で行われているが、腰椎と同様に回旋運動を伴っている。十分な可動域がある場合、前屈時には顎が胸に着き、伸展時には真上の天井を見ることができる。左右の回旋時には顎が肩の方を向くことが可能である。頸部の筋肉の緊張が強かったり、痛みを伴っていたりすると可動域の減少が生じる。

続いて、棘突起の配列の異常の有無、棘突起や傍脊柱筋・僧帽筋《そうぼうきん》の圧痛の有無を評価する。僧帽筋や頸部の傍脊柱筋は、いわゆる〝肩こり〟を感じる部位でもあり、筋肉の持続的な緊張のために頸椎の運動制限を生じたり、筋肉の圧痛や硬結（しこり）を触れたりするようになる。

4　画像検査——X線から進化する画像検査

診断の補助として

画像検査は脊椎・脊髄疾患の診断を進めていく上で重要な役割を担ってはいるが、あくまでも問診や診察（神経や脊柱の診察など）から得られた所見を元に診断を補助するという位置付けである。

確かに脊椎・脊髄の外傷や腫瘍性疾患、脊椎の感染症などでは診断を確定するために画像検査は不可欠である。また、脊髄や馬尾、神経根の圧迫によって麻痺を生じている際には、診察の後に画像検査によって早急に診断を付けて治療を開始する必要がある。さらに、脊柱変形を認める場合にも画像検査による評価が必須と考えられる。

一方、本書の主題でもある「変形性脊椎症」、すなわち脊椎の〝退行変性〟に関しては、画像検査の診断価値は限定的なものとされている。中高年以降であれば、個人差はあるものの脊椎になんらかの変性を生じているであろうから、画像検査における形態学的な異常所見は多くの人に認められることになる。技術の進歩により脊椎・脊髄疾患の画像診断は格段に発展を遂げたが、その一方で無症状の人にも画像上の異常所見が認められることが知られているため、診断に際しては慎重になる必要がある。

ここでは、頸部痛や腰痛、四肢の痛みを訴えている患者さんに行われることの多い画像検査について紹介する。

X線検査

X線検査（注5）は骨・関節疾患を診断する上で最も基本的な画像診断である。外来で簡便に行える検査として、X線写真の撮影は今も重要な役割を担っている。

X線とは、波長が一ピコメートル（$1pm=10^{-12}m$）から一〇ナノメートル（$1nm=10^{-9}m$）の電磁波のことで、放射線の一種である。ドイツの物理学者W・C・レントゲン（Wilhelm Conrad Röntgen、図5－11）によって発見されたため、レントゲン線と呼ばれることもある。目的とする物体にX線を照射し、透過したX線を写真フィルムやイメージングプレートなどの検出器で可視化することによって、物体の内部を観察する画像検査法として用いられる。医療分野での利用の他に、空港の手荷物検査や建築物の内部の検査、物質の結晶構造解析などにも応用されている。

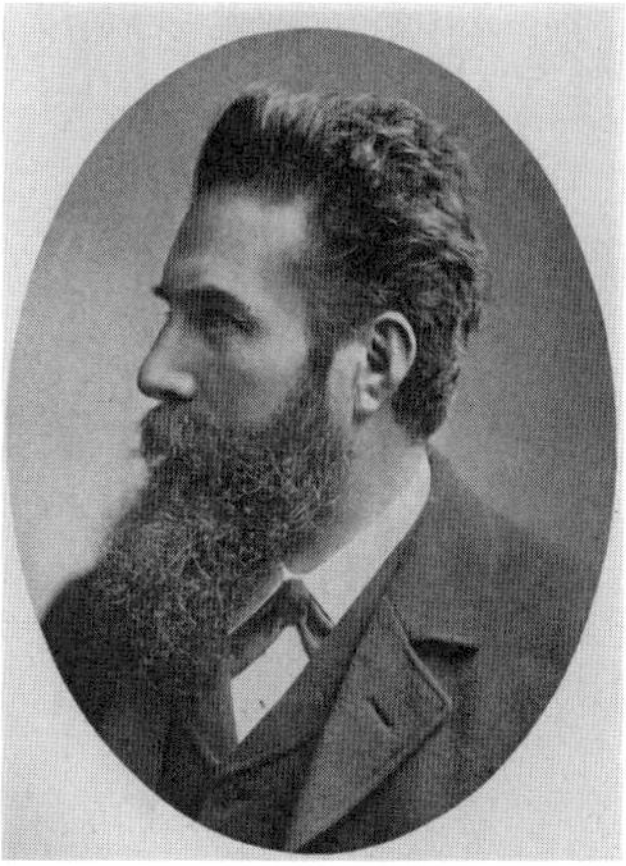

図5-11　W・C・レントゲン
（1845～1923）

医療の現場で行われているX線撮影では、X線照射装置とフィルムの間に検査

したい部位を置いて撮影を行う。X線は投射されるとフィルムを黒く変色させるため、X線の透過性に応じて濃淡が変化することを利用して検査部位の内部を観察する。

人体内の組織でX線が透過しやすいものとしては、まず空気が挙げられる。肺や腸管の中にある空気はX線をよく通すので、写真上は黒く写る。続いて脂肪、靭帯などの結合組織や筋肉、軟骨も透過性がよく黒っぽく写る。一方、骨や石灰化した組織は透過性が低くなるためX線写真では白く写る（図5－12）。さらに金属も透過性が悪いため、より白く描出されることになる。この性質を利用して造影剤が開発され、X線やCT検査に応用されていて、検査したい部位に合わせて条件設定をして撮影する。

X線写真は原則として二方向以上の撮影を行う。元来、三次元的な物体を二次元のフィルム上に投影する検査であるため、立体的に捉えるためには異なる方向から撮影した画像が必要となる。一般に、正面と側面から撮影した二枚の写真を、医師は頭の中で三次元に描き直して、みているのである。したがって医師にとって解剖学の習熟が大切であることはいうまでもない。

また、脊柱や膝関節などの身体を支える部位では、重力の影響もあってベッド上に寝た状態と立った状態とでは、かかる力が大きく異なるため、X線写真を撮影する際に立った

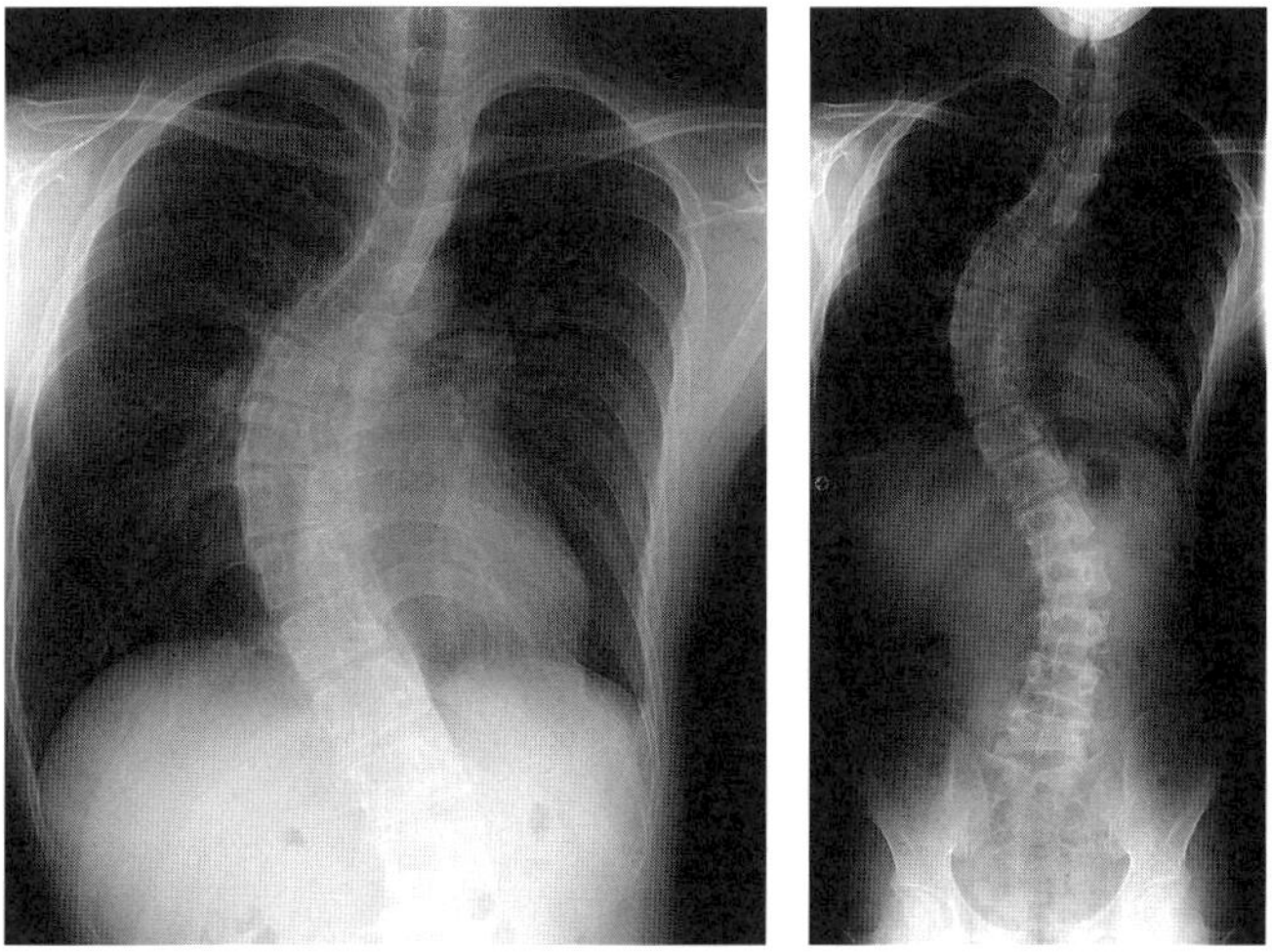

＜胸部正面＞　　＜全脊椎立位正面＞

図5-12　側彎症のX線像

同一患者のX線写真であるが，左のように肺を観察する条件で撮影すると，骨がみえにくくなる。一方，右のように骨を観察する条件で撮影すると，肺が真っ黒になってみえにくくなる。

状態で撮影することも少なくない。さらに、頸椎や腰椎では運動に伴う安定性の評価を目的として、前屈（屈曲）や後屈（伸展）をした状態で撮影することも多く、機能撮影や動態撮影などと呼ばれている。

変形性脊椎症のX線写真では、これまでに説明してきたような椎間板腔の狭小化、椎体辺縁の硬化、椎体辺縁の骨棘形成などの脊椎症性変化、椎間関節面の骨硬化や骨棘形成などの関節症性変化が認め

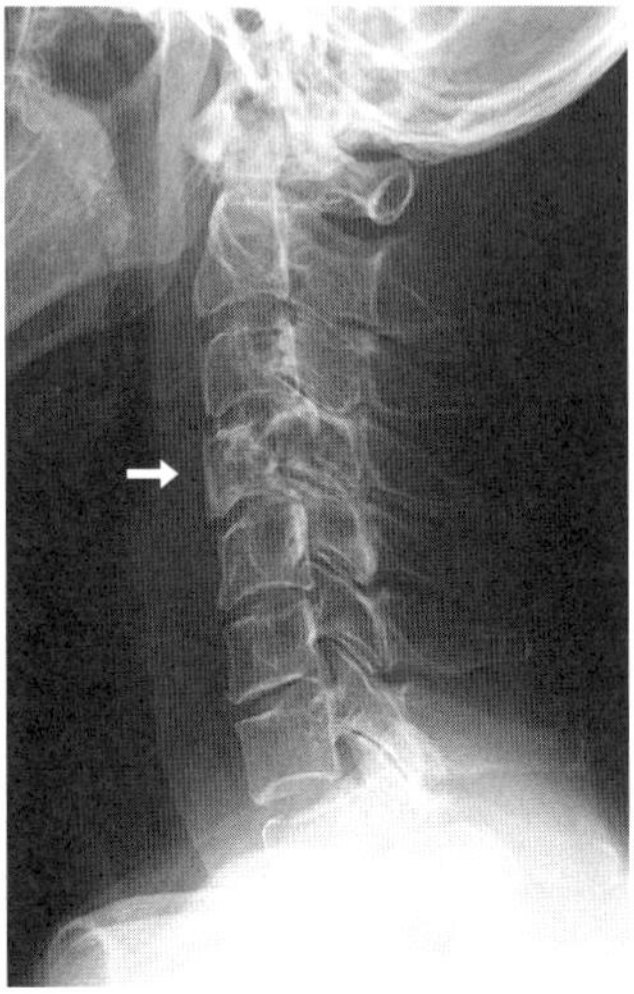

図5-13　頸椎の多発性骨髄腫

頸部痛を訴えるためX線写真を撮影したところ，第4頸椎の骨破壊を認めた（矢印）。検査の結果，多発性骨髄腫であることが判明した。

られる。また、椎間板の変性に伴って椎体のすべりを生じることもある。これらの画像検査に認められる形態学的異常所見は急に生じるものではなく、経年的に徐々に進行してきたものである。したがって、画像で認められるすべての変化が症状（特に痛み）に関与しているとは限らない。画像上は退行変性に伴うさまざまな変化があっても、なんら症状がないという場合も少なくないため、慎重に診断を行う必要がある。

我々がX線像を撮影して評価する目的としては、変性の有無や程度を評価する他に、腫瘍性疾患（図5-13）や感染症、外傷（高齢者の骨粗鬆症に伴う骨折など）を除外する目的もある。

磁気共鳴画像検査

磁気共鳴画像（magnetic resonance imaging：ＭＲＩ）は、磁石を用いたコンピューター断層装置で、核《かく》磁《じ》気《き》共鳴《きょうめい》という現象を利用して生体内の情報を画像化するものである。超伝導コイルで発生させた強力な静磁場の中で、生体内に存在する水素原子核（プロトン）に共鳴現象を生じさせて発生した信号を受診し、画像情報へと変換するものである。

ＭＲＩは放射線被曝の問題もなく、軟部組織（骨以外の支持組織で筋肉や脂肪、血管などの組織）の分解能（識別する能力のこと）が高く組織学的変化を画像に反映することができるなどの利点が多いため、脊椎疾患の診断に幅広く用いられている。たとえば、変性を生じて含水率が減ってきている椎間板や圧迫によって障害を受けている脊髄などを信号変化として捉えることが可能となるのである（図２－６参照）。

さらに、近年の画像検査の進歩に伴いＭＲＩを用いて脊髄造影の代わりになる画像診断としてＭＲミエログラフィー（注６）と呼ばれる検査も行われるようになってきた。通常の脊髄造影では神経の強い圧迫があるとその先に造影剤が到達できずに評価できない場合があるが、ＭＲミエログラフィーでは評価が可能であり、さらに障害神経の浮腫などの病的状態の評価も可能となってきている。

しかし、ＭＲＩで椎間板ヘルニアの突出を認めても腰痛や下肢痛などの症状を全く認めない無症状のヘルニアがあるなど、ＭＲＩは鋭敏な検査であるがゆえに「見え過ぎている」可能性もあり、診断に際しては十分な注意が必要となる。

コンピューター断層撮影検査

ＣＴを知らないという方はあまりいないだろう。コンピューター断層撮影（computed tomography：ＣＴ）とは、Ｘ線などを利用して物体（医療の現場では人体）を撮影し、輪切りなどの断面を画像として表示する検査である（単に「ＣＴ」と言った場合には、Ｘ線を利用した「Ｘ線ＣＴ」のことを指すのが一般的である）。最近ではコンピューター処理を行って三次元画像や任意の方向の断面を作成（再構成）することが可能となっている（図５－14）。

ＣＴによって得られる基本的な画像は、白黒の濃淡で描かれた断面図である。この濃淡はＸ線写真と同様にＸ線の透過性に依存している。したがってＸ線の透過性が高い組織は黒くなり（「ＣＴ値が低い」という）、Ｘ線の透過性が低い組織は白く写る（「ＣＴ値が高い」という）。

この特性を活かして、整形外科領域では骨組織の診断において威力を発揮する。脊椎においても骨組織の描出に優れているだけでなく、条件設定によっては椎間板ヘルニアを描出することも可能である。また、脊柱靭帯骨化を認める場合にも有用な情報をもたらしてくれる。さらに、この後に述べる脊髄造影後のＣＴでは、神経組織と骨組織や椎間板との

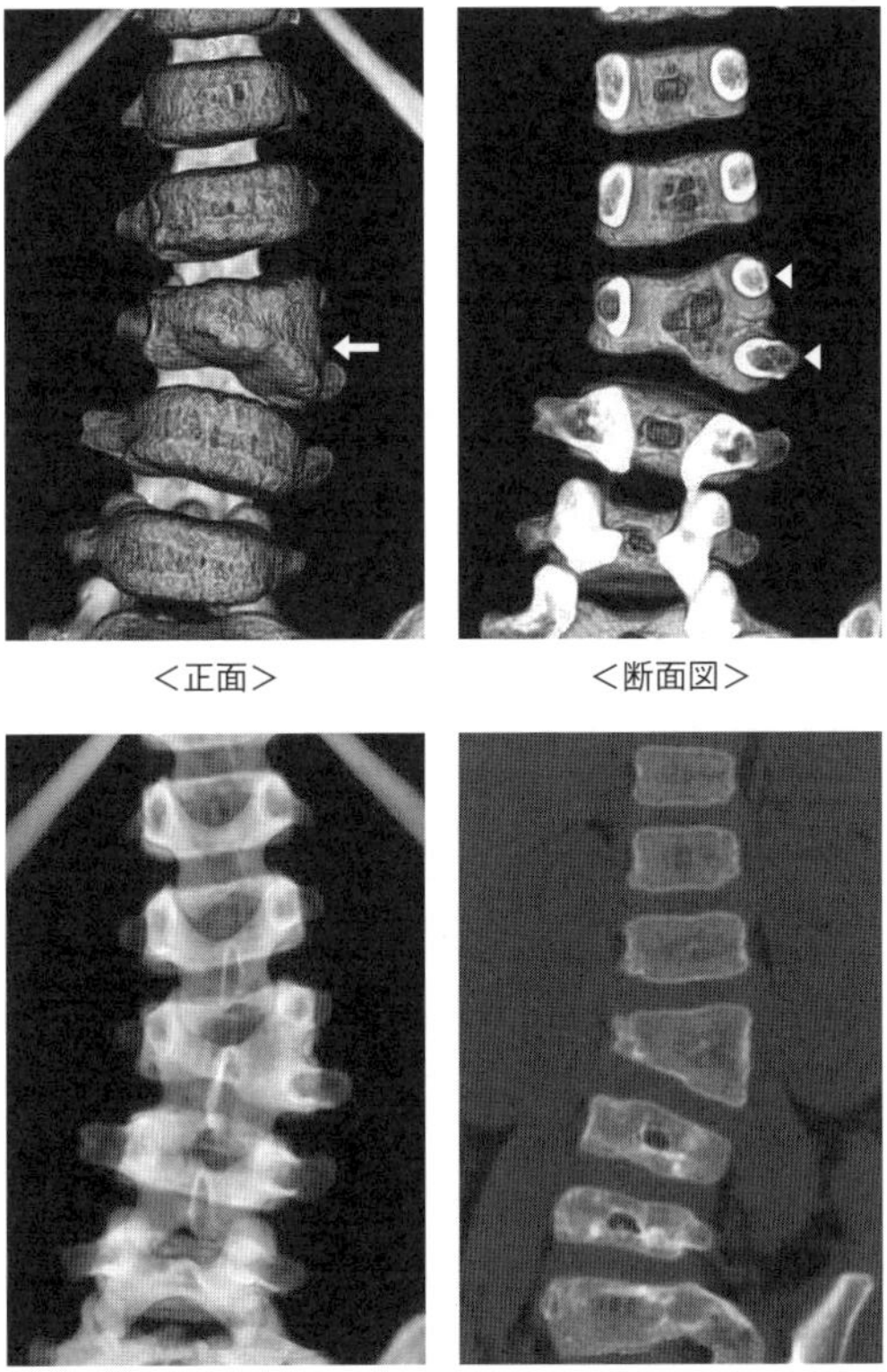

＜正面＞　＜断面図＞

＜Ｘ線透過画像＞　＜冠状断再構成画像＞

図5-14　先天性側彎症の３次元CT像

３次元CTで正面からみると，矢印の部位に椎体の異常を認める。これを椎弓根の部位で断面図を構成してみると，片側に椎弓根が２個存在している（矢頭）。さらにＸ線透過画像を作成すると通常のＸ線像と同様の画像が得られ，冠状断再構成画像では椎体など任意の部位における断面像が得られる。これらの画像を元にして病態の把握や手術計画を行う。

位置関係の把握に有用であり、手術を計画する際に用いられることも多い。
同じように断面画像が得られるＭＲＩと比較するとＸ線被曝の問題があるが、ＭＲＩよりも検査時間が短く、骨組織の描出に優れている点で現在でも頻繁に用いられている検査である。一方、軟部組織の質的な変化（たとえば、椎間板の変性の程度や脊髄内の信号変化など）についてはＭＲＩの方が有用である。

脊髄造影検査

脊髄造影は、硬膜およびくも膜によって形成される神経を包む袋を満たしている脳脊髄液の中にヨード系の造影剤を注入して、神経の圧迫の有無や程度を評価する検査である（図５－15）。ＣＴやＭＲＩの普及する以前には腰椎椎間板ヘルニア診断においてゴールドスタンダードの（最も信頼性の高い）検査法とされていた。現在では主役の座はＭＲＩに譲った感があるが、造影後のＣＴ（図５－16）と組み合わせることで神経組織の圧迫部位と骨組織の位置関係などが詳細に把握できるため、手術計画の上では今なお有用な検査の一つである。

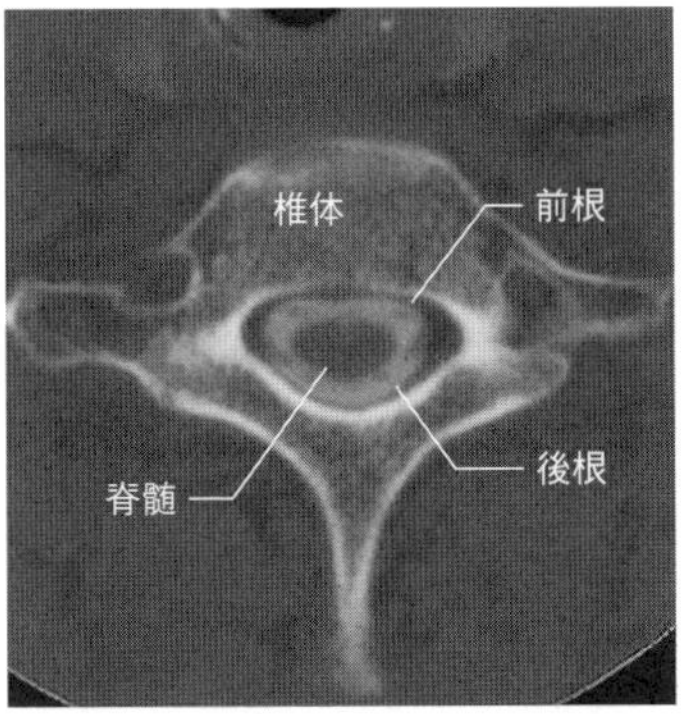

<第７頸椎>

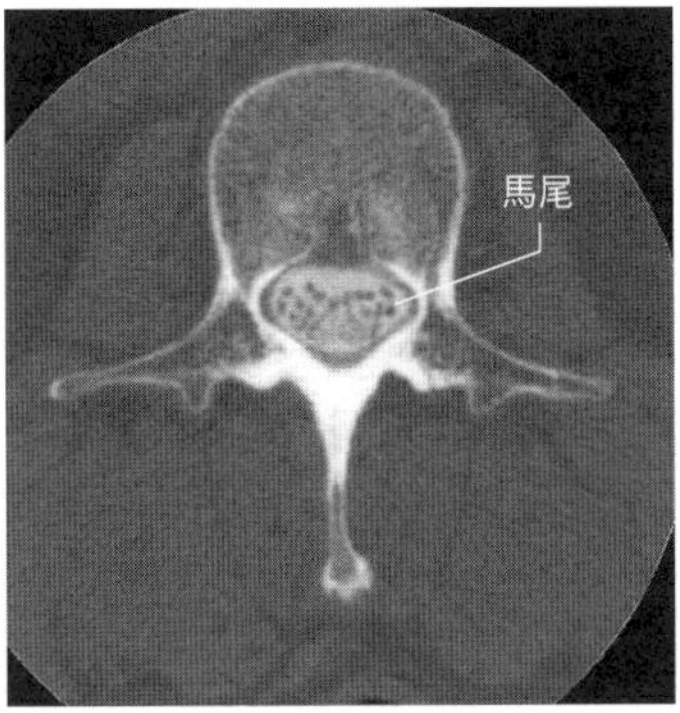

<第１腰椎>

図5-16　脊髄造影後CT像

脊髄造影後のCTによって，神経組織と骨組織の位置関係などが詳細に把握できる。第７頸椎高位では脊髄や前根，後根も描出されているのがわかる。第１腰椎では馬尾が描出されている。

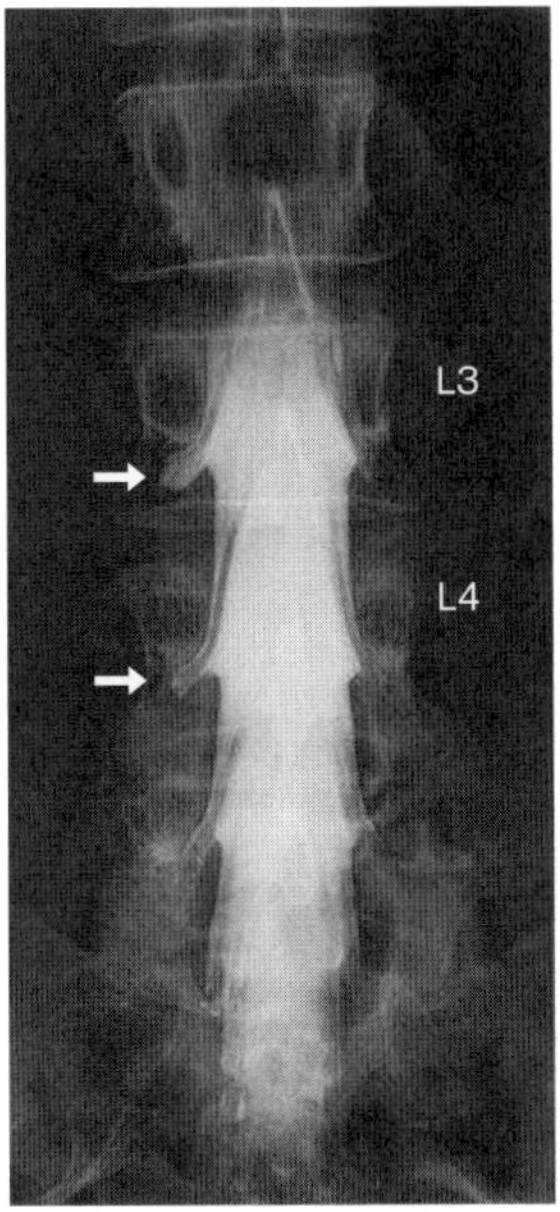

<第２腰椎～第５腰椎>

図5-15　脊髄造影

脳脊髄液の中にヨード系の造影剤を注入してX線で撮影し，神経の圧迫の有無や程度を評価する(腰椎正面，白くみえるのが造影剤)。正常では，神経根（矢印）が描出される。

神経根造影と椎間板造影

神経根造影（注10）は神経根に針を到達させて造影剤を注入する検査である（図５－17）。造影によって神経根の形態を把握するだけでなく、同時に局所麻酔剤を少量注入して複数ある神経根のうちの一本だけを選択的にブロック（選択的神経根ブロック）することで、その神経根が症状に関与しているかどうかを判定できるという機能的診断の価値もある。

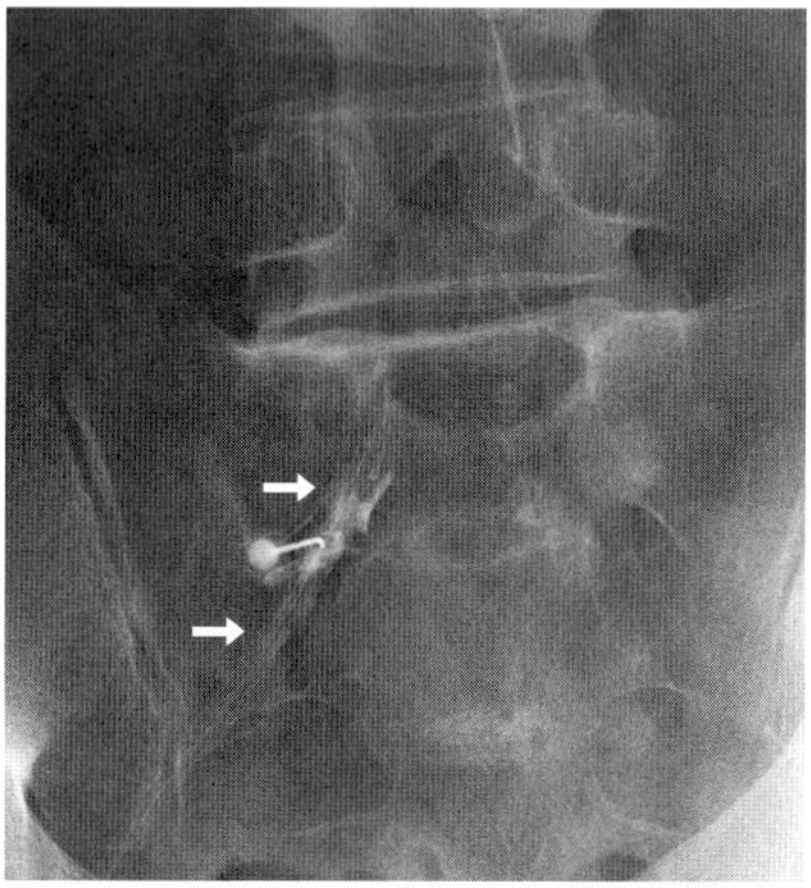

図5-17　神経根造影

左第１仙骨神経が造影剤によって描出されている（矢印）。さらに，少量の局所麻酔剤を注入して痛みが軽くなるか否かを評価すること（選択的神経根ブロック）で機能的診断の価値もある。

針が到達した際に出現する脚の痛みがいつもの場所と同じかどうか（再現痛の有無）、ブロック後に自覚症状が軽くなったり消失したりするかどうか、ＳＬＲテストなどの診察所見が改善するかどうかを確認し、改善を認める場合にはその神経根が症状に関与していると判断する。

椎間板造影は椎間板に針を刺して造影剤を注入する検査であり、椎間板性腰痛（変性した椎間板由来の腰痛）の診断目的に行われることがある。また、以前は椎間板変性の程度を評価するためにも使用されていたが、現在はＭＲＩにとって代わられている。

椎間板造影自体は腰椎椎間板ヘルニアの診断にさほど有用ではないが、造影後にＣＴを撮影することでヘルニアの脱出形態を評価することが可能となる。特に外側型腰椎椎間板ヘルニアにおいては、診断的意義がより高くなる。

正確な診断、適切な治療

ここまで、脊椎・脊髄疾患の診断に用いられる画像検査を紹介してきたが、画像検査で認められる異常所見が、患者さんの訴えている症状の原因とは必ずしも限らないことにも注意が必要である。医師は、問診や診察所見に応じた変化が画像検査で認められるか否かをチェックし、矛盾や乖離を感じる場合には、もう一度問診や診察に戻ったり、他の画像検査を行ったりして診断を進めていくことになる。適切な治療は、正確な診断の下に行われるものであり、患者さんの協力が非常に重要であることを再度、強調しておきたい。

❖コラム　腰痛ってどの部位の痛み？

読者の中にも腰痛の経験者がおられるだろう。では、〝腰痛〟とはいったいどの部位の痛みを指すのだろうか？　もちろん〝腰〟の痛みであることに間違いはないが、具体的にどの範囲に感じる痛みを腰痛と呼んでいるのだろうか。人体図を参考にして、読者のみなさんも腰痛に含まれる部位を考えていただきたい（図5―18）。

実は腰痛として捉える部位は国によっても異なることが報告されている。イギリスでは第一二肋骨下縁から殿溝《でんこう》までを腰痛の定義としている。一方、ドイツでは第七頸椎から殿溝までを背部痛に含めて腰痛として捉えている。ここで注目すべきことは、両者とも殿溝までを腰痛として含んでいることである。日本ではどうであろうか。やはり確立された定義はないが、「腰痛診療ガイドライン」には「触知可能な最下端の肋骨と殿溝の間の領域とするのが一般的である」と記載されている。

しかし、すべての人が同じ認識の下に〝腰痛〟と表現しているわけではない。興味深い調査結果が報告されているので紹介したい。過去に腰痛を経験したことがある患者さんと整形外科医とを対象として、「どこが痛ければ腰が痛いと表現するか」について人体図を用いて行われた調査である。具体的には、「あなたにとって腰痛とは、身体のどの部分が痛いことを指しますか？『身体のこの範囲のどこかが痛ければ、私は腰が痛い』とする部位を塗りつぶしてください。現在痛い部位を聞いているのではありません」と質問し、塗りつぶされた範囲の最下端がどこまであるかによって四つの型に分類して評価を行っている（図5－19）。

1型は最下端が腸骨稜《ちょうこつりょう》を超えないもの、2型は腸骨稜を超えるが殿部の二分の一を超えないものとしている。殿部の二分の一を超えて殿溝付近に達する場合には3型、殿溝を超える場合には4型としている。調査の結果、患者さんの六二パーセントで1型、二七パーセントで2型を腰痛と考えていることが示された（3型は九パーセント、4型は二パーセントであった）。一方、整形外科医の四八パーセン

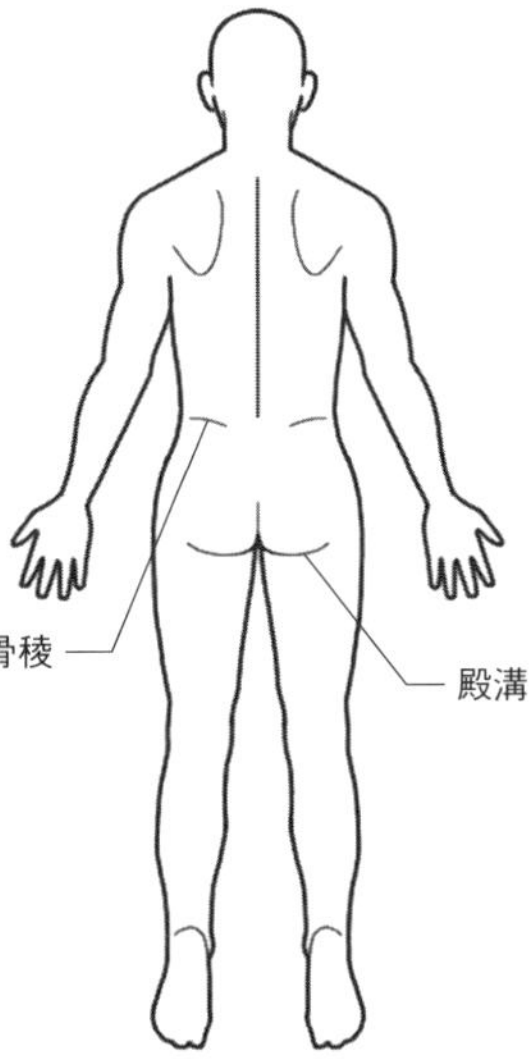

図5-18　人体図，背面

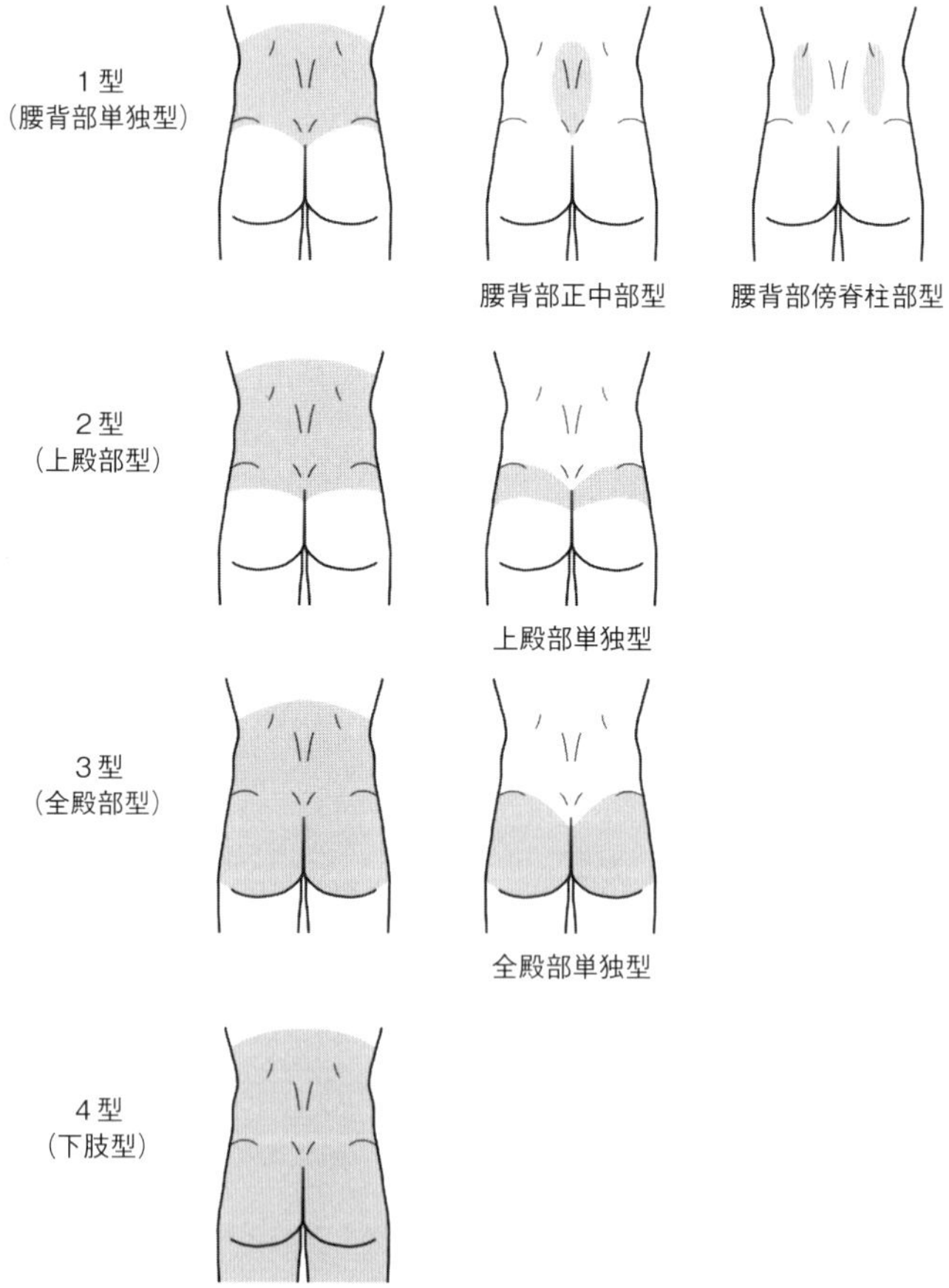

図5-19　腰痛を示す四つのパターン

「腰痛」が指す範囲について，患者さんと整形外科医へのアンケート結果。
松平浩ほか『日本腰痛会誌』7巻，49～51頁，2001年より改変引用。

トは2型を腰痛と捉え、ついで1型が三〇パーセントであった（3型は一一パーセント、4型は二パーセント）。

これらの結果は、〝腰痛〟と言葉で伝えても各人によって部位が異なっているため誤解を生じる可能性を示している。したがって、腰痛を診断・治療していく上で医師は患者さんの身体のどの部位や範囲が痛いのかを詳しく問診して記載する必要があるといえよう。同時に、患者さんにも痛みを感じる範囲を指や手で示していただけると診察がスムーズに運ぶのかもしれない。ここでも問診の重要性が示されているわけである。

第五章 注

注1　理学所見……視診、聴診、触診、打診など、医師が五感を用いて患者さんの異常の有無を調べる方法をいう。

注2　関節覚……関節がどんな位置にあるか、あるいはどういう方向に動いたかを認知する感覚。深部感覚の一つである。

注3　協調運動……多くの筋肉を調和を保ちながら動かすことである。障害された状態を運動失調と呼ぶ。

注4　バビンスキー反射……ポーランド生まれのフランスの医師、ジョゼフ・ババンスキー（Joseph Babinski、一八五七〜一九三二）の名に由来。日本でのカタカナ表記の場合「バビンスキー」反射という。

　足裏への刺激に対して起こる病的反射。足の裏側をとがったもので踵から爪先にかけてこすると、異常な場合、趾《ゆび》は足の甲の方に曲がる。

注5　X線……本来「X線」とは「レントゲン線」とも言われる電磁波のことで、これを用いて骨などの写真を撮影したものが「X線写真（レントゲン写真）」である。脊髄造影や胃の透視検査などで造影剤を使用した上で写真を撮影をする場合があり、それと区別して「単純X線写真」という。現場では簡単に「X線」と呼ばれることが多いようである。

注6　MRミエログラフィー……MRIで脳脊髄液を描出して、脊髄造影に似た画像を作成し、神経の圧迫の有無や部位を検索する画像診断法である。

第六章　椎間板ヘルニア

1　腰椎椎間板ヘルニア――「ヘルニア」と聞くだけで痛くなる

さまざまなヘルニア

〝ヘルニア〟とは、臓器や組織の一部が本来あるべき位置から脱出した（外にはみ出した）状態のことをいう。椎間板ヘルニア以外では、いわゆる〝脱腸〟と呼ばれることもある鼠《そ》径《けい》ヘルニアが有名である。鼠径部は太ももあるいは脚の付け根の部分のことで、鼠径ヘルニアとは本来ならお腹の中にあるべき腸の一部が、筋肉の間などを通って皮膚の下に出てきた状態である。この他にも大腿ヘルニア、臍《さい》ヘルニア（俗にいう〝でべそ〟）、横隔膜ヘルニア、脳ヘルニアなど、いろいろな部位でヘルニアは発生する。

本章では、椎体と椎体を連結する椎間板の〝変性〟に引き続いて生じた亀裂を通って髄核が脱出し、さまざまな症状を引き起こした状態である「椎間板ヘルニア」について紹介する。椎間板ヘルニアは首から背中、腰に至るどの部位にも発生しうるが、それぞれに起こりやすい部位（好発部位《こうはつぶい》）が存在する。そして首や背中、腰の痛み、神経の圧迫による手足の痛みや麻痺を引き起こす原因となるのである。

腰椎椎間板ヘルニアとは

本書を手にした読者は健康に対する意識が高いと思われるので、「腰椎椎間板ヘルニア」という病名を聞いたことのある人は、多いだろう。あるいは、読者自身が病院やクリニックで腰椎椎間板ヘルニアと診断されたことがあるかもしれない。

腰椎椎間板ヘルニアは、我々整形外科医にとって日常診療でも遭遇することの多い疾患であり、腰痛や坐骨神経痛《ざこつしんけいつう》を認めた場合に想定すべき疾患として重要なものの一つである。すでに日本整形外科学会を中心として『腰椎椎間板ヘルニア診療ガイドライン』（以下、ガイドライン）が策定され、改訂第二版も出版されている。

腰椎椎間板の突出が坐骨神経痛を引き起こし得ると最初に考えたのは、今から一〇〇年以上前の一九一一年、J・E・ゴールドスウェイト（注1）に遡るとされる。腰椎椎間板ヘルニアは、椎間板の変性に伴って生じた線維輪の断裂部から、髄核が部分的あるいは完全に飛び出した状態である。外傷による椎間板損傷で起こることもあるが、大多数は椎間板の変性に基づいて起こる。特に後方への突出では神経根や馬尾《ばび》を圧迫することで腰痛・下肢痛《かしつう》の原因となる（図6－1）。

しかし、腰椎椎間板症《ようついついかんばんしょう》や腰部《ようぶ》脊柱管狭窄症《せきちゅうかんきょうさくしょう》といった疾患と混同されることも少なくない。そのためガイドラインの策定委員会では次のような診断基準を提唱している。

① 腰・下肢痛を有する（主に片側、ないしは片側優位）。

② 安静時にも症状を有する。

③ ＳＬＲテストは七〇度以下陽性（ただし高齢者では絶対条件ではない）。

④ ＭＲＩなど画像所見で椎間板の突出がみられ、脊柱管狭窄所見を合併していない。

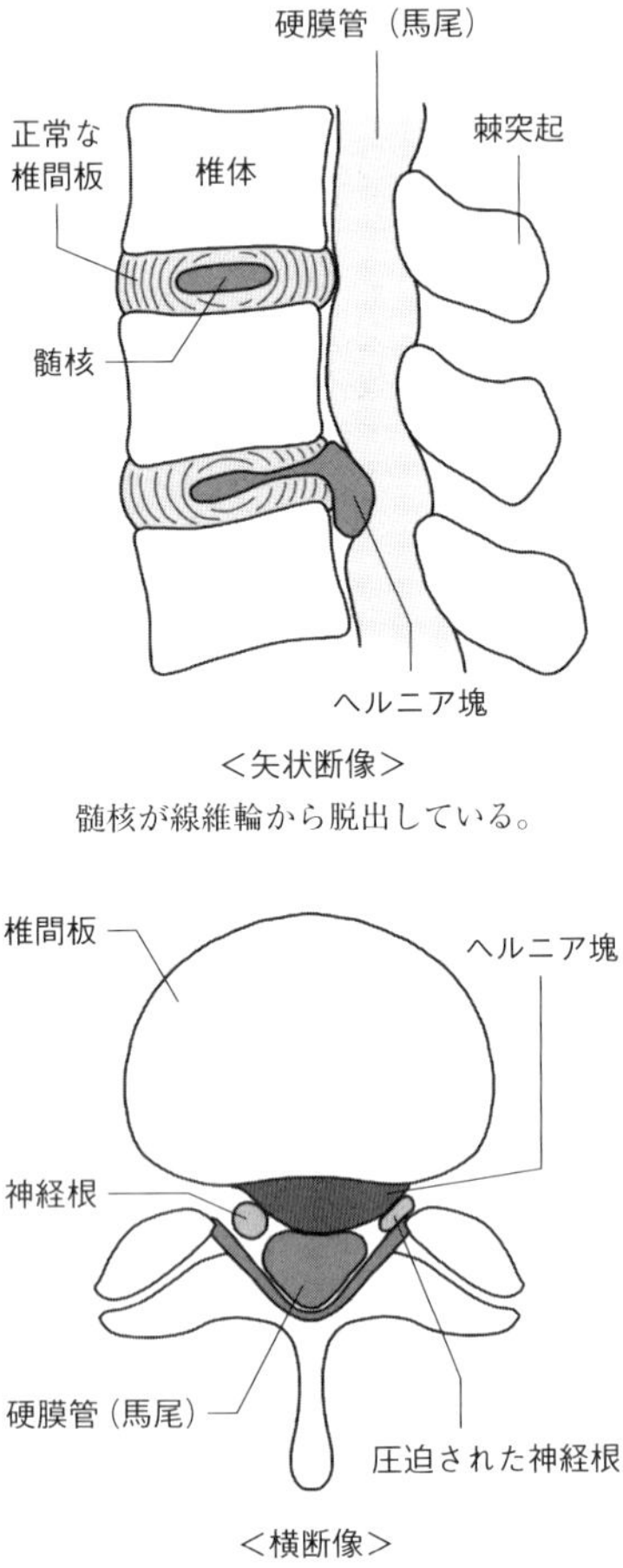

＜矢状断像＞
髄核が線維輪から脱出している。

＜横断像＞

図6-1　腰椎椎間板ヘルニア

ヘルニア塊が硬膜管を圧迫すると，腰痛や下肢痛，場合によっては圧迫された神経根の障害を引き起こす原因となる。

⑤　症状と画像所見とが一致する。

ここでは、このガイドラインをふまえて、腰椎椎間板ヘルニアについて概説していくことにしよう。

腰椎椎間板ヘルニアの分類

椎間板ヘルニアはその脱出形態により、

①　線維輪の断裂を認めない髄核膨隆《ぼうりゅう》（bulging）。
②　線維輪の部分断裂を認める髄核突出（protrusion）。
③　線維輪が完全断裂をきたした髄核脱出（extrusion）。
④　ヘルニアが硬膜外腔に遊離移動した髄核分離（sequestration）。

に分類されている（図6－2）。③の髄核脱出はさらに、後縦靭帯を破らずにその下に留まっているもの（subligamentous extrusion）と後縦靭帯を破っているもの（transligamentous

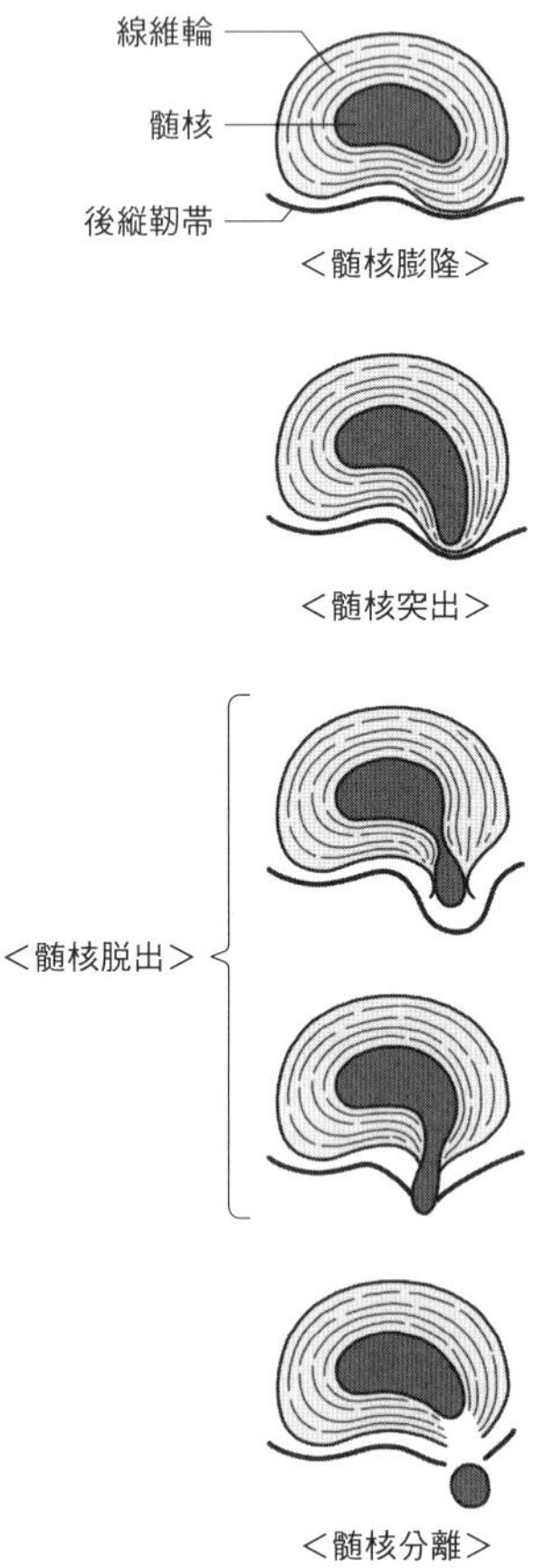

図6-2　椎間板にみるヘルニアの形態分類

「髄核脱出」は，後縦靱帯を破らずにその下に留まっている場合と，後縦靱帯を破っている場合がある。

extrusion）に分けられている。

変性に伴って弾力性が低下した椎間板に体重などの圧力がかかると、ちょうど餅を上から押した時のように横に膨らむ。これが椎間板の膨隆や突出に相当する。そして、その際に餅の一部が破れて〝あんこ〟が飛び出した状態が椎間板ヘルニアの脱出に相当する。椎間板ヘルニアの中に含まれる椎間板組織の成分については、青壮年期では髄核が主な成分であり、断裂した線維輪を含む場合もある。一方、高齢者の腰椎椎間板ヘルニアでは線維輪や終板の断片が含まれていることも少なくない。

また、通常よりも外側に発生した椎間板ヘルニアのことを、特に外側型《がいそくがた》腰椎椎間板ヘルニアという。腰椎椎間板ヘルニアはヘルニアの脱出した部位によって「脊柱管内」「椎間孔内」「椎間孔外」に分類される（図6－3）。このうち脊柱管内に発生する椎間板ヘルニアの頻度が最も高いが、それ以外の椎間孔内と椎間孔外のヘルニアを合わせたものが外側型腰椎椎間板ヘルニアである。

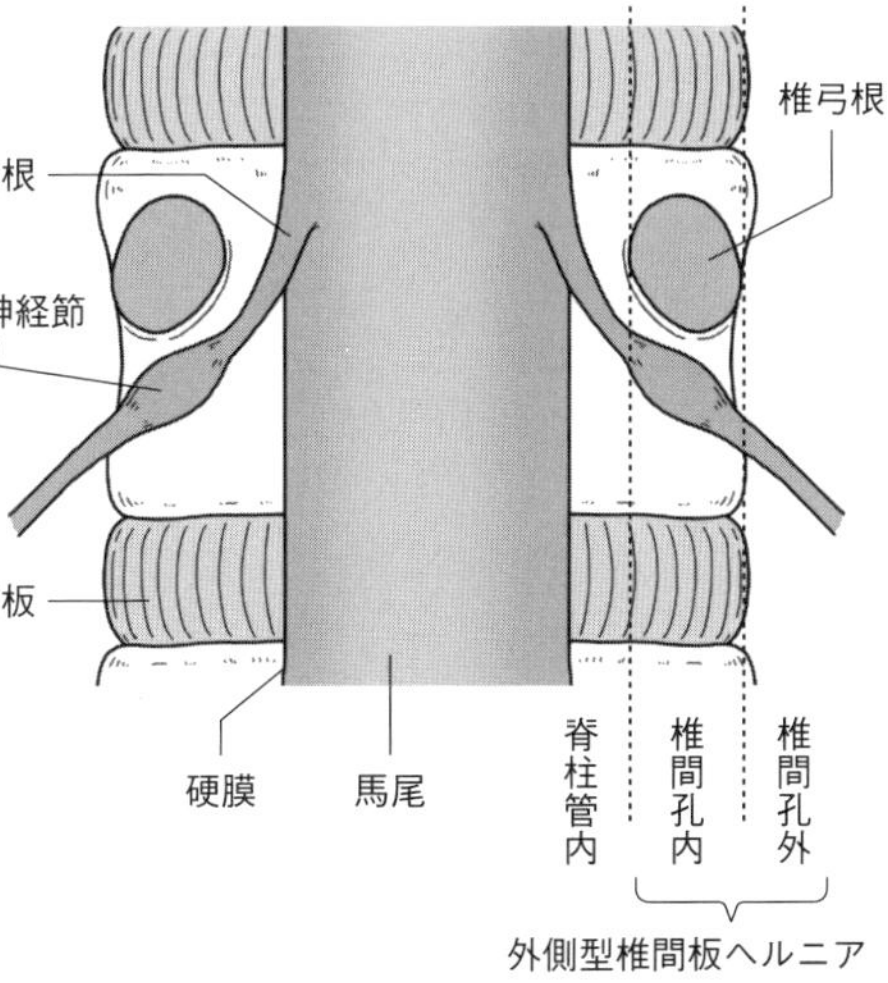

図6-3　外側型腰椎椎間板ヘルニア

腰椎を後からみた断面図。椎間孔内と椎間孔外のヘルニアを合わせて外側型椎間板ヘルニアと呼ぶ。外側型のヘルニアでは後根神経節を圧迫する機会が多く，激しい痛みを生じる原因となる。

　両者の間には解剖学的に決定的な違いがあるため、診断に注意が必要となる。たとえば第四・第五腰椎間（L4／L5、注2）の腰椎椎間板ヘルニアが脊柱管内に脱出すると、L5神経根が圧迫される。しかし同じ高位の外側型椎間

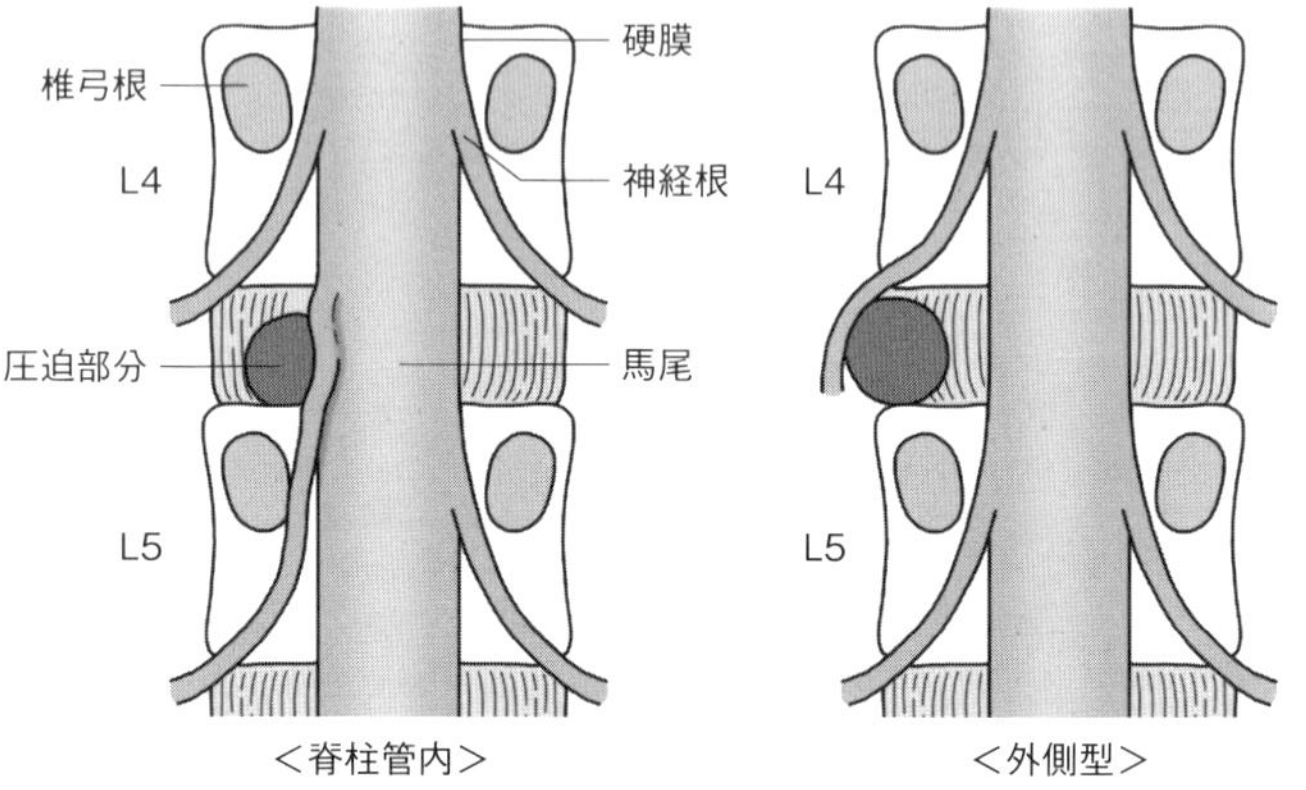

図6-4　L4/L5腰椎椎間板ヘルニア

同じL4/L5高位でも，脊柱管内の脱出ではL5神経根が圧迫される。一方，外側型の場合はL4神経根が圧迫を受けることになる。

板ヘルニアでは、一つ上のL4神経根が圧迫を受けることになるのである（図6－4）。

外側型椎間板ヘルニアでは、知覚神経の細胞が集まっている後根神経節を圧迫する機会が多く、激しい痛みを生じる原因となる。診断に際しては問診や身体所見、画像所見を元にして総合的に判断する必要があるが、診断が容易でない場合も少なくない。

腰椎椎間板ヘルニアの痛みのメカニズム

脊柱管内へ突出あるいは脱出した椎間板ヘルニアによって神経根が物理的な圧迫を受けることで神経痛が引き起こされる。また、元来椎間板組織には血管がないため、身体の防御機構として働く免疫機構から隔

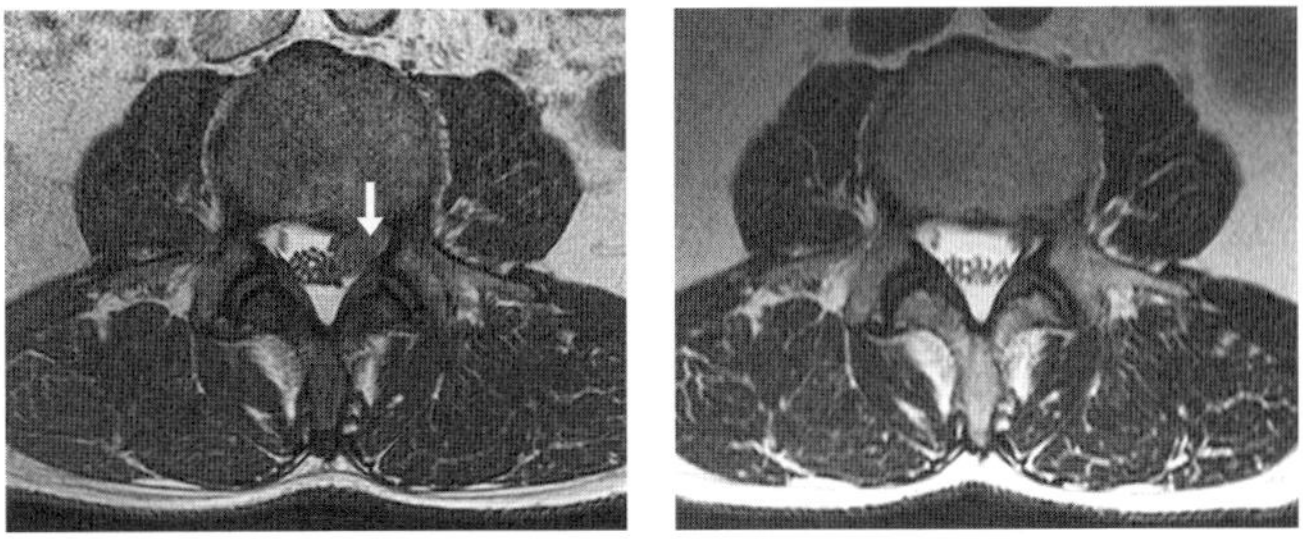

図6-5　腰椎椎間板ヘルニアの自然縮小

MRI, T2強調像の横断面, 尾側《びそく》（足の方）からみたところ。脊柱管内の左側に腰椎椎間板のヘルニア塊が脱出し（矢印）, 左坐骨神経痛を訴えていたが, 内服治療を行うと痛みが消失, 3か月後のMRI（右図）ではヘルニア塊は消失していた。

絶された状態にある。そのような椎間板組織が脱出して神経根に接した際に炎症反応が起こることがさまざまな研究により示されていて、この炎症によっても神経痛が引き起こされると考えられている。

一方、炎症が起こることでリンパ球やマクロファージといった生体の防御に携わる細胞が、脱出した椎間板ヘルニア組織に集まってきて酵素を産生し分解することで、椎間板ヘルニアが自然に縮小していくことも知られている（図6－5）。

腰椎椎間板ヘルニアの疫学

「がん」などの生命に関わる疾病と異なり、椎間板ヘルニアでは症状のない場合や、あっても軽微な場合には医療機関を受診しないことがあり、また自然に治癒することもある。そのため、疫学で論じられる有病率や罹患率についての大規模な調査は今のところ存在しない。

これまでにある報告の多くは、実際に腰椎椎間板ヘルニアに対する手術を受けた患者さんに関するものである。それらの解析によると、男女比は二対一あるいは三対一で男性に多く、好発年齢は二〇代から四〇代の青壮年期とする報告が多い。高位別では第四・第五腰椎間（L4／L5）、第五腰椎・第一仙椎間（L5／S1）に好発し、多くの報告で腰椎椎間板ヘルニアの九割以上がこの二椎間に発生している。これは椎間板ヘルニアが椎間板の変性を基盤として起こること、腰椎の中でもより下位に位置する椎間板に変性が起こりやすいことからも容易に理解できる結果である。

疫学では、ある疾患の発生要因や危険因子、悪化に関与する増悪《ぞうあく》因子を調査し、発症や増悪の予防に役立てようという試みがなされている。腰椎椎間板ヘルニアについてもこれまでにさまざまな発生要因が調査されてきた。まず、腰椎椎間板ヘルニアが青壮年の男性に多く、就労困難の原因となることから、〝労働〟の影響が多く検討されている。職業別の発生頻度に関する過去の報告では重労働者や職業ドライバーに発生率が高く、これらの労働が腰椎椎間板ヘルニアの発生要因の一つと考えられてきた。しかし、その関与を否定する報告もあり、現時点では発生に関与する因子か否かは明らかではない。

また〝喫煙〟は疫学に関する調査では頻出する因子であり、腰椎椎間板ヘルニアに関しても調査が行われている。紙巻きたばこを一日に一〇本吸うと腰椎椎間板ヘルニアのリスクが約二〇パーセント上昇するという報告があり、危険因子の一つと指摘されていた。その後、二二組の喫煙者と非喫煙者を含む一卵性双生児を対象とした観察研究が行われ、喫煙者は非喫煙者と比較して一八パーセント、椎間板変性が進んでいると報告された。喫煙は椎間板変性の「進行」に影響をおよぼすと考えられるが、椎間板ヘルニア「発生」のリスクが上昇するか否かは不明のままである。

さらに〝スポーツ〟に関しても調査が行われているが、腰椎椎間板ヘルニア発生との間に明らかな関係は認められず、現時点ではスポーツが腰椎椎間板ヘルニア発生を誘発するとも抑制するとも言えないと考えられている。

椎間板の変性には〝年齢〟や〝遺伝的背景〟が大きく関与している。腰椎椎間板ヘルニアの発生に関しても、手術を受けた患者さんの家族内にヘルニアを患った人のいる割合が高いという報告があり、ある程度は遺伝的背景が発症に関与していると考えられている。特に若年性腰椎椎間板ヘルニアでは明らかに家族内での発生が多いと考えられている。

腰椎椎間板ヘルニアの症状

腰椎椎間板ヘルニアの症状としては、どのようなものがあるのだろうか。

第一にあげられるのは脚の痛み、〝坐骨神経痛《ざこつしんけいつう》〟（図6－6、注3）であろう。坐骨神経痛とは、文字通り坐骨神経が刺激されることに起因する神経痛であり、殿部から大腿部の後面や外側、さらには下腿（膝から足首まで）の外側や後面、そして足にまでおよぶ下肢痛を特徴とする。ただし、坐骨神経痛はあくまでも症状の名称であり、病名でないことに注意が必要である。原因としては、腰椎椎間板ヘルニアの他に腰部脊柱管狭窄症、腰椎すべり症、脊髄腫瘍などさまざまな疾患が挙げられる。

坐骨神経はヒトの身体の中で最も太くて長い末梢神経であり、主に第四、第五腰神経と第一、第二、第三仙骨神経から構成される。これらの中でも特に第五腰神経と第一仙骨神経が重要な要素であり、腰椎椎間板ヘルニアの約九割がL4／L5あるいはL5／S1高位に発生するため、これらの神経根が圧迫を受けて坐骨神経痛を生じることになる。

第四章でも述べたように、神経根が刺激を受けて症状を発現した場合を神経根症と呼ぶが、腰の神経根の圧迫による神経根症では主に片側の下肢痛やしびれを生じる。圧迫を受ける神経根によって痛みを感じる部位がおおよそ決まっていて、下腿の外側や足背《そくはい》（足の甲）に痛みを感じる場合にはＬ５神経根症、下腿の後面から足の外側や裏に痛みを感じる場合にはＳ１神経根症が疑われる。一方、大腿の外側から前面、膝の内側から下腿の内側にかけて痛みを感じる場合には大腿神経痛でＬ４神経根症が疑われる（図５－３参照）。

次に挙げられる症状として〝腰痛〟がある。手術前に腰下肢痛を訴えていた患者さんを手術した後、下肢痛だけでなく腰痛も消失することをしばしば経験することから、腰椎椎間板ヘルニアによる腰痛もあると考えられる。また下肢痛を認めずに腰痛だけを有する腰椎椎間板ヘルニアの患者さんも存在する。しかし、逆に腰痛の原因が必ずしも椎間板ヘル

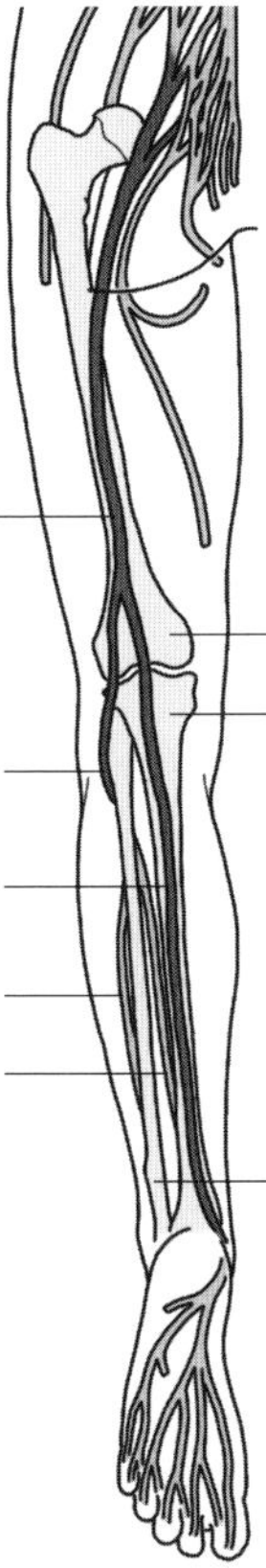

図6-6　坐骨神経

坐骨神経は主に第四，第五腰神経，第一，第二，第三仙骨神経から構成され，骨盤の中を通って殿部から大腿後面を通る，人体で最も太くて長い神経である。大腿後面や下腿，足の筋肉の運動や下腿の知覚を司っている。

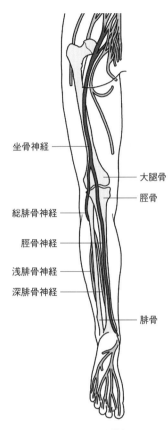

ニアだけではないことも事実である。これらの腰痛・下肢痛は症状が強い時には安静時にも認められ、身体を動かした際に強くなる。また、咳やくしゃみ、排便時のりきみなどで痛みが増すことも多い。

さらに〝馬尾症候群〟が挙げられる。馬尾症候群とは、馬尾が圧迫されて症状が発現した状態をいう。具体的には、両下肢の疼痛、感覚障害、運動麻痺の他に、膀胱直腸障害（排尿や排便の障害）、陰部のしびれや感覚障害が出現する。腰椎椎間板ヘルニアによる馬尾症候群の多くは急性発症であり、急激に飛び出した大きな椎間板ヘルニアによって馬尾が強い圧迫を受けて腰下肢痛やしびれ・筋力低下、排尿・排便障害を生じる。したがって、脊柱管の真ん中に飛び出した大きな椎間板ヘルニアによって起こることが多い（図6－7）。腰椎椎間板ヘルニアによる重症の馬尾症候群では、神経の不可逆的変化（注4）が生じる前に神経を救うことが肝要であり、できるだけ早期の手術を検討する必要がある。

一方で、無症候性の腰椎椎間板ヘルニアも存在する。無症候性とは、病的な状態がありながら症状に現われない状態を指す。第五章でも説明したように、ＭＲＩなどの画像診断上は椎間板ヘルニアであっても、無症状なことがある。

これについては、ＭＲＩが普及してきた一九九〇年に報告された有名な論文があり、今

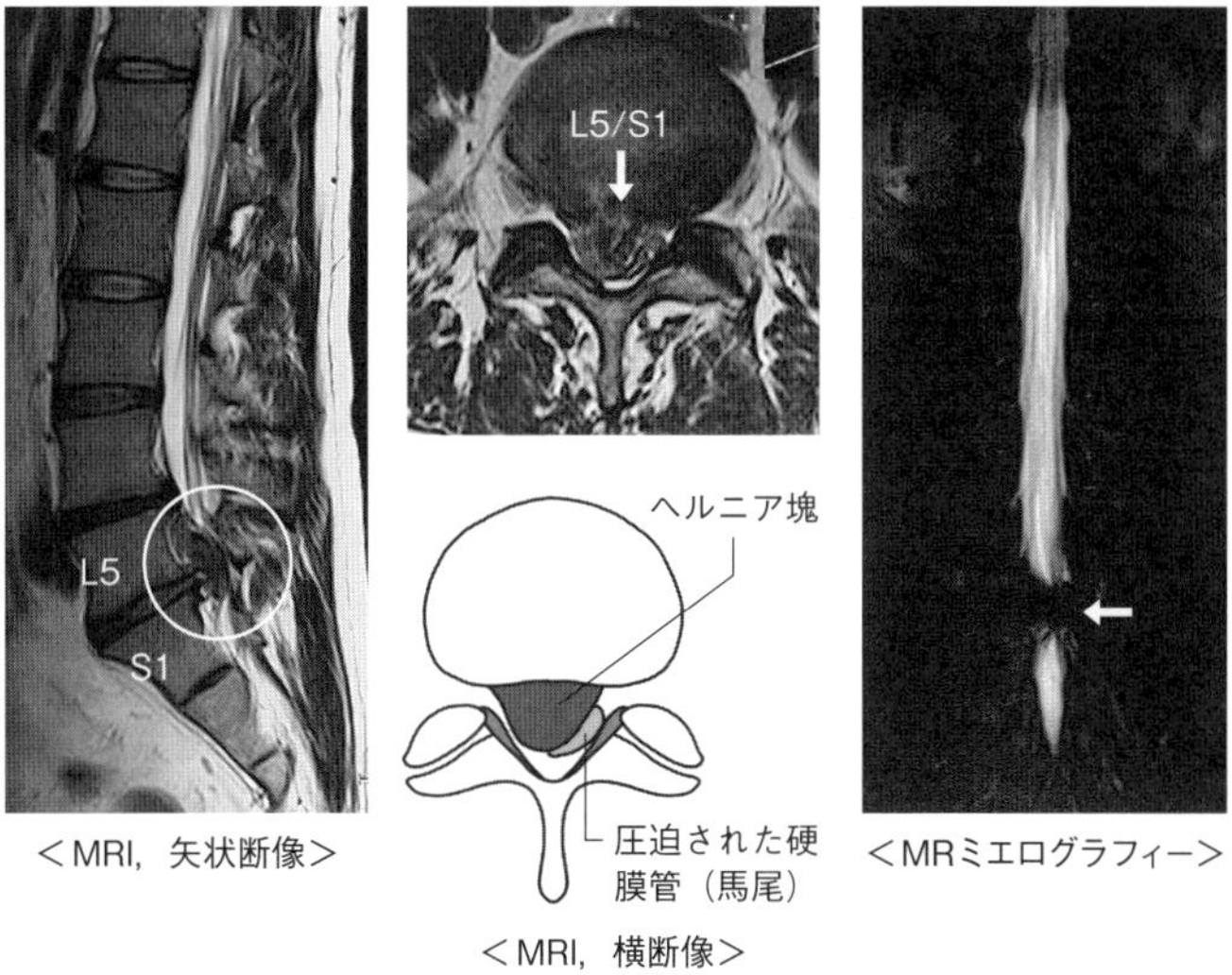

図6-7　馬尾症候群

L5/S1高位から脊柱管内に脱出した巨大なヘルニア塊が存在する（矢状断像）。横断像では硬膜管がほとんど確認できない（矢印）。MRミエログラフィーでも硬膜の圧迫のため髄液が確認できない（矢印）。

でもしばしば引用されている。

その論文によると、腰痛や下肢痛を経験したことのない六七例を対象としてMRIを撮影したところ、六〇歳未満の二〇パーセント、六〇歳以上の三六パーセントに腰椎椎間板ヘルニアを認めたと報告されている（S. D. Boden *et al*., *J Bone Joint Surg Am* 72, 1990）。したがって、画像で認められる椎間板ヘルニアの全てが症状をきたすわけではないことを知っておく必要がある。

腰椎椎間板ヘルニアの診断

このように、腰椎椎間板ヘルニアには無症候性のものが存在するため、その診断には問診、診察、画像検査などの組み合わせによる総合的な診断が必要となる。基本的な流れは第五章を参照していただくとして、ここでは腰椎椎間板ヘルニアに関わるものを、実際に我々が外来で行っている手順に沿って挙げていく。

① 問診

病院を訪れる腰椎椎間板ヘルニアの患者さんは、一般に下肢痛を有しており、場合によっては腰痛も自覚している。例によって、まず医師は、いつからどこに痛みを生じたかを尋ねるであろう。腰椎椎間板ヘルニアは神経根の圧迫によって下肢痛を生じるため、下肢痛やしびれの部位・分布範囲を詳細に確認することで、障害された神経根を類推できる場合もある。痛みを生じる原因として思い当たるのは、たとえば急性腰痛（「ぎっくり腰」）である。腰椎椎間板ヘルニアではこのような急性腰痛が先行し、後から下肢痛が生じてくる場合も経験するからである。

神経障害については、下肢筋力低下や排尿障害の他、排便障害をきたすこともある。発症して間もない痛みの強い時期には、排便時に〝りきむ〟こと自体が痛みを強くするために十分な排便ができないという訴えを聞くことも少なくない。重症の下肢筋力低下と排尿・排便障害を伴う〝馬尾症候群〟を呈している場合は、先に述べた通り緊急手術も考慮され得る状態であるため、早急な診断が重要となる。

②　診察

腰椎椎間板ヘルニアに対する診察で最もよく知られている手技《しゅぎ》は、下肢伸展挙上テスト（ＳＬＲテスト）である（図５－８参照）。腰椎椎間板ヘルニアに伴う坐骨神経痛では、このテストで殿部から大腿部の後面にかけての痛みが走り、陽性とされる頻度が高い。陽性率は若年者で高い傾向があり、逆に高齢者の腰椎椎間板ヘルニアでは陰性となることも珍しくはない。

神経学的検査も併せて行う。神経学的異常所見が認められる場合には、障害された（圧迫された）神経根の支配領域に一致した知覚障害や筋力低下、場合によっては反射の異常を生じるため、それぞれの神経根をイメージしながら診察を進めていく。たとえば、Ｌ４／Ｌ５高位の脊柱管内に突出した椎間板ヘルニアによってＬ５神経根が圧迫を受けると、下腿の外側から足の甲にかけて知覚障害を認めることがある。

さらに、母趾や足関節の背屈（足の甲のほうに反らす運動）制限を認めることがある（それぞれ長母指伸筋、前脛骨筋の筋力低下による）。腓骨神経《ひこつしんけい》（注5）という末梢神経の麻痺でも同様の運動障害が認められることがあるが、腰椎椎間板ヘルニアに伴うL5神経根障害の方は、中殿筋《ちゅうでんきん》の筋力低下による股関節の外転《がいてん》（股を広げる動作）障害を伴うことがあるため、鑑別可能となる。

③　画像検査

まず、X線による検査を行う。X線は骨・関節疾患を診断する上で最も基本的な画像診断であるが、腰椎椎間板ヘルニアが描出されるかと問われると、その答は否である。X線では椎間板の変性を反映して「椎間板高の減少」「骨棘形成や椎体のすべり」「椎体終板の骨硬化」などの所見を確認することはできるが、残念ながら椎間板ヘルニアを直接描出することは不可能である。

それでは、なぜX線写真を撮影するのであろうか？　それは腰痛や下肢痛を訴える患者さんの診察において〝レッドフラッグ（red flags）〟と呼ばれる腫瘍や感染などの重篤な疾患を除外する必要があるからである（図6－8）。これらの疾患の中には椎体の骨破壊を伴うものも少なくなく、それをX線で評価することが重要となる。もちろん、超早期には骨破壊も認められず診断がつかないこともあるかもしれないが、外来で最も簡便に行える検査としてX線撮影は今も重要な役割を担っている。

原則として二方向以上の撮影を行うこと、さらに医師によっては立った状態で撮影する場合があることも、先に述べた通りである。腰椎椎間板ヘルニアの患者さんでは立位になると椎間板に圧力がかかるために神経への刺激が増して腰下肢痛が強くなることがある。患者さんの意識に拘らず、自然と神経にかかる圧迫力を減じる方向に身体が曲がって、いわゆる側彎を呈することも珍しくない。このような側彎は〝疼痛性側彎〟とも呼ばれる。

- 発症年齢が20歳未満または55歳超。
- 最近の激しい外傷歴。
- 絶え間ない進行性の，非機械的な疼痛（ベッド上安静で軽快しない）。
- 胸背部痛（Thoracic pain）。
- 悪性腫瘍の既往歴。
- ステロイドの長期使用歴。
- 薬物中毒，免疫抑制，HIV。
- 全身的な体調不良（Systemically unwell）。
- 説明不能な体重減少。
- 広範な神経症状（馬尾症候群を含む）。
- 構築的な変形（Structural deformity）。
- 発熱。

図6-8　レッドフラッグ

重篤な脊椎疾患（感染，炎症性疾患，腫瘍など）の合併を疑うべき危険信号。

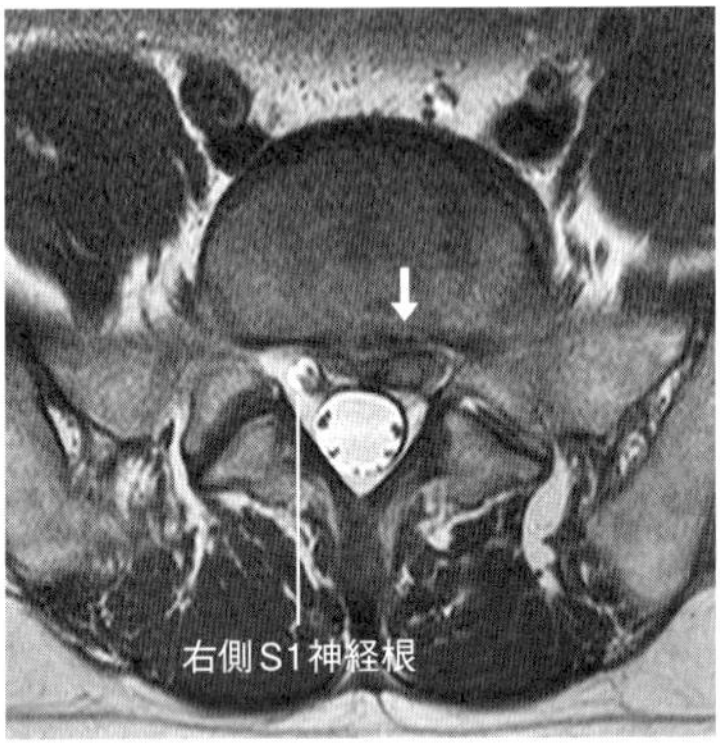

図6-9　腰椎椎間板ヘルニアのMRI像

写真の右側が身体の左側にあたる。突出したヘルニア塊（矢印）によって左第一仙骨神経（S1神経根）が圧迫されている。圧迫されていない右側S1神経根は描出されている。

ＭＲＩについては、各種画像検査を比較した研究がなされており、腰椎椎間板ヘルニアの診断においてＭＲＩが最も優れていたという報告が多数認められる。ＭＲＩのＴ２強調像では水分が白くみえるため、変性のない、あるいは軽くて十分な水分が残っている椎間板は白く写し出される一方で、変性した椎間板は水分が減っているため黒くなってくる。さらに、突出あるいは脱出した椎間板もＭＲＩで確認することができる（図６－９）。

また、ＭＲＩは椎間板ヘルニアが椎間板から分離して脊柱管内に遊離した、いわゆる脱出ヘルニアの診断にも有用であるが、しばしば硬膜外に発生した腫瘍との区別が難しいため〝腫瘍疑い〟として紹介受診する患者さんも珍しくはない。一方、脱出ヘルニアでない場合、表面を覆っている後縦靭帯を破っているか否かについては診断困難な場合が多い。

腰椎椎間板ヘルニアは自然に縮小あるいは消失することもあるが、椎間板ヘルニアのサイズが大きいものや、遊離脱出したものにその傾向が強い。また、ＭＲＩの検査時に造影剤を使用する造影ＭＲＩで椎間板ヘルニアの周囲がリング状に造影されるものは、高い確率で自然縮小することが示されている。ＭＲＩは鋭敏な検査であるがゆえに、ＭＲＩで椎間板の突出を認めても無症候性のヘルニアである場合もある。

ＣＴでも条件設定によって椎間板ヘルニアを描出することが可能である。被曝の問題はあるが、ＭＲＩよりも骨組織の描出に優れているため、椎体終板の損傷や後縦靭帯骨化を伴っている場合には有用である。

脊髄造影についても、造影後のＣＴと組み合わせることで神経組織の圧迫部位と骨組織の位置関係などが詳細に把握できるため、今なお有用な検査の一つである（図６－10、図６－11）。

椎間板造影については、腰椎椎間板ヘルニアの診断にさほど有用ではないが、造影後にＣＴを撮影することでヘルニアの脱出形態を評価することが可能となる。特に外側型腰椎椎間板ヘルニアにおいては、診断的意義がより高くなる。

神経根造影では、針が到達した際に出現する脚の痛みがいつもの場所と同じかどうか

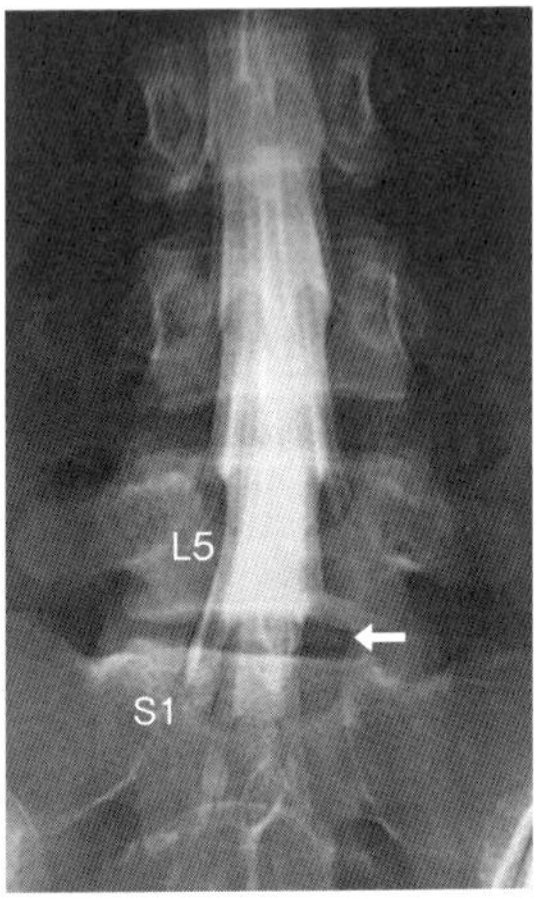

図6-10　脊髄造影像

図6－9と同じ患者さんの脊髄造影である。脊柱管内の左側に突出したヘルニア塊により神経根が圧迫されていたため，左側のS1神経根がみえない（矢印）。

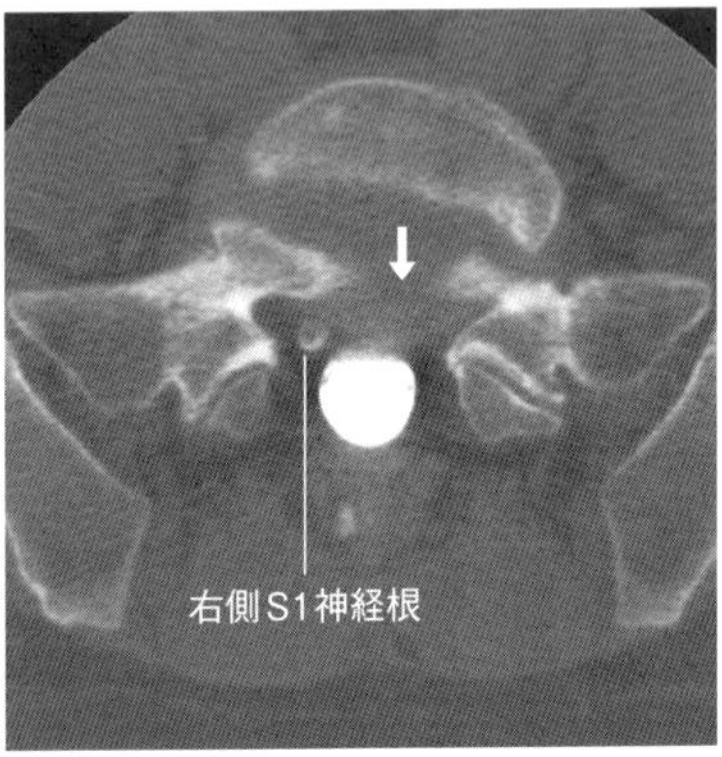

図6-11　脊髄造影後CT像

図6－10の脊髄造影後CTである。脊柱管内に突出したヘルニア塊（矢印）によって左S1神経根が圧迫されているため，左側の神経根がみえない。

（再現痛《さいげんつう》の有無）、ブロック後に自覚症状が軽くなったり消失したりするかどうか、ＳＬＲテストなどの診察所見が改善するかどうかを確認し、改善を認める場合にはその神経根が症状に関与していると判断する。

　椎間板ヘルニアは比較的頻度が高い疾患であるが、画像上椎間板ヘルニアを認めても無症状のこともあるため、診断には注意が必要である。また、患者さんの話を聞いていると、「あなたは椎間板ヘルニアです」といったん診断を受けると、その病名が長く心の中に残ってしまう傾向があるようなので、我々医師は診断すると同時に病態や病状、治療法などについて十分な説明を行う必要性を痛感させられる。

腰椎椎間板ヘルニアの治療

診断の後は治療に移っていく。腰椎椎間板ヘルニアでは大多数で症状の自然軽快が得られるとされていて、手術以外の保存療法が第一選択となる。症状が出て間もない急性期には、痛みの程度に応じて活動を制限する〝安静〟をとる。言い方を変えると、痛みはあっても動ける範囲で動いて構わないと考える。もちろん、無理して動く必要はない。

同時に、薬物療法について検討する。使用される薬剤としては、非ステロイド性抗炎症薬（ＮＳＡＩＤｓ）などの鎮痛薬のほかに、最近では鎮痛補助薬も用いられるようになっている。鎮痛補助薬とは、本来痛み以外の身体症状の治療目的で開発された薬剤であるが、疼痛治療に有効性が示されて鎮痛治療に用いられている薬剤のことである。

その他に、神経ブロックやコルセットなども用いられる。通常は保存治療によって軽快することが多いため、時間的余裕があれば二、三か月間は保存治療をしっかりと行うことを勧めている。

その上で手術療法を検討するのは、

① 下肢麻痺や膀胱直腸障害を伴う〝馬尾症候群〟を呈している場合。

② 急速に悪化する場合。

③ 保存療法を行っても下肢痛などの症状が軽減しない場合や何度も繰り返す場合。

などが挙げられる。この中で、①の馬尾症候群を呈している場合は、前述したように緊急手術を検討する必要があり、手術の〝絶対的適応〟とされる。

実際に手術となる患者さんの大多数は、③の症状が持続する、あるいは繰り返すために日常生活に支障をきたしている場合であり、こちらは〝相対的適応〟とされる。②の麻痺を認める場合には、手術を行っても必ずしも麻痺の回復が得られない可能性もある。したがって、②や③の場合には、手術の利点、手術に伴う危険性や合併症、手術によって期待できることや限界などを十分に説明し、患者さんが納得した上で治療法を選択する、いわゆる〝インフォームド・コンセント（informed consent）〟と〝インフォームド・ディシジョン（informed decision）〟が重要となる（第十一章コラム参照）。

2　頚椎椎間板ヘルニア――椎間板の変性プラス力学的負荷

頚椎椎間板ヘルニアとは

椎間板ヘルニアというと、腰椎椎間板ヘルニアを想像する読者が多いかもしれない。しかし、椎間板は頚椎から腰椎まで存在していて、腰椎と同様に動きの大きな頚椎にも生じやすい。突出した椎間板ヘルニアが、腰椎と同様に神経根を圧迫した場合には、圧迫された神経根に一致した上肢痛（腕の痛み）を生じる。こうした〝神経根症〟は、圧迫の程度によっては知覚障害や筋力低下を生じることもある。

しかし、さらに問題なことは、頚椎には脊髄が存在することである。脊柱管の真ん中に飛び出した椎間板ヘルニアは頚椎では脊髄を圧迫して麻痺を生じることになる。第四章で紹介した〝脊髄症〟を呈してくるのである。麻痺が明らかとなった場合には、それ以上の進行を防止し、少しでも麻痺を回復させることを目的として手術となることが少なくない。

頚椎椎間板ヘルニアでは、髄核のみではなく線維輪、軟骨終板を伴って脊柱管内に突出することが多い。この椎間板の膨隆が、後縦靭帯や線維輪の後部などに分布している神経

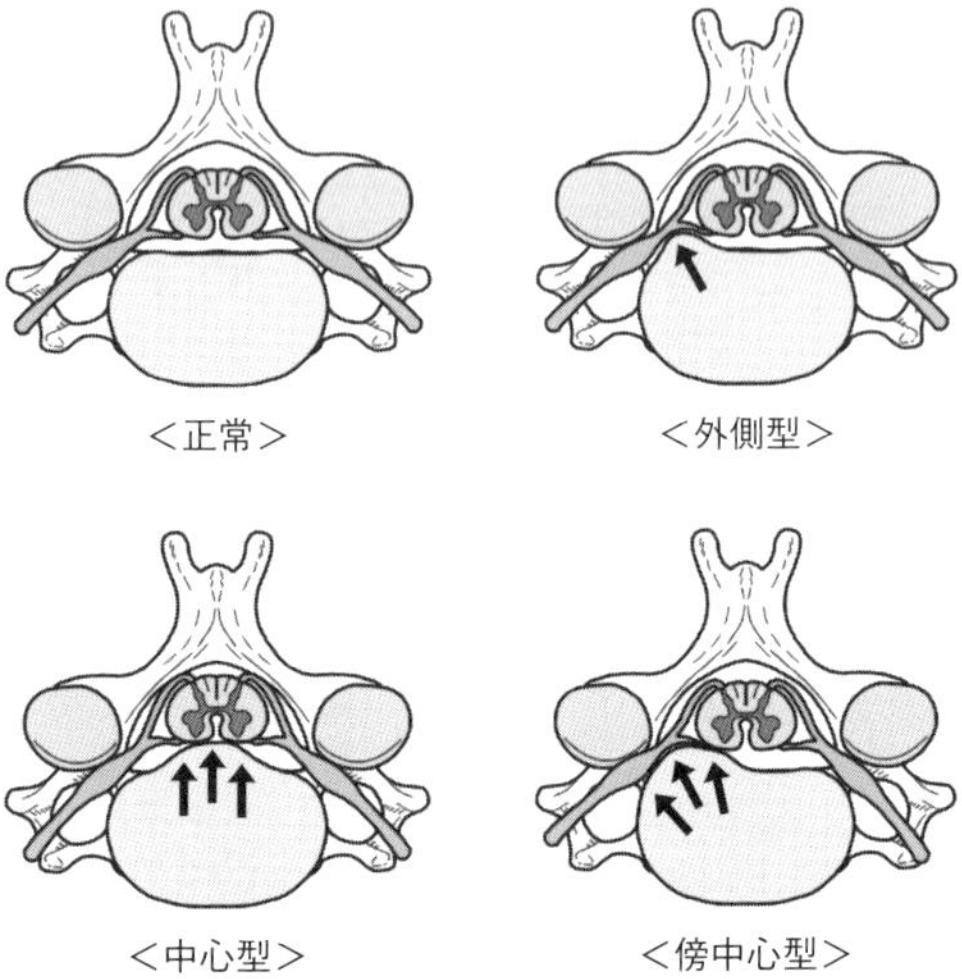

図6-12　頸椎椎間板ヘルニアの突出部位による分類

脊柱管内への突出が起きた部位（矢印）によって，外側型，中心型，傍中心型に分けられる。

を刺激して頸部や肩甲骨周囲に痛みを引き起こしたり、神経根や脊髄を圧迫してさまざまな神経症状を発症したりする。

頸椎椎間板ヘルニアは、神経根症、脊髄症および両者の混合型に分類される。ヘルニアの脊柱管内への突出部位により、外側型、中心型、傍中心型《ぼうちゅうしんがた》に分類され（図6－12）、外側型では主に神経根症、中心型では脊髄症、傍中心型では神経根症および脊髄症の原因となる。頸椎椎間板ヘルニアの好発年齢は三〇代から四〇代であり、好発高位は可動域の大きなC5／C6椎間に最も多く、以下C4／C5椎間、C6／C7椎間の順とされる。

頸椎椎間板ヘルニアの症状

自覚症状としては、頸部から肩甲部、肩甲間部にかけての疼痛を訴えることが多い。障害されている椎間板の位置によって生じる痛みの部位が異なることが報告されている。頸部の運動制限を生じ、特に伸展（上を見る動作、後屈ともいう）が制限される。神経根症状としては、圧迫された神経根の支配領域に一致した痛みやしびれ、知覚障害、運動障害を生じる（図5－3、5－4参照）。痛みやしびれは、上を見上げるなど頸椎を伸展した際に症状が強くなる。一方、脊髄症状では四肢・体幹のしびれや知覚障害、運動麻痺としての手指《しゅし》巧緻《こうち》運動障害《うんどうしょうがい》（箸を使ったり、ボタンの留め外しをしたり、字を書いたりする指先の細かい作業の障害）、歩行障害を生じる。麻痺が強い場合には排尿障害を合併することがある。

他覚所見としては、頸椎の運動に伴って痛みを生じるため、運動制限を生じる。特に、痛みやしびれは頸椎の伸展（後屈）によって強くなる。神経根症状を呈している場合、これらの現象を利用して疼痛誘発テストが行われる。第五章で紹介した頸椎を伸展して頭を圧迫するジャクソンテスト、痛みのある側の斜め後ろに向かって頸椎を伸展・屈曲した状態で頭を圧迫するスパーリングテストなどがそれである。いずれも腕の痛みが再現されれば陽性と判断する。一方、頸髄症を呈している場合には頸椎をやさしく伸展して様子をみると、しばしば手指や手のひらのしびれを訴えるようになる。これらの誘発テストは頸椎の伸展によって脊柱管や椎間孔が狭くなり、神経が刺激を受けやすくなる現象を利用して行われる検査である。したがって、我々医師もそのことを十分に理解して、できるだけ患者さんの負担が少ないように安全性にも細心の注意を払って行っている。

神経学的には、椎間板ヘルニアによって神経根が圧迫されている場合、下位運動ニューロン障害として障害神経根領域に一致した上肢の疼痛や知覚障害、反射異常、筋力低下および筋萎縮などがみられる場合がある。一方、脊髄が圧迫を受けて頸髄症を呈している場合、上位運動ニューロン障害として障害脊髄高位より末梢の深部反射の亢進、病的反射の出現および知覚障害などを認める。

頸椎椎間板ヘルニアの診断

問診に始まり、神経学的所見を含めた診察、画像検査の組み合わせによって総合的に診断が行われる点では、腰椎椎間板ヘルニアと同様である。

① 問診

痛みやしびれ、知覚障害や筋力低下を自覚する部位を確認する。その症状が急に起こったものか、徐々に進んできたものか、あるいは外傷など発症の原因と考えられることがあるか否かも重要な情報である。脊髄症（頸部の場合には頸髄症ともいう）を呈する場合、次章で述べる頸椎症性脊髄症《けいついしょうせいせきずいしょう》に比べて、比較的急性発症であることが多い。

痛みやしびれが強くなる姿勢、安静時痛の有無、発症からの期間の確認も大切である。頸髄症の特徴である手指巧緻運動障害に関しては、箸が使いにくくないか、ボタンの留め外しが行いにくくないか、書字がぎこちなくないかなどを尋ねる。また、歩行障害では、歩行時につまずきやすくないか、杖などの支えが必要か否か、早歩きや走ることが可能か否か、階段昇降に手すりが必要か否かなどを尋ねる。その他、日常生活における不自由さや排尿障害（排尿開始遅延、尿勢低下、残尿感、頻尿）の有無などを具体的に聞く。

② 神経学的所見

自覚症状や神経学的所見を含む他覚所見は、脊髄や神経根が圧迫されることによって生じる症状が多く、臨床症状は次章で紹介する頸椎症性脊髄症や頸椎症性神経根症、頸椎後縦靭帯骨化症と類似している。臨床症状からのみでは鑑別が困難な場合も少なくないため、

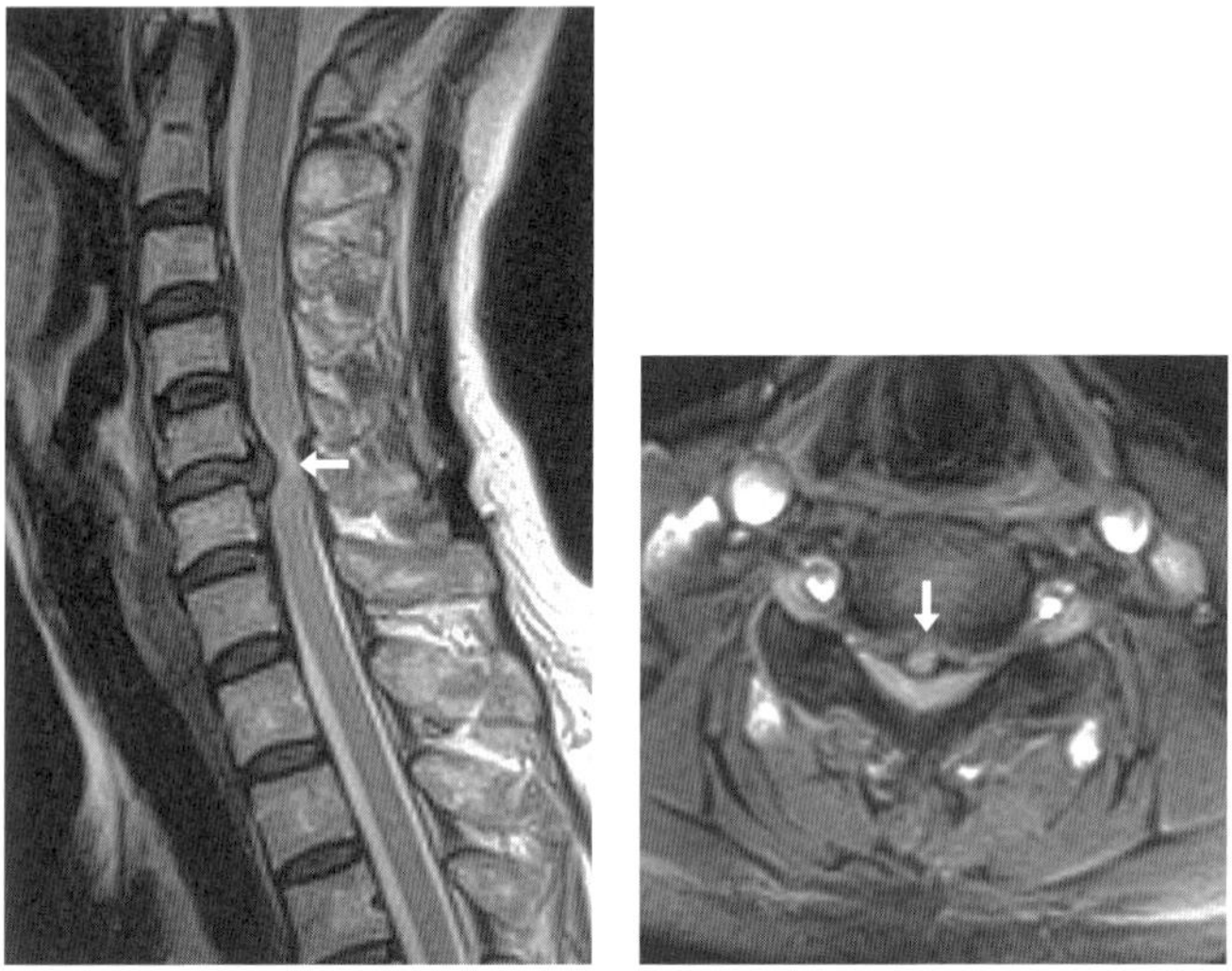

＜矢状断像＞　　＜横断像＞

図6-13　頸椎椎間板ヘルニアのMRI像

C5/C6高位で椎間板が突出して脊髄を圧迫している。横断像では中心型のヘルニアによって脊髄が変形しているのがわかる（矢印）。

画像所見を参考として診断を付けることになる。

③　画像所見

X線写真では、頸椎椎間板ヘルニアに特徴的な所見はないが、椎間板にある程度の退行性変化を伴っているため、椎間板腔の狭小化、生理的前彎の減少ないし消失などがみられることがある。

MRI（図6－13）では、椎間板の変性、突出の有無や部位、脊髄の圧迫の程度などが明確に把握できる。特に脊髄内の信号変化（T2強調像で白くみえるところ）は、脊髄内の浮腫などの障害を反映していると考えられている。横断像では突出部位（外側型や中心型など）の評価が可能となる。しかし、年齢とともに椎間板の変性や膨隆は増加してくるため、腰椎椎間板ヘルニアと

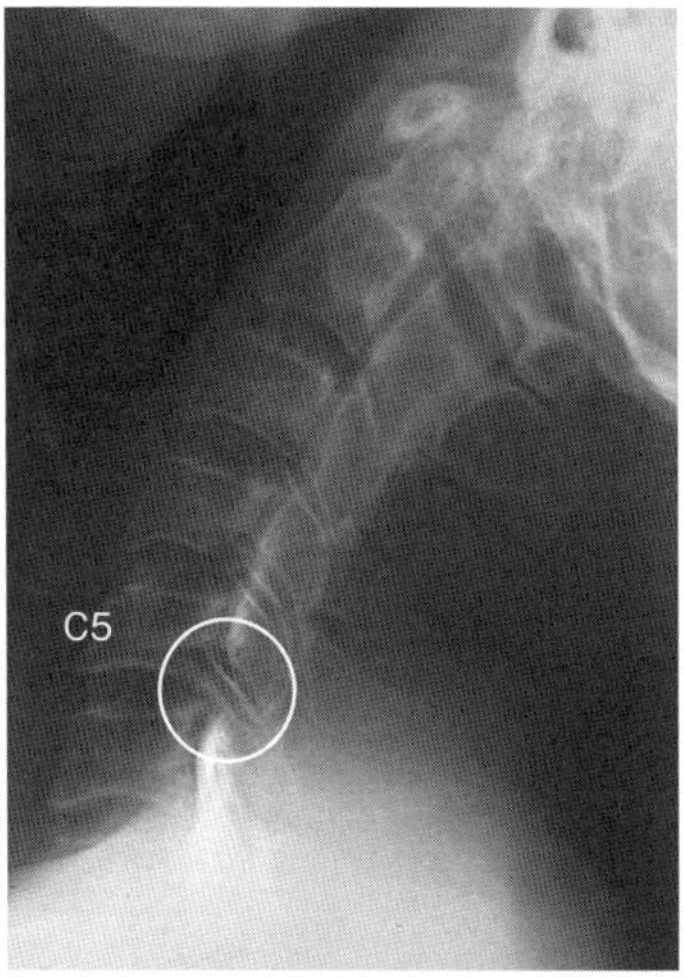

図6-14　頸椎椎間板ヘルニアの脊髄造影像

C5/C6高位で硬膜管の圧迫のため造影剤が欠損してみえる（○印）。

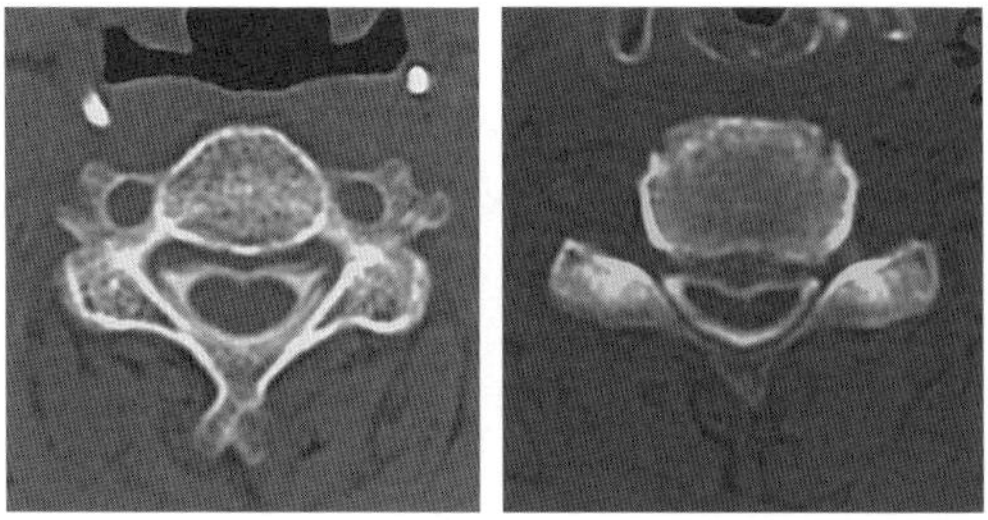

<正常>　　<C5/C6高位>

図6-15　頸椎椎間板ヘルニアの脊髄造影後CT像

C5/C6高位では正中型椎間板ヘルニアによる圧迫のため，正常高位（非圧迫高位）と比較して脊髄が扁平化しているのがわかる。

同様に頸椎椎間板ヘルニアにも無症状（無症候性）のヘルニアがあることに注意が必要である。また、ＭＲＩは骨組織の描出がやや劣るため、脊髄や神経根を圧迫している組織が突出した椎間板ヘルニアなのか椎体辺縁に形成された骨棘なのか不明確な場合も少なくなく、Ｘ線写真やＣＴも参考にして診断を行っていく。

脊髄造影では椎間板の高位に一致した硬膜管の圧迫や造影剤の欠損像がみられる（図6－14）。一方、脊髄造影後ＣＴでは、椎間板ヘルニアの突出部位や大きさ、骨との位置関係などを詳細に把握することが可能であり（図6－15）、特に、脊髄や神経根を圧迫している組織が椎間板ヘルニアであるのか骨棘なのかを鑑別する際に有用である。

頸椎椎間板ヘルニアの治療

頸椎椎間板ヘルニアによって引き起こされている症状が神経根症か脊髄症かにより治療法の選択が大きく異なる。神経根症の場合は保存療法によって改善することが多い。一方、脊髄症を呈している場合、軽症例ではヘルニアの自然縮小の報告もあるためまずは保存療法を試みてもよいと考えられるが、中等度以上の麻痺を呈している場合には脊髄の不可逆的変化を生じる前に手術療法を選択すべきである。

3　胸椎椎間板ヘルニア――多彩な神経症状

胸椎椎間板ヘルニアの病態

胸椎の椎間板ヘルニアは稀な病態ではあるものの、多彩な症状を呈することがあるため診断に時間を要することがある。腰椎椎間板ヘルニアや頸椎椎間板ヘルニアと対比するためにも、ここで胸椎椎間板ヘルニアについて触れておくことにする。

胸椎は肋骨や胸骨などとともに、肺や心臓が入る胸郭を形成して動きが制限されているため、頸椎部や腰椎部と比べて椎間板ヘルニアや変形性脊椎症の発生頻度は低い。しかし、胸椎の中でも下のほうの胸腰椎移行部と呼ばれる付近では、椎間の動きが胸椎の他の部位に比べて大きい。さらに、胸椎の後彎、腰椎の前彎という生理的彎曲の移行部位であるため動的負荷も大きくなる。それで、椎間板変性の進行とともに異常な動きをきたして椎間板ヘルニアや椎体後縁の骨棘形成を生じ、脊髄や神経根の圧迫に伴う神経症状が出現することがある。

胸椎は生理的に後彎を呈していること、脊柱管に占める脊髄の面積が比較的大きいこと

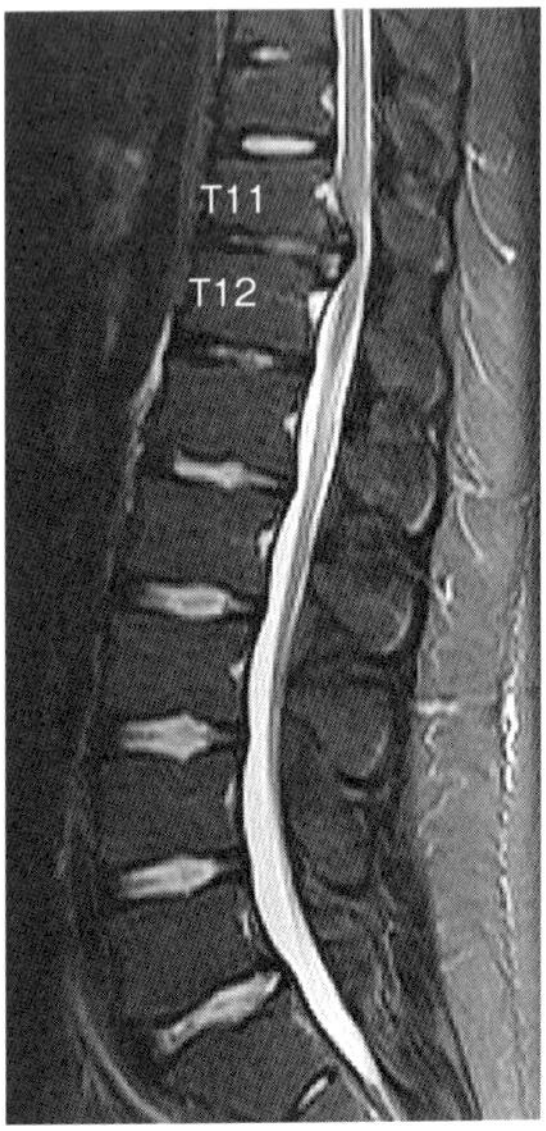

図6-18　胸椎椎間板ヘルニアのMRI像

T11/T12高位に椎間板ヘルニアの突出がある。

などの特徴により、症状が発症すると重症の脊髄麻痺へと進行することも多いため、早期診断と早期治療開始が重要となる。また、下位胸椎から胸腰椎移行部には腰膨大部《ようぼうだいぶ》である円錐上部や脊髄円錐と馬尾が混在して多彩な神経症状を呈するため、診断が遅れることもあり注意を要す。Ｔ11／Ｔ12、Ｔ９／Ｔ10、Ｔ10／Ｔ11、Ｔ12／Ｌ１といった胸腰椎移行部に好発する（図６－18）。

胸椎椎間板ヘルニアの症状

椎間板ヘルニアの突出部位により圧迫される神経組織が異なり、症状も異なるという点では頸椎と同様に考えると理解しやすいだろう。中心に飛び出した椎間板ヘルニアや骨棘によって脊髄が圧迫されると脊髄症（胸椎部では胸髄症《きょうずいしょう》ともいう）をきたす。胸髄症は自覚症状として、下肢のしびれと脱力で発症することが多い。また、体幹に帯状の痛みを生じたり、圧迫された脊髄の髄節に一致した知覚障害、歩行障害や排尿障害などをきたしたりする。

一方で、中心から外れて外側に突出した椎間板ヘルニアや骨棘によって神経根が圧迫を受けると、神経根症をきたす。頸椎や腰椎と同様に、障害された神経根に一致した疼痛やしびれを自覚する。胸椎部ではいわゆる〝肋間神経痛（注6）〟様の痛みを生じることがある。

また、圧迫された脊髄の髄節や神経根に一致した知覚障害を認めるため、異常な部位と正常部位との境界を探すことで障害高位の診断に有用である。胸髄症では他覚症状として痙性《けいせい》麻痺《まひ》という運動麻痺（上位運動ニューロン障害、図4－7参照）を認め、突っ張ったようなぎごちない歩行を呈するようになる。さらに、下肢深部反射の亢進）や病的反射の出現を認める。しかしながら、胸腰椎移行部において下肢運動障害は多彩な症状を呈し、深部反射も亢進から消失まで認められる可能性がある。専門医でも診断に苦慮することがあり、神経学的所見と画像所見とを総合して診断する必要がある。

胸椎椎間板ヘルニアの画像所見

Ｘ線では、退行性変化を反映して、椎間板腔の狭小化、髄核の石灰化、椎体後縁の骨棘形成、椎体の配列異常などがみられることがある。

ＭＲＩは身体への負担も少ないためスクリーニングとしても有用で、脊髄の圧迫の有無、部位や程度を評価する。頸椎椎間板ヘルニア同様、脊髄の障害部位では脊髄内に信号変化（Ｔ２強調像での高信号領域として白くみえる）を認めることがある。しかし、椎間板ヘルニアと骨棘の鑑別が困難な場合もあり、その際にはＣＴを参考にする。

胸椎椎間板ヘルニアではしばしば突出した髄核の石灰化を認めることがあり、ＣＴはその描出に優れている。また、椎体後縁の骨棘との鑑別にも有用である。さらに、後縦靭帯骨化症や黄色靭帯骨化症との鑑別あるいは合併の有無についての評価も可能となる。

脊髄造影では硬膜管の圧迫や造影剤の欠損像がみられるが、ＭＲＩで描出可能であるため診断的意義は低下している。一方、脊髄造影後ＣＴでは、椎間板ヘルニアの突出部位や大きさ、骨との位置関係、椎間板ヘルニアの石灰化の有無などを詳細に把握することが可能であり、手術を行う際の術前計画に有用である。

❖コラム　動物の椎間板ヘルニア

人間だけでなく他の動物にも椎間板ヘルニアが生じることをご存じだろうか。中でも犬に生じて後足の麻痺による歩行障害や排尿・排便障害の原因となることは、愛犬家の方々の間ではよく知られたことである。これらの椎間板ヘルニアは、ミニチュア・ダックスフントなどのダックス系やペキニーズ、プードル、シーズー、パグ、ビーグルといった軟骨《なんこつ》異栄養症性犬種《いえいようしょうせいけんしゅ》（軟骨の成長が阻害されやすい遺伝的素因を持った犬種）と呼ばれる犬種に多くみられる。

第一一胸椎から第三腰椎にかけてのいわゆる胸腰椎移行部に発症することが多いとされ、第四・第五腰椎間、第五腰椎・第一仙椎間に九割が発症するヒトとは異なっている。これは直立二足歩行するヒトと四足で生活する動物との相違点と考えられる。胴長で骨格が小さく、肥満傾向であることがヘルニア発症の危険因子とされている。この胸腰椎移行部では脊柱管内に脊髄が存在するため、脱出した椎間板ヘルニアによって脊髄が圧迫されることで麻痺を生じ、歩行障害や排尿・排便障害をきたすわけである。

治療は人間と同様であり、症状が軽いうちであれば薬剤で痛みを抑えたり、安静にしたりして様子をみることになる。これらの治療でも症状が改善しない場合や歩行障害などの症状が重い場合には手術が行われる。早期発見・早期治療が重要となるが、犬は自ら症状を訴えることはできないので、運動を嫌がったり歩き方がおかしいなどの症状を認める場合には獣医師に相談する必要があるだろう。

❖コラム　腰椎分離症

〝分離〟と聞くとドキッとするかもしれないが、上関節突起と下関節突起の間（関節突起《かんせつとっき》間部《かんぶ》という）で骨性の連続性が断たれた状態を腰椎分離という。成長期におけるスポーツ活動などによって関節突起間部に力学的なストレスが繰り返しかかり、〝疲労骨折〟を生じることが発生原因とされている。成長期における腰痛の原因として重要な疾患の一つである。第五腰椎に発生することが多く、さらに両側に発生することが多い。発生頻度の調査がいろいろと報告されているが、日本人の五パーセント前後に認められ、決して珍しいものではないことがわかる。

この腰椎分離によってなんらかの症状を呈している場合を「腰椎分離症」という。また、腰椎分離の一部の人で椎体が前方にすべる〝腰椎分離すべり〟を生じることがあり、腰痛や下肢痛などの症状を有している場合には「腰椎分離すべり症」と呼ばれる。似た病名に腰椎変性すべり症というものがあるが、これは椎間板の変性に基づいて分離を伴わずに椎体がすべるもので、第四腰椎に多くみられる（第七章参照）。

症状としては、成長期には腰痛が主体であり、伸展（後屈）時に強くなるのが特徴である。成人では、腰痛や殿部痛に加えて、神経根が圧迫されると下肢痛を生じる。第五腰椎分離症あるいは分離すべり症で圧迫・刺激される神経根は第五腰神経根となるため、いわゆる〝坐骨神経痛〟を生じることになる。したがって、腰椎椎間板ヘルニアとの鑑別が必要となり、画像診断が重要となる。分離の初期にはX線ではわからないため、MRIによる評価が重要となる。一方、完成された分離はX線でも

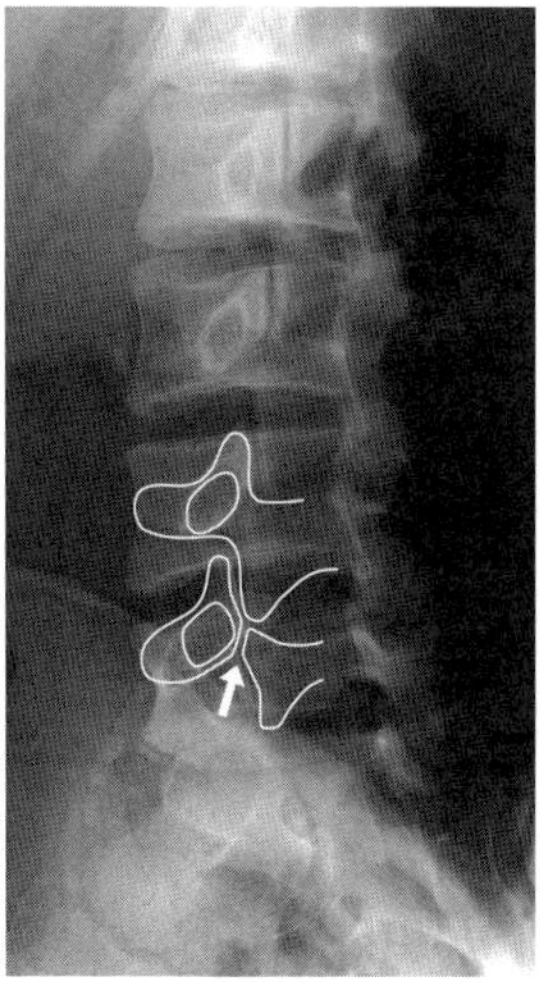

図6-19　スコッチテリアの首輪

斜め後からみたところ。椎骨の影は犬のようであり，また首輪にあたる場所（矢印）が腰椎分離によって途切れてみえる。

診断可能であり、特に斜位像で関節突起間部の分離が特徴的に描出され、〝スコッチテリアの首輪〟にたとえられる（図6－19）。

ただし、診断においては、腰椎分離や分離すべりが常に症状を出すわけではないため、画像上これらの変化を認めても、症状に関与しているか否かを慎重に評価する必要がある。外来で診療をしていても、中高年の方で「初めて腰痛を自覚した」と言って受診された患者さんに分離を認めることも少なくない。また治療によって痛みが改善することがほとんどである。

成長期に新規に発生した腰椎分離症に関しては、スポーツ活動の休止も必要となるため、本人や親とも十分に相談して治療に当たる必要がある。一部の患者さんで腰痛や神経根の圧迫に伴う下肢痛のために日常生活や仕事に支障をきたしている場合に、神経の圧迫を除く手術（除圧術）や固定術が行われる。

第六章 注

注1　J・E・ゴールドスウェイト……Joel Ernest Goldthwait（一八六六～一九六一）。アメリカ、

ボストンの内科医。一九一一年、突出した椎間板が腰痛、坐骨神経痛、下肢麻痺などを起こすと提唱した。

注2　第四・第五腰椎間……脊柱の最下端に位置する部位であり退行変性を生じやすい。腰椎椎間板ヘルニアでは第四・第五腰椎椎間板および第五腰椎・第一仙椎椎間板に九割以上が発生する。また、腰部脊柱管狭窄症でも第四・第五腰椎椎間板に好発する。変性すべり症も第四・第五腰椎椎間板の変性に伴う第四腰椎変性すべり症が最も多い。

注3　坐骨神経痛……腰椎椎間板ヘルニアや腰部脊柱管狭窄症、腫瘍などで坐骨神経を構成する脊髄神経や坐骨神経そのものが圧迫を受けると、坐骨神経の走行に沿って、殿部や大腿部、下腿（脛やふくらはぎ）、足にかけて疼痛が出現する。この疼痛を坐骨神経痛と呼んでいる。腰痛を伴うこともあるが、厳密には腰痛と区別されるものである。

注4　神経の不可逆的変化……神経が長く圧迫にさらされると、圧迫そのものによる影響や血流障害による影響などによって元に戻らない（不可逆的な）変化を生じてしまうことがある。安静時に感じるしびれや、手術によって神経の圧迫を除いた後にも残るしびれなどの原因の一つと考えられる。

注5　腓骨神経……坐骨神経は大腿後面を下行しながら総腓骨神経《そうひこつしんけい》と脛骨神経《けいこつしんけい》に分かれる。さらに総腓骨神経は腓骨頭を回って下腿前面に出てきながら、浅腓骨神経《せんひこつしんけい》と深腓骨神経《しんひこつしんけい》とに分かれる。浅腓骨神経は長腓骨筋、短腓骨筋を、深腓骨神経は前脛骨筋や長母趾伸筋《ちょうぼししんきん》、長趾伸筋《ちょうししんきん》などを支配している。

腓骨神経麻痺では、下腿外側から足の甲、足の趾《ゆび》の感覚障害、しびれ感を生じ、足関節や足《そく》趾《し》の背屈ができない下垂足《かすいそく》になる。腓骨頭周囲の病変による腓骨神経の圧迫や、腰椎椎間板ヘルニアや腰部脊柱管狭窄症などの腰椎病変などが原因となる。

注6　肋間神経痛……胸神経は肋骨に沿って走行する肋間神経になる。この肋間神経に沿った痛みを肋間神経痛と呼ぶ。胸椎部や肋骨の病気に伴って生じるが、原因不明の場合も少なくない。

第七章　脊柱管狭窄

1 腰部脊柱管狭窄症――神経の通り道が狭くなる

腰部脊柱管狭窄症とは

最近はテレビや新聞、雑誌などでも取り上げられる機会が増えてきているため、「腰部脊柱管狭窄症」という病名を聞いたことのある読者も少なくないだろう。文字通り、腰部の神経の通り道である脊柱管が狭くなることによって症状をきたした状態を指す。

日本脊椎脊髄病学会の『脊椎脊髄病用語辞典』では、「脊柱管を構成する骨性要素や椎間板、靭帯性要素などによって腰部の脊柱管や椎間孔が狭小となり、馬尾《ばび》あるいは神経根の絞扼性《こうやくせい》障害《しょうがい》をきたして症状の発現したもの。絞扼部によって、centralとlateralに分けられる。特有な臨床症状として、下肢のしびれと馬尾性間欠跛行《ばびせいかんけつはこう》（後述）が出現する」と記載されている。

また、北米脊椎学会（North American Spine Society：NASS）のガイドラインでは、「腰椎において神経組織と血管のスペースが減少することにより、腰痛はあってもなくてもよいが、殿部痛や下肢痛がみられる症候群と定義できる。腰部脊柱管狭窄症の特徴は、関与する因子によって症状が増悪したり軽快することである。運動や特定の体位により神経性跛行（注1）が惹起《じゃっき》される。また、前屈位や座位の保持、あるいは安静臥床時には症状が軽快することが多い」と定義されている。つまり腰部脊柱管狭窄症は、腰椎部の脊柱管あるいは椎間孔（解剖学的には椎間孔は脊柱管に含まれていない）が狭くなることで、神経組織の障害や血流の障害が生じて下肢に症状をきたした状態と考えられる。

この疾患については、症状を自覚するのは足などであるのに、その原因は〝腰〟にあるということで、診断を受けてもピンとこない方も多い。たとえば、ある患者さんの話であるが、その方は、特になにかをしたわけでもないのに右側のお尻から太ももの裏側に痛みが走り、右足全体に痛みとしびれを感じた。しばらく放置していたが〝痛み〟が日常生活を襲うようになり、歩くのが辛くなってきたので近くの整形外科を受診した。そこでまずX線検査。右足には異常がないが、腰の骨が少しずれているという診断を受けた。さらに詳しくみるためにMRI検査を受けた。その結果、第四腰椎と第五腰椎の間の椎間板に異常があり、第四腰椎がずれて神経の通り道が狭くなっているとの診断であった。「右足の痛みで受診したのに、実は腰に異常があった」ということで、大変驚かれていたのが印象深かった。

腰部脊柱管狭窄を生じる原因としては、さまざまな疾患で報告があるが、腰椎の退行変性による脊椎症性変化（いわゆる変形性腰椎症）に伴って中高年で発症するものが最も多い。したがって、ここでは腰椎の変性に伴う腰部脊柱管狭窄症について述べていくこととする。

腰部脊柱管狭窄症の病態

すでに述べたように、脊椎の退行性変化すなわち変性は椎間板から始まる。椎間板の変性に伴い、脊柱の安定性が損なわれ脊椎が前後左右にすべる現象がみられることがあるが、病的な状態としてしばしば問題になるのは「第四腰椎変性すべり症」である。これは第四・第五腰椎椎間板の変性に伴って第四腰椎が第五腰椎に対して前方にすべるもので、脊柱管が狭くなることによって神経が圧迫されて腰痛や神経痛の原因となる状態である。この第四腰椎変性すべり症は腰部脊柱管狭窄症と同様の症状を呈するが、厳密には病態が異なるため区別して論じられる。

椎間板の変性や椎体間の不安定性に引き続いて、脊椎を構成する骨の組織にもさまざまな変化が起こる。すなわち、椎体の辺縁や椎間関節に骨棘を生じたり、椎間関節が変形して大きくなったりする変化である。これらの変化も脊柱管や椎間孔を狭くする原因となる。

さらに、上下の椎弓を結ぶ黄色靭帯も組織の厚みを増してくる（肥厚《ひこう》）。黄色靭帯は椎弓の腹側すなわち脊柱管の後面に存在しているため、厚みを増した黄色靭帯によっても脊柱管は狭くなる。骨組織や靭帯組織に起こる一連の変化は、脊柱の重要な役割の一つである〝支持機能〟としての安定性を再獲得するための変化のようにもみえる。しかし一方で脊柱管を狭くするため〝神経を保護する〟という脊柱の別の機能を損なって脊髄や神経根の圧迫に伴う痛みやしびれ、時に麻痺といった神経症状の原因となる。

ここで重要な点の一つとして、北米脊椎学会の定義にもあるように「腰部脊柱管狭窄症の特徴は関与する因子によって症状が増悪したり軽快する」ことが挙げられる。特に腰部脊柱管狭窄症に伴う下肢症状は、〝腰椎の姿勢〟に影響を受ける点が重要である。典型的な患者さんでは、痛みやしびれ、時に脱力といった下肢症状は、歩行のみならず長時間の立位でも出現する。それで症状の軽快のためには、座ったり腰を曲げたりする必要がある。

読者のみなさんも一度、自分の腰の姿勢を意識しながら椅子から立ち上がったり、腰かけたりしてみてほしい。腰椎は立っている時には反った格好、すなわち伸展（後屈《こうくつ》）姿勢となる。一方、椅子に腰かけてリラックスした時には腰椎の前方への反りが減少し、立っている時と比べて屈曲（前屈《ぜんくつ》）姿勢となっているであろう。

図７－１に示した腰部脊柱管狭窄症の患者さんの脊髄造影をみていただきたい。屈曲姿勢では造影剤がよく通過しているのに対して、伸展すると神経の入った袋である硬膜管《こうまくかん》が圧迫を受けて造影剤が途絶してみえる。患者さんが立位姿勢をとったり歩行したりする際には右の写真のように伸展の状態となるため、下肢症状が出現して長く立っていたり歩いたりするのが辛くなってくる。一方、腰かけたり前屈姿勢で休んだりすると屈曲位の状態になるため症状が軽くなるわけである。では、なぜこのように姿勢によって神経の圧迫が変化するのであろうか。この脊髄造影の画像では、圧迫の強い第四・第五腰椎間に目がいきやすいと思うが、他の椎間でも同様に、屈曲時に比べて伸展時に、造影剤の入った硬膜管が前方と後方の両方向から挟み込むように圧迫されているのがわかる。

硬膜を前方から圧迫している組織は椎間板である。腰椎が伸展する際には椎間板の膨隆が増し圧迫が強くなる。一方、硬膜を後方から圧迫している組織は黄色靭帯である。腰椎が伸展すると靭帯が付着している上下の距離が短くなるため、黄色靭帯が脊柱管内へたわんできて圧迫が強くなる。逆に、屈曲時には上下の付着部が遠ざかろうとするため、靭帯が張って圧迫が軽くなるわけである。

このように腰椎の姿勢が大きく関わるため、日常生活ではショッピングカートやシルバーカーなどを押して腰椎前屈姿勢で歩くと歩行距離が延びることを自覚している患者さんも少なくない。また、坂道や階段の上りでは症状が出にくく、下りでは症状が出やすい場合もある。これは、上りでは腰椎前屈姿勢で歩行可能であるが、下りの際に前屈姿勢をとると転倒・転落の危険があるため自然と腰椎が伸展してしまうことによる。さらに、自転車で症状が出にくいと自覚している患者さんもいる。これも自転車には座った格好で乗っているためであることは、理解していただけるだろう。

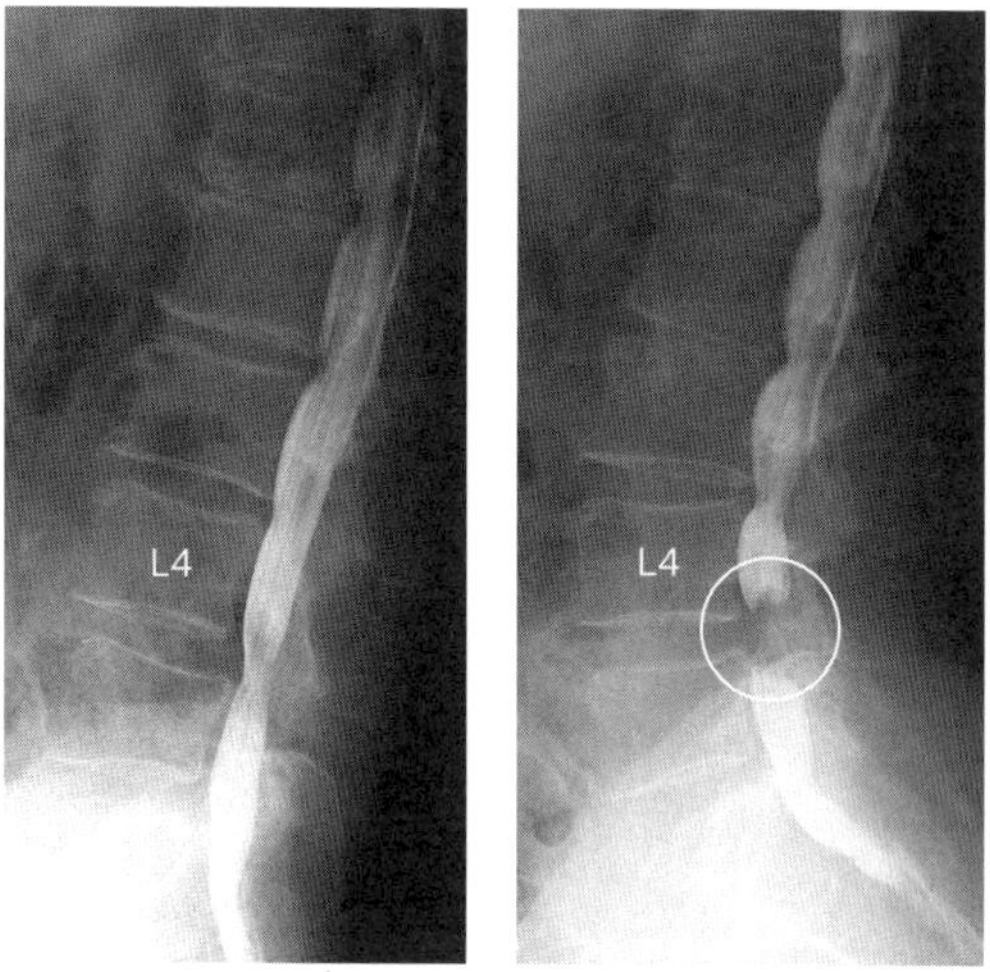

＜屈曲位＞　＜伸展位＞

図7-1　腰部脊柱管狭窄症の脊髄造影像

側面からみたところ。屈曲位（前屈位）に比べて伸展位（後屈位）では，硬膜管が圧迫を受けて造影剤が途絶している（○印）。

また、症状が強い時にはベッド上で仰向けになるだけでも下肢痛が出現することがである。体重はかかっていないが、これも立位と同様、腰椎が伸展した格好になるためである。このような時でも、横向きになって腰を丸めて寝ると痛みが軽くなることが少なくない。

しかし、腰椎の姿勢は神経組織の圧迫に関与しているのであるが、その神経に対する圧迫が下肢症状の発現にどのように関わっているのかについては、実はまだ十分には解明されていない。現在のところ、神経組織の圧迫による直接の作用、圧迫に伴う動脈系の血行障害や静脈血の鬱滞《うったい》（鬱血《うっけつ》）などのメカニズムが提唱されている。今後の研究により、神経組織の圧迫による痛みやしびれの症状発現のメカニズムが解明されていくものと思われる。

腰部脊柱管狭窄症の症状

腰部脊柱管狭窄症の症状としては、以下のようなものが挙げられる。

① 下肢の疼痛、しびれ

脊柱管内で神経組織を圧迫することで、下肢の疼痛やしびれを生じる（図7－2）。その自覚症状や他覚所見から〝馬尾型〟、〝神経根型〟、〝混合型〟の三型に分類される。

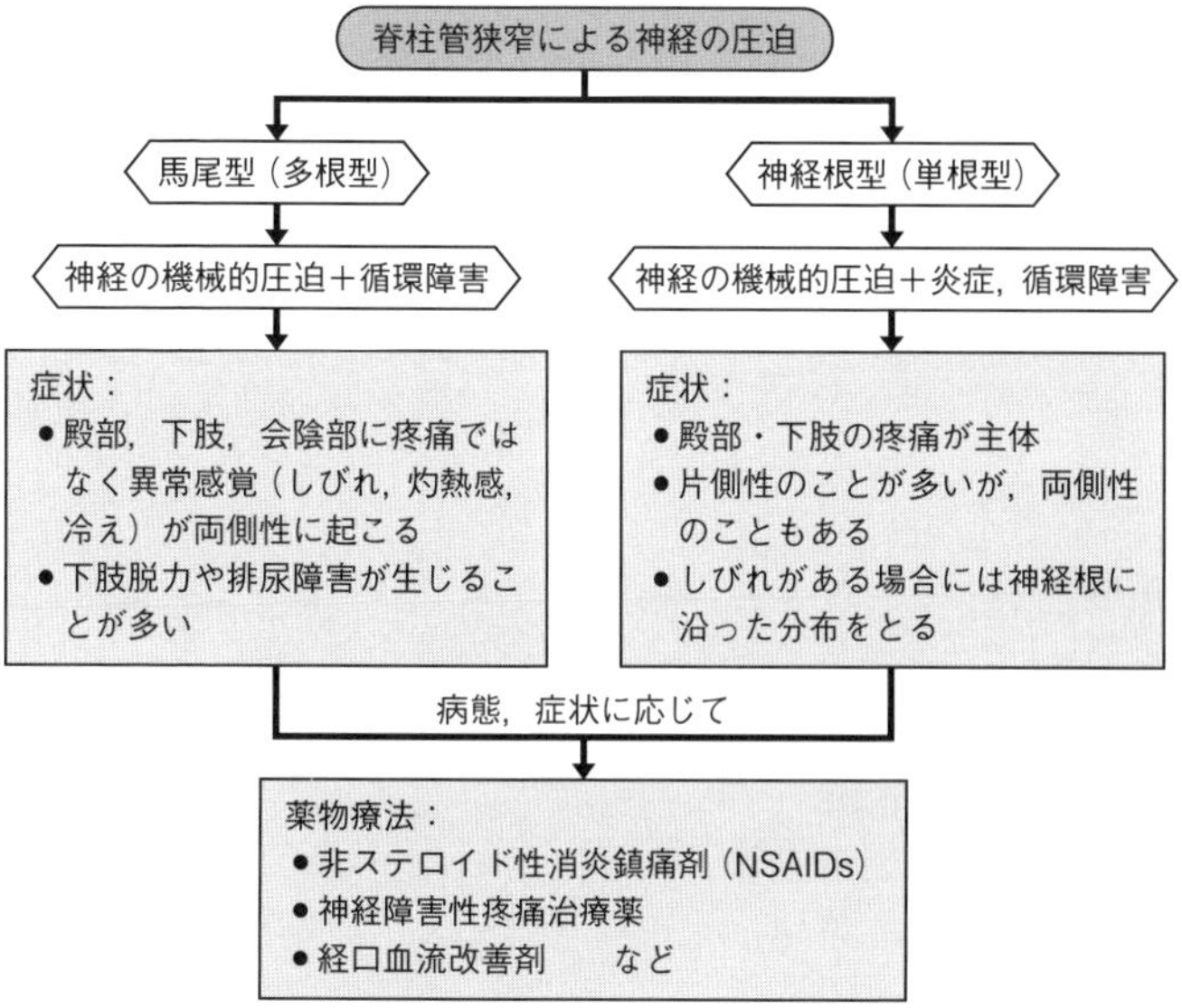

図7-2　腰部脊柱管狭窄症による下肢症状

馬尾型と神経根型の特徴を合わせ持つものを混合型と呼ぶ（図3－4参照）。基本的には，炎症に対してはNSAIDs，神経痛に対しては神経障害性疼痛治療薬，循環障害に対しては血流改善剤が使用される。

馬尾型では、殿部、下肢、会陰部《えいんぶ》に疼痛ではなく異常感覚（しびれ、灼熱感、冷え）が両側性《りょうそくせい》（注2）に起こる。脊柱管内で硬膜管が圧迫され、内部に存在する馬尾が一度にたくさん圧迫される多《た》根性障害《こんせいしょうがい》を呈するためであり、下肢の脱力や排尿障害を伴うことも多い。

一方、神経根型は、脊柱管内での単一神経根障害によるものであり、殿部や下肢の疼痛が主体となる。いわゆる坐骨神経痛を生じることが多い。ほとんどが片側性《へんそくせい》であるが、両側性のこともある。しびれを訴える場合には、障害神経根に沿った分布であることが特徴である。

そして混合型は、これら馬尾型と神経根型の両者の特徴を合わせ持つものである。

② 間欠跛行

間欠跛行《かんけつはこう》は、腰部脊柱管狭窄症に特徴的とされる症状である。『脊椎脊髄病用語辞典』では、「歩行により、下肢の疼痛、しびれ、脱力が出現、あるいは増強し、歩行困難になる。しばらく休息すると、症状は消失あるいは減弱し歩行可能となるが、また歩行すると同様の症状が出現する現象」と定義されている。

〝間欠〟とは「一定の時間を置いて、物事が起こったりやんだりすること」を意味する。一定周期で水蒸気や熱湯を噴出する温泉のことを〝間欠泉〟と呼ぶのと同様である。世界的に有名なアイスランドやアメリカ合衆国のイエローストーン国立公園の間欠泉（図7－3）をご存じの方もおられることだろう。私の住んでいる九州でも、別府に〝龍巻地獄〟と呼ばれる間欠泉がある。

間欠跛行においては、安静時に症状がない場合でも、歩行開始後しばらくすると下肢症状が出現してきて歩行が困難となる。その際に休息を取ると、比較的すみやかに症状が消失する。一方、安静時すでになんらかの症状がある場合は、歩行することによって症状の範囲が拡大したり、新たな症状が出現したりする。

平成一二年に厚生労働省が実施した「第五次循環器疾患基礎調査」では、過去一年間に間欠跛行が認められた方の割合は男性四・四パーセント、女性五パーセントであったと報告されている。年代とともにその割合は増加し、六〇代では五・六パーセント、七〇代以降では一二・六パーセントで間欠跛行を有するという調査結果であった。

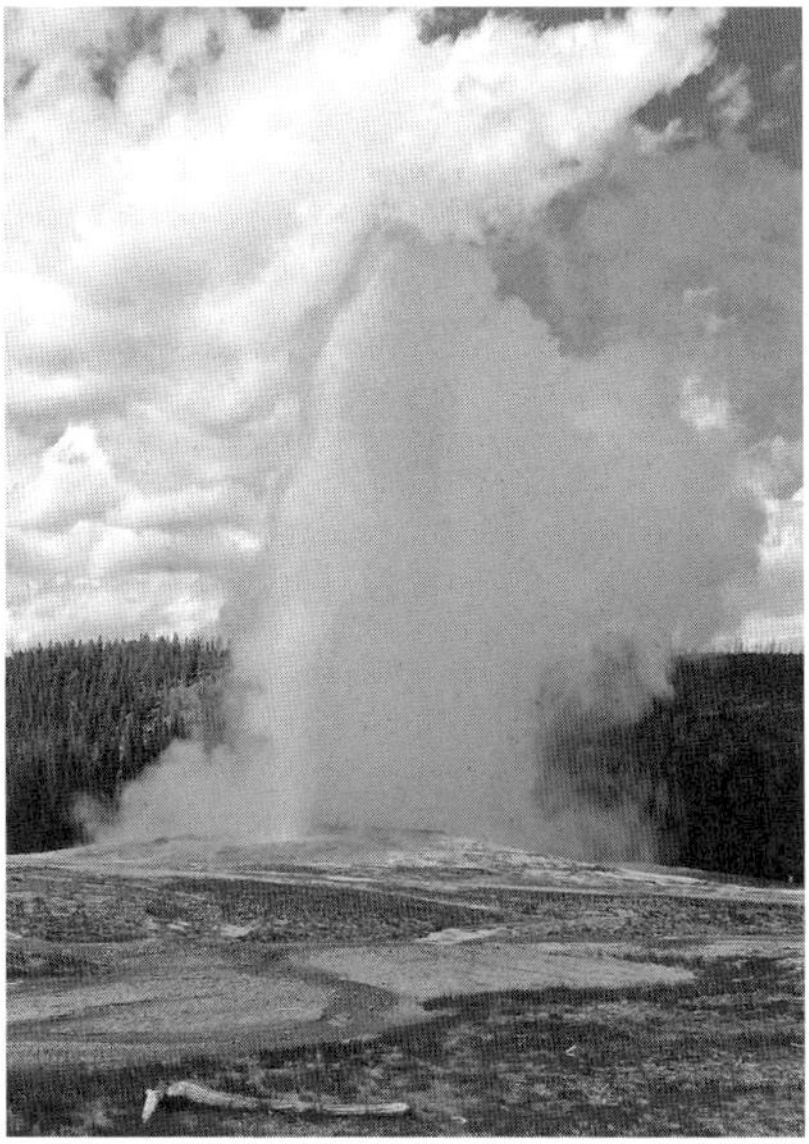

図7-3　イエローストーン国立公園の間欠泉

アメリカ北西部のアイダホ州，モンタナ州，ワイオミング州にまたがる国立公園。世界有数の火山地帯である。

間欠跛行は、さまざまな疾患でみられることが知られており、代表的な原因としては下肢動脈の慢性的な閉塞ないし狭窄を生じる末梢動脈疾患（peripheral arterial disease：ＰＡＤ）などによる「血管性間欠跛行」、腰部脊柱管狭窄症における馬尾障害による「馬尾性間欠跛行」、脊髄（特に下部胸髄以下）の血管奇形（注３）による「脊髄性間欠跛行」に分類される。

特に末梢動脈疾患による血管性間欠跛行との鑑別が重要であり、これは腰部脊柱管狭窄症と異なって腰椎の姿勢と関係せず、ただ立ち止まるだけで疼痛が軽減し、逆に座って行う自転車走行でも下肢症状が出現するなどの特徴がある。末梢動脈疾患では下肢の血行障害を反映して、足背動脈《そくはいどうみゃく》などの下肢動脈の拍動や足関節上腕血圧比（ankle brachial pressure index：ＡＢＩ、またはＡＢＰＩ）で異常を示す場合が多い。ただし、好発年齢も近いため両者の合併例の報告もあり、注意が必要である。

間欠跛行は腰部脊柱管狭窄症に特徴的ではあるが、必ずしもすべての患者さんに認められるわけではない。患者さんの中には、歩行ができない方、立っているだけで下肢症状が出現してくる方、下肢症状はあるものの歩行し続けることが可能な方などがいるからである。しかし、歩行状態、日常生活における支障の程度を知る上で重要な症状であることは確かである。

③　腰痛

下肢痛だけでなく、歩行によって強くなる腰痛を訴える患者さんもいる。腰部脊柱管狭窄症の患者さんに対して神経の圧迫を除く手術（除圧術）を行うと、術前に訴えていた下肢痛が消失すると同時に、術前からあった腰痛が消失する場合と術後にも残る場合とがある。前者では腰痛が神経の圧迫に起因していた可能性はあるが、後者では下肢痛の原因となっていた神経の圧迫と腰痛とは関係がないと予想される。

元々、腰部脊柱管狭窄症の大多数が腰椎の変性に基づいて生じるわけであり、変形性腰椎症の一症状としての腰痛であった可能性も考えられる。したがって、歩行すると強くなる腰痛は、単独の場合には腰部脊柱管狭窄症からは除外して論じられる場合が多い。

④　排尿障害

馬尾型では馬尾の圧迫によって下肢だけでなく会陰部のしびれを訴えることがある。また、そのような場合には排尿障害を伴っていることがある。排尿障害としては、排尿しようと思ってから尿が出るまでに時間を要したり、尿の勢いが低下してきたり、残尿感や頻尿を認めるようになる。

これらの症状は徐々に進行してくるため、必ずしも患者さんが自覚しているとは限らないが、腰部脊柱管狭窄症の患者さんに対して泌尿器科的な排尿検査を行うと、かなりの頻度で排尿障害を認めたという報告もある。実際に手術を受けた患者さんにおいて、術後に下肢症状の軽減だけでなく排尿機能も改善したということを耳にすることがよくある。

中高年の男性の場合には前立腺肥大に伴って、ある程度の排尿障害を認めることも少なくないが、腰部脊柱管狭窄症による下肢症状の出現とともに排尿機能の低下を認める場合には、馬尾障害による症状である可能性が考えられる。

⑤　無症候性の腰部脊柱管狭窄

腰椎椎間板ヘルニアと同様、ＭＲＩなどの画像診断上は脊柱管狭窄があるにも拘らず無症状な場合があることも知られている。

第六章でも紹介したＳ・Ｄ・ボーデンの論文では、腰痛や下肢痛を経験したことのない六七例を対象としてＭＲＩを撮影したところ、六〇歳以上の二一パーセントに脊柱管狭窄を認めたと報告されている。

腰部脊柱管狭窄症の診断

腰部脊柱管狭窄症の診断においても問診、診察、画像検査などの組み合わせによる総合的な診断が重要である。

①　問診

腰部脊柱管狭窄症では殿部から下肢にかけての疼痛やしびれを認める。その疼痛やしびれは、典型的には立位や歩行の持続によって出現あるいは悪化し、前屈や座位保持で軽快するのが特徴である。したがって医師は患者さんに対して、疼痛やしびれをどこに認めるのか、どういう状態で疼痛やしびれが出現するのか、あるいは強くなったり軽くなったりするのかを尋ねる。すると先述のような「炊事などで立っているだけで脚の痛みやしびれが出てくる」「痛くなっても腰かけると、すっと痛みが引いてくる」等の返事が戻ってくる。このように下肢症状の出現や悪化・軽快に腰椎の姿勢が強く関与している場合には、問診だけで腰部脊柱管狭窄症が強く疑われる。

間欠跛行が特徴的な症状の一つであることは述べた通りであるが、下肢症状があっても歩き続けることが可能な患者さんも少なくない。したがって、どれくらい続けて歩けるのかをまず先に尋ね、「痛いけれど我慢すればずっと歩けます」という患者さんに対しては、どれくらい歩くと痛みが出てくるのかを質問する。もちろん、立っているだけでも下肢症状が出てくる患者さんには、その時間を尋ねることになる。これらの質問をしながら、日常生活における支障の程度を把握していくのである。

下肢だけでなく馬尾型による会陰部のしびれや排尿障害についても尋ねる。陰部のしびれなどは、医師が尋ねなければ患者さん自ら教えてくれることはほとんどないため、「腰部脊柱管狭窄症では陰部にしびれを生じることがあるのですが、しびれがありますか?」と尋ねるようにしている。排尿障害も同様で、ただ単に「排尿障害がありますか?」と尋ねても患者さんはどのような状態が排尿障害なのかわからない場合や、徐々に進行しているため自覚していない場合もある。したがって、「排尿しようと思ってから尿が出るまでに時間がかかりませんか?」「尿の勢いが低下してきていませんか?」、あるいは「排尿後に残った感じ(残尿感)やトイレに行ったのにまたすぐ行きたくなること(頻尿)はありませんか?」などと尋ねるようにしている。中高年者では多少なりとも排尿障害を認める場合があるが、腰部脊柱管狭窄症では下肢症状の出現や進行に伴って排尿障害の自覚あるいは進行を認めるか否かを聞き取ることが重要と思われる。

経過が長く、症状が進行している場合には、安静時にも下肢のしびれを自覚したり、下肢の脱力を認めたりするようになる。下肢のしびれは末梢の方に感じやすく、「足の裏に紙かなにかが張り付いたみたい」「砂の上を歩いているみたい」といった違和感を訴える方も多い。

②　理学所見

下肢の神経学的所見として知覚、深部反射、運動（筋力）について評価を行う。診察室内の比較的安静な状態では、神経学的所見に明らかな異常は認められない場合も少なくない。

腰部脊柱管狭窄症に特徴的な検査としては、「腰椎伸展に伴う殿部痛や下肢痛の出現あるいは増強」を確かめるものが挙げられる。歩行に伴う下肢症状の出現あるいは増悪を再現するテストとして、患者さんと一緒に院内を歩いたり、トレッドミル（注4）を用いたりして評価を行うこともある。その際には、どれくらいの時間や距離を歩くと、殿部や下肢のどこに、どのような症状が出現してきたか、ということを記録するようにしている。

また、殿部から足先へ向かって、あるいは足先から殿部へ向かって痛みやしびれが広がってくるセンサリー・マーチ（sensory march）と呼ばれる現象も特徴的とされる。

間欠跛行がみられる場合は、末梢動脈疾患（PAD）との鑑別あるいは合併の有無を評価するために、足の動脈（足背動脈や後脛骨動脈）の拍動の有無や左右差、足関節上腕血圧比（ABI）についても評価を行う。

③ 画像検査

X線では、さまざまな程度の脊椎症性変化を認める。すなわち、椎間板の高さの減少、椎体辺縁や椎間関節の骨棘形成などである。椎体のすべりを伴っているものもある。

MRIは、脊柱管狭窄の有無や場所、程度などが容易に評価できるため、腰部脊柱管狭窄症の診断において最も有用な画像検査となっている。椎間板の変性や後方への膨隆、黄色靭帯の肥厚、椎間関節の変形・肥大などが認められる（図7－4）。最近はMRミエログラフィーによって、脊柱管内だけでなく椎間孔内外における神経根の圧迫の有無や走行異常の有無などについても評価可能となっている。

また脊髄造影は、腰椎の前後屈時における硬膜管の圧迫所見の変化についてリアルタイムで評価できる点が最大の特徴である（図7－5）。前述したように、腰部脊柱管狭窄症では腰椎の姿勢の変化によって症状も変化し、典型的には腰椎伸展時（後屈時）に脊柱管

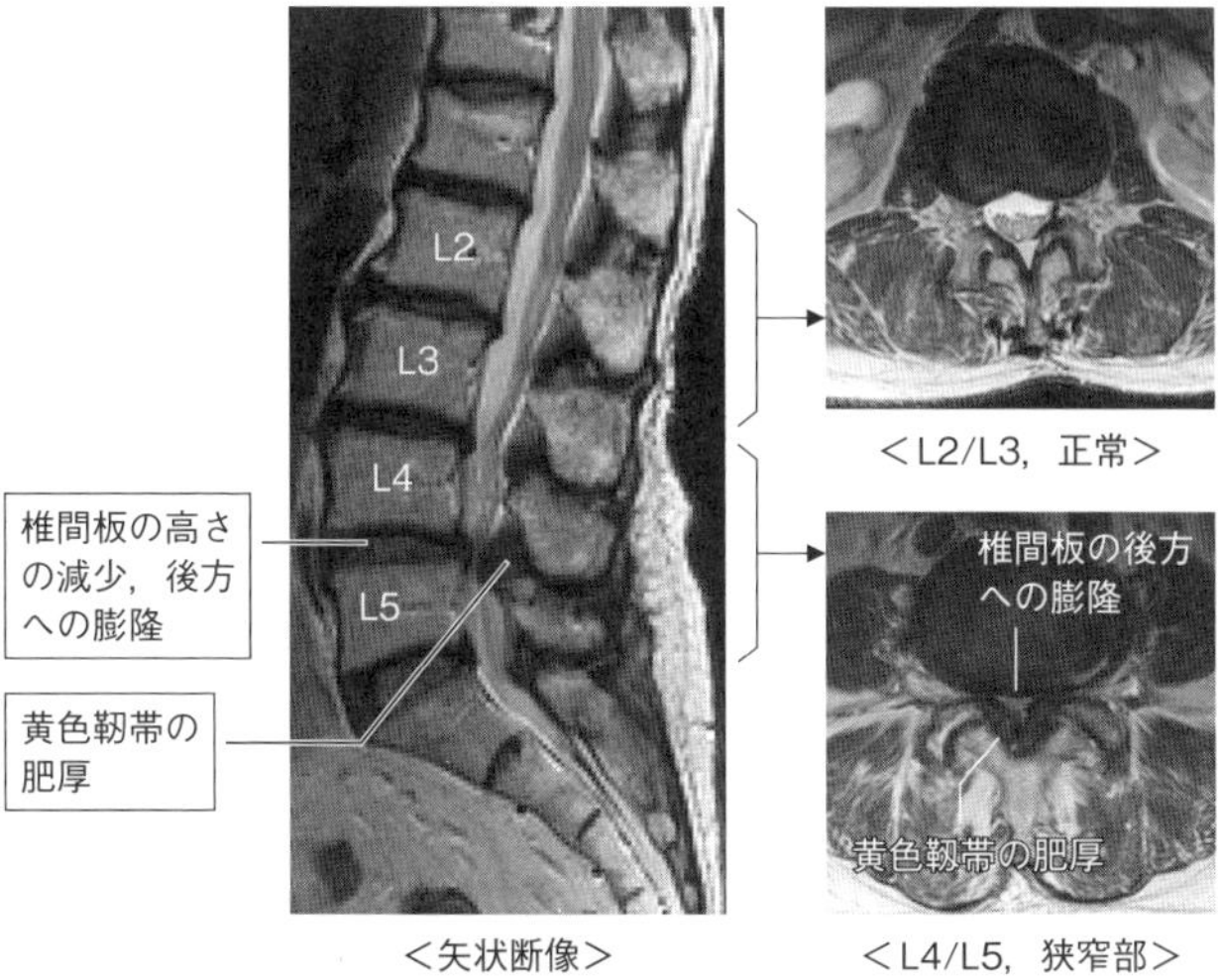

図7-4　腰部脊柱管狭窄症のMRI像
椎間板の後方への膨隆や黄色靭帯の肥厚などを確認することができる。

はより狭くなる。したがって、脊髄造影では前屈や後屈した時の硬膜管に対する圧迫要因、異常可動性による圧迫の有無について評価する。

ところで、腰部脊柱管狭窄症は高齢社会の到来とともに診察する機会が増加している疾患であるが、多彩な愁訴を有するため、患者さんは整形外科だけではなく一般医を受診するケースも多いといわれている。このような患者さんを早期に発見し、専門医に紹介する体制を構築することを目的に「腰部脊柱管狭窄症診断サポートツール」が開発されている

（図７－６）。これは病歴二項目、問診三項目、身体所見五項目からなり、合計点数が高いほど腰部脊柱管狭窄症の確率が高くなることが示されている。ただし、診断基準ではなく、あくまでもスクリーニングとして使用されるべきものであり、その後の診断確定には専門医による画像検査を含めた精査が必要と考えられている。

こういったサポートツールを用いることで早期診断・早期治療、患者さんのＱＯＬ向上、および社会的経費の節減へと結びつくことが期待されている。

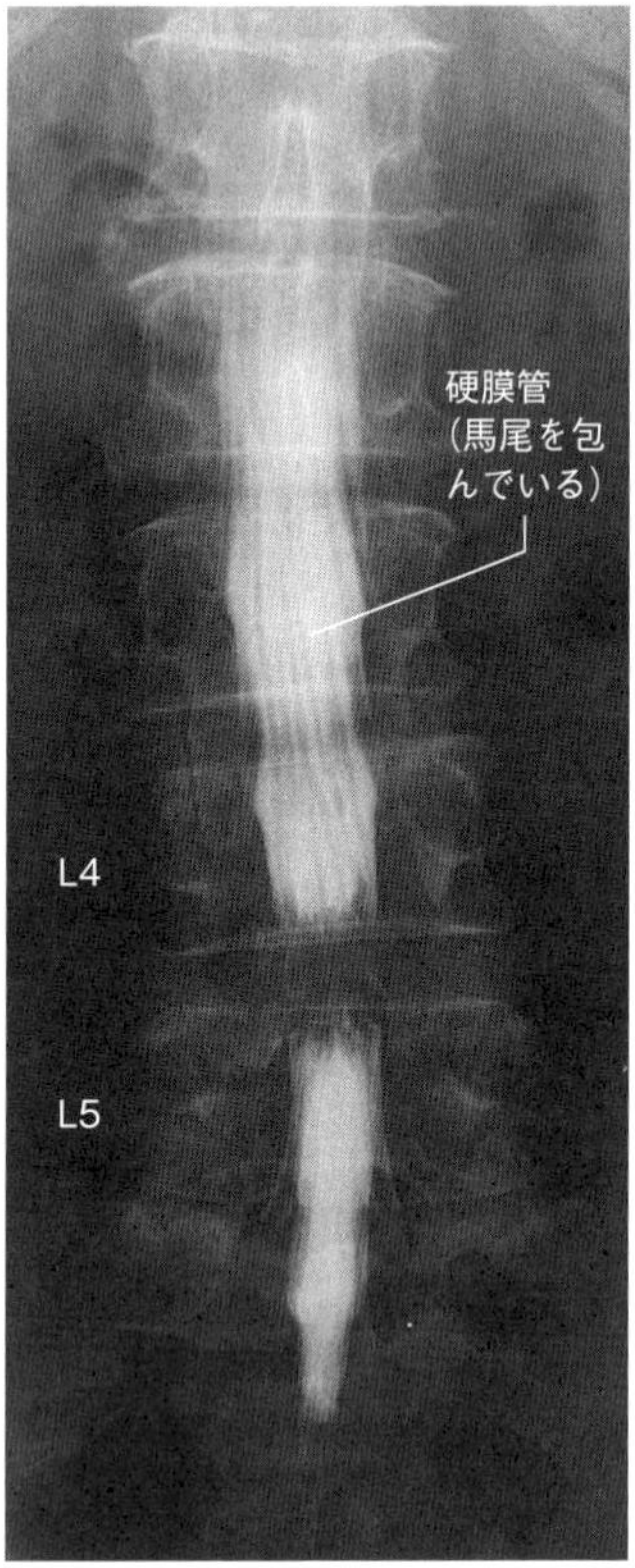

図7-5　脊髄造影像

馬尾の入っている硬膜管が造影剤によって白く浮かびあがるが，圧迫を受けている位置は黒くなる。狭窄は主に椎間板のあるところで生じていることに注目していただきたい。

評価項目		判定	
病　歴	年齢	60歳未満（0）	
		60〜70歳（1）	
		71歳以上（2）	
	糖尿病の既往	あり（0）	なし（1）
問　診	間欠跛行	あり（3）	なし（0）
	立位で下肢症状が悪化	あり（2）	なし（0）
	前屈で下肢症状が軽快	あり（3）	なし（0）
身体所見	前屈による症状出現	あり（-1）	なし（0）
	後屈による症状出現	あり（1）	なし（0）
	ABI 0.9	以上（3）	未満（0）
	ATR低下・消失	あり（1）	正常（0）
	SLRテスト	陽性（-1）	陰性（0）

図7-6　腰部脊柱管狭窄症診断サポートツール

（　）内の数字は点数を示し，その合計が高いほど腰部脊柱管狭窄症である可能性も高い。ABI：足関節上腕血圧比，ATR：アキレス腱反射，SLRテスト：下肢伸展挙上テスト。

腰部脊柱管狭窄症の治療

治療法を選択する上では、腰部脊柱管狭窄症の自然経過を考慮する必要がある。腰部脊柱管狭窄症と診断されて安静時に症状がない場合、大雑把にいって三分の一で自然軽快傾向を示し、三分の一で不変、残りの三分の一で悪化傾向を示すとされている。その中でも、下肢痛を主体とする神経根型において自然軽快傾向を示すことが多く、両下肢のしびれを主体とする馬尾型では不変を示す傾向が強い。そして、陰部のしびれや排尿障害を伴うような場合には悪化傾向を示すことが多い。これをふまえて、外来診療の中で治療方針を検討していくことになる。

2　頸椎症性脊髄症——手のしびれに続く、手足の麻痺

頸椎症性脊髄症とは

頸椎では脊柱管内に脊髄（頸髄）が存在するため、脊柱管が狭窄すると脊髄が圧迫を受けることになる（図7-7）。また、脊椎症性変化によって頸椎の前屈（前方へお辞儀する動作）や後屈（頭上を見上げる動作）での不安定性を生じたり、軽微な外傷の蓄積が加わったりして脊髄の障害、すなわち脊髄症を発症することがある。頸椎に脊椎症性変化を認めた場合に頸椎症といい、頸椎症性変化によって脊髄症をきたした疾患を総称して頸椎症性脊髄症と呼ぶ。

脊髄への圧迫の程度によって脊髄症の重症度も異なるが、いったん脊髄症を発症すると手術以外の保存的治療に反応しにくいため、手術が行われることが多い。

頸椎症性脊髄症の疫学

頸椎症性脊髄症は、頸椎の変性によって生じる疾患であるため、五〇代以降で発症することが多い。しかし、脊柱管前後径が一二ミリメートル以下の〝発育性脊柱管狭窄《はついくせいせきちゅうかんきょうさく》〟（図7－8）を認める場合には、加齢に伴う退行変性が少しでも加わることにより比較的早期から脊髄症状を呈するため、四〇代に発症することも稀ではない。

性差に関しては、過去の報告をみる限り男性での発症が女性の約二倍以上であったとする報告が多いようである。

自然経過に関する過去の報告はさまざまであり、一定の傾向はみられていない。症状が軽いものでは改善

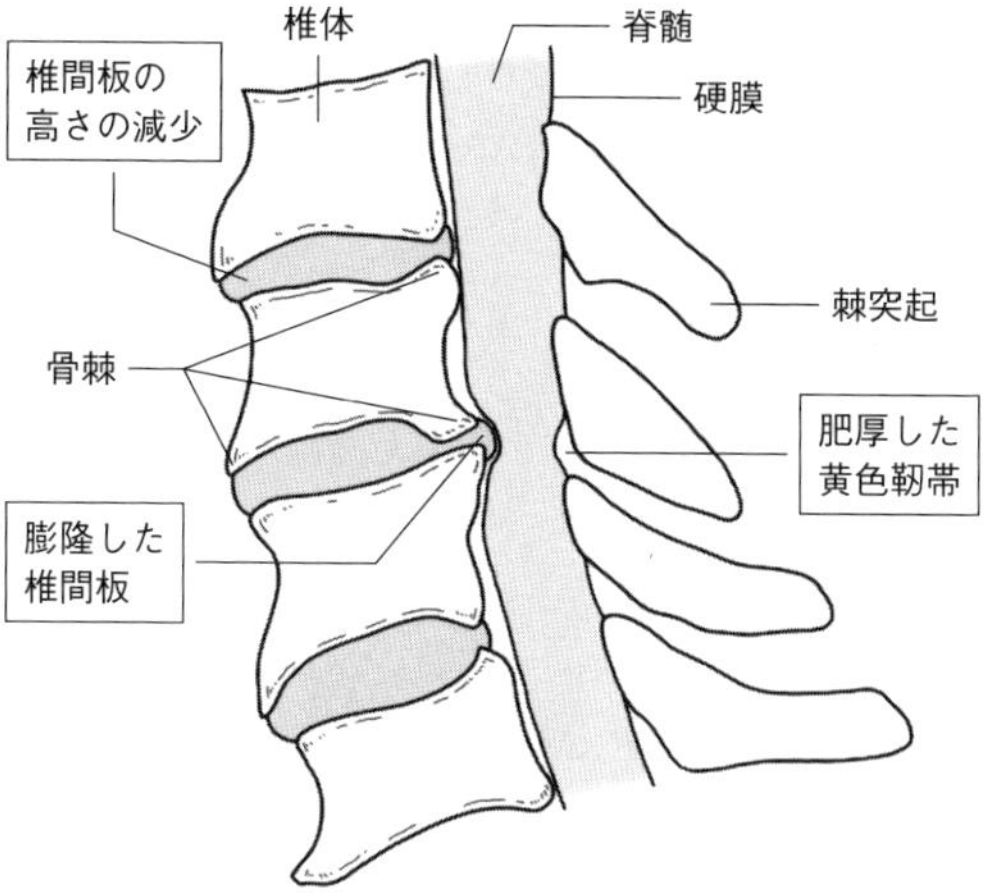

図7-7　頸椎症性脊髄症

変性によって椎間板は高さが減少し，後方へ膨隆する。さらに椎体辺縁の骨棘形成や黄色靱帯の肥厚などにより脊柱管が狭窄し，脊髄が圧迫を受けることになる。

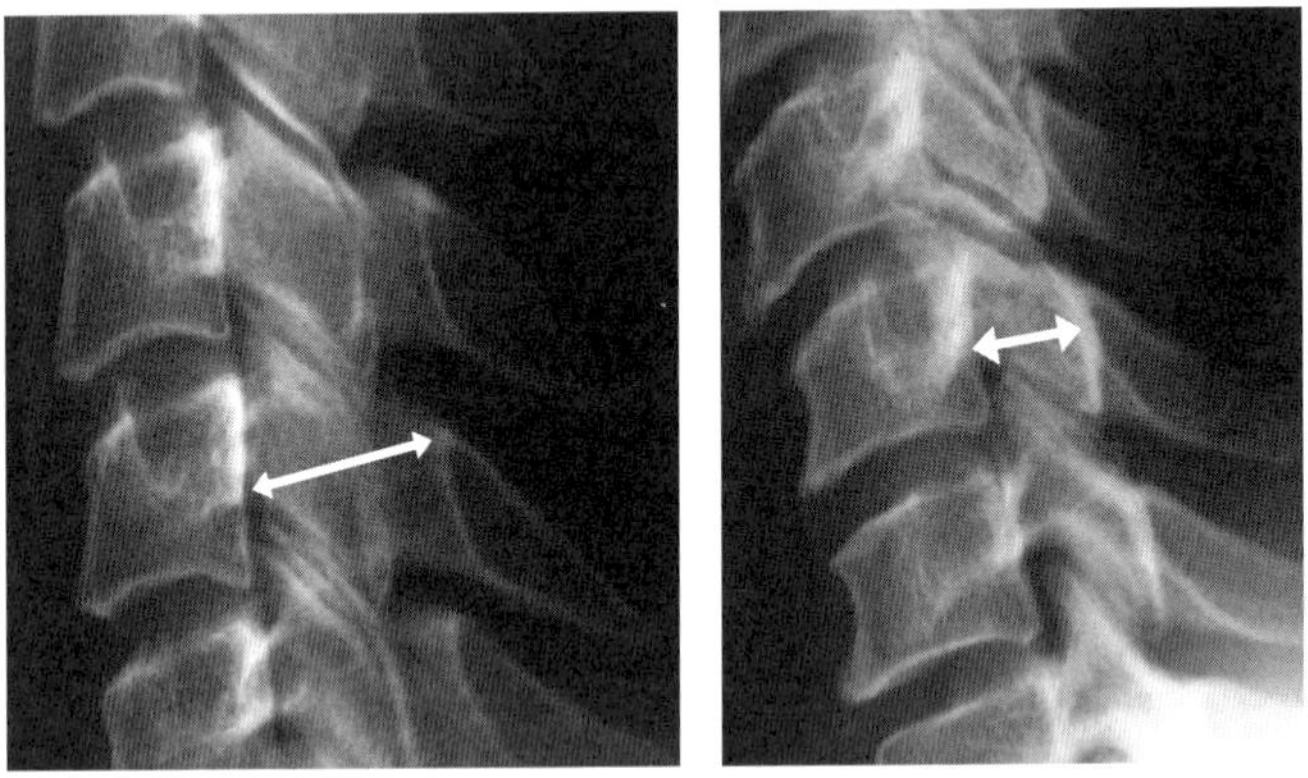

図7-8　脊柱管前後径

脊柱管の幅（前後径）が元々狭い場合（12mm以下）を発育性脊柱管狭窄という。

することもあるが、脊髄症がある程度進行したもの、発育性脊柱管狭窄が存在するものなどでは症状がさらに進行する危険性がある。後述するが、脊髄の障害が進行すると手術を行っても麻痺の回復が悪いため、手術のタイミングを逃さないように注意することが重要である。

また、日本人は白人に比較して脊柱管が狭い傾向にあるため頸椎症性脊髄症を診療する機会が多く、このことは日本で頸椎症性脊髄症の病態や治療法に関する研究が進んでいる一因となっている。

頸椎症性脊髄症の病態

それでは、いかにして脊髄の圧迫が生

じるのか。頸椎症性脊髄症は脊髄が圧迫されることで脊髄症状を呈する疾患であるが、その発症には静的因子（安静時にも認められる因子）と動的因子（頸椎の運動時に認められる因子）が関与すると考えられている。

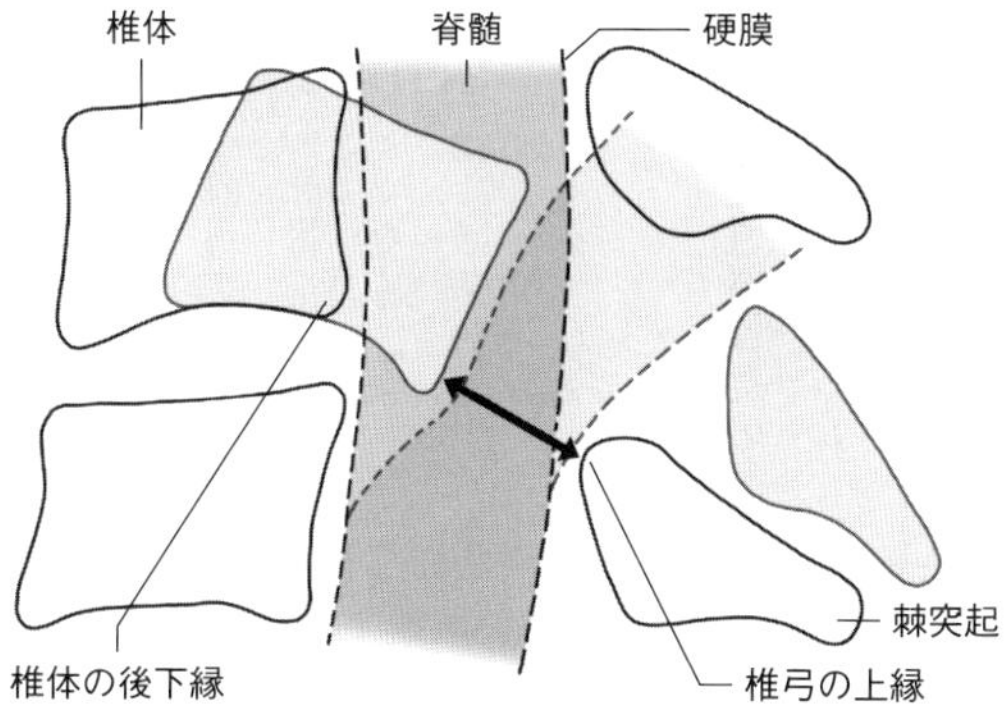

図7-9　動的脊柱管狭窄

上にある椎体が後方にすべった結果，矢印の位置で脊髄が挟み込まれる。

静的因子としては、脊髄の前方からは膨隆した椎間板や椎体後縁の骨棘、脊髄の後方からは肥厚した黄色靭帯、変形・肥大した椎間関節などが圧迫因子となり得る。

一方、動的因子は脊髄症の発症に重要と考えられている。腰部脊柱管狭窄症の病態と同様に、頸椎の後屈（伸展）時に黄色靭帯が脊柱管内にたわんで脊髄が圧迫を受ける。また、頸椎の前後屈時に認められる椎体の前後へのすべりも脊柱管を狭窄して脊髄圧迫の原因となり得る。特に頸椎後屈時に後方へすべった椎体の後下縁《こうかえん》とその下に位置する椎弓の上縁との間に脊髄が挟み込まれるメカニズムが考えられており、〝動的脊柱管狭窄〟と呼ばれている（図7－9）。

これらの静的因子と動的因子がそれぞれに絡み合って脊髄の圧迫が起こることで、脊髄症が発生すると考えられている。いずれの場合も発育性脊柱管狭窄を合併する場合にはこれらの頸椎症性変化が軽度であっても脊髄の圧迫を生じるため、より早期から症状が出現しやすくなる。

さらに、脊髄症状の発現にはこれらの物理的圧迫に伴う脊髄の血流障害も関与していると考えられている。

頸椎症性脊髄症の症状

まず自覚症状である。頸部から肩にかけての局所の症状としては、慢性に経過する頸部痛、後頭部痛、肩こりなどの頸椎症性変化に起因すると考えられる症状を訴えることが多い。頸髄の圧迫に伴う脊髄症状としては、手指のしびれ感を訴えることが多い。頸髄症によるしびれは、多くの場合で手指や手のひらに始まり、病状の進行とともに体幹や下肢へと広がってくる。さらに、運動障害として、手指の巧緻運動障害、歩行障害をきたすようになる。手指の巧緻運動とは指先の細かい作業のことを指し、箸で食事したり、ボタンかけや字を書いたりする動作のことをいう。頸髄症ではこのような運動が徐々に困難となってくるが、初期の段階では「食事の時に箸を取り落とす」「小さなボタンや首の近くのみえにくいボタンがかけにくくなる」といったことなどを認めるようである。

また、歩行障害では下肢の筋力低下を伴うことは必ずしも多くなく、歩行時のふらつきや突っ張り感による歩行障害を訴える。スムーズな足の運びが困難となるため、早歩きや走ったりすることが困難となったり、階段の昇降が不安定となるため手すりが必要となり、さらに進行すると平地でも杖などの支えが必要となる。障害が高度となると頻尿、排尿遅延、残尿感、尿閉などの膀胱機能障害もみられるようになる。

他覚所見もさまざまなものが挙げられる。知覚としては、表在感覚（触覚、痛覚、温度覚）、深部感覚（位置覚、振動覚）のいずれも脊髄の圧迫によって障害される可能性がある。表在感覚の正常な部位と異常を認める部位の境界を探すことで、ある程度は罹患椎間高位《りかんついかんこうい》（脊髄が圧迫を受けて障害をきたしている脊椎の位置）を類推することは可能であるが、正確な高位診断は困難とされている。

脊髄の中心部、神経細胞の存在する灰白質が障害を受けると、障害された位置の深部反射が低下ないし消失する（下位運動ニューロン障害、図4-7参照）。一方、運動神経の伝導路である側索が障害を受けると、障害された位置より尾側《びそく》（下側）で深部反射が亢進する（上位運動ニューロン障害、図4－7参照）。また、正常では観察されない病的反射が出現するようになることもある。これらの深部反射の低下あるいは亢進を観察することで、高位診断の一助になる重要な所見が得られる。

運動障害、特に手指の巧緻運動障害を評価する方法としては、一〇秒テストが用いられる。これは一〇秒間の間に何回グー・パーを繰り返すことができるかを数える検査で、頚髄症ではその回数が少なくなってくる。この際に、グー・パーの運動はちょこちょこと動かすのではなく、完全に握った状態から完全に指を伸ばすまでの動きが必要で、正常な場合には二〇回以上は可能である。

また、患者さんに両手の手のひらをみせた状態ですべての指を伸ばして閉じてもらった際に、小指や薬指がくっ付かずに離れる現象が起こるようになってくる。さらに進行すると指の伸展も障害されるようになってくる。これは指離れ徴候と呼ばれ、頚髄症に特徴的な症状とされている。

このような手指の巧緻運動障害は〝ミエロパチー・ハンド〟と呼ばれ（〝ミエロパチー〟は脊髄症を意味する英語 myelopathy からきている）、頚髄症の特徴的な症状と考えられている。

一方、下肢では〝痙性歩行〟（注5）といって、スムーズな足の運びができなくなるため、ぎこちない歩き方になってくる。また、歩行時のふらつきも認められるようになってくる。診察室をまっすぐ歩いてもらっても、突っ張ったようなぎこちない歩き方になり、方向転換の際にふらつきを認める。立っている時のふらつきは目を閉じてもらうと強くなり、継ぎ足歩行（タンデム歩行、図5－2参照）の検査でもバランスが悪くなる。

頸椎症性脊髄症の診断

患者さんを前にした医師は、ここでもまず問診による詳細な病歴聴取を行い、神経学的所見を中心とした身体所見を把握して画像所見と対比することによって診断に至る。

① 問診

頸髄症の特徴である手指巧緻運動障害に関しては、箸が使いにくくないか、ボタンがかけにくくないか、書字がぎこちなくないかなどを尋ねる。また、歩行障害では、歩行時に杖などの支えが必要か否か、早歩きや走ることが可能か否か、階段昇降に手すりが必要か否かなどを尋ねる。その他、日常生活における不自由さや排尿障害（排尿開始遅延、尿勢低下、残尿感、頻尿）の有無などを具体的に聴取する。

② 神経学的所見

他覚所見の項目に述べた神経学的異常所見の有無を確認し、脊髄症状の元となっている髄節の位置と重症度を診断する。

頸髄症の自覚症状や他覚所見は、頸椎症性脊髄症だけに認められるものではなく、頸椎椎間板ヘルニアや頸椎後縦靭帯骨化症《けいついこうじゅうじんたいこつかしょう》などによる脊髄の圧迫でも出現することに注意が必要である。そこで画像所見によって脊髄圧迫の原因や位置を特定する必要がある。

③ 画像検査

X線では、頸椎症性変化（椎間板腔の狭小化、椎体辺縁硬化像、骨棘形成など）や椎間関節の関節症性変化（関節面の硬化像、骨棘形成など）が認められる（図7－10）。またX線では、発育性脊柱管狭窄症を認めることもあり、比較的早期から脊髄症状を発症する重要な因子の一つと考えられている。さらに、頸椎症性脊髄症の発症には動的因子の関与も重要であるため、動態撮影を行って動的脊柱管狭窄についても評価する。

ＭＲＩは、頸椎症性脊髄症の診断においても欠かせない検査である（図７－11）。水分が白くみえるＴ２強調像では、しばしば脊髄内に白く光る領域（高信号領域）が認められる。これは脊髄症の存在を示唆すると同時に、最も高輝度を示す部位は原因となる病巣に一致する可能性が高い。この信号変化は脊髄内の浮腫などの脊髄障害を示唆すると考えられている。

しかし、脊髄を圧迫しているものが骨棘のような骨なのか、あるいは後方に飛び出した椎間板（椎間板ヘルニア）なのかを区別することが困難な場合もあるため、Ｘ線やＣＴによる評価も合わせて参考とする必要がある。

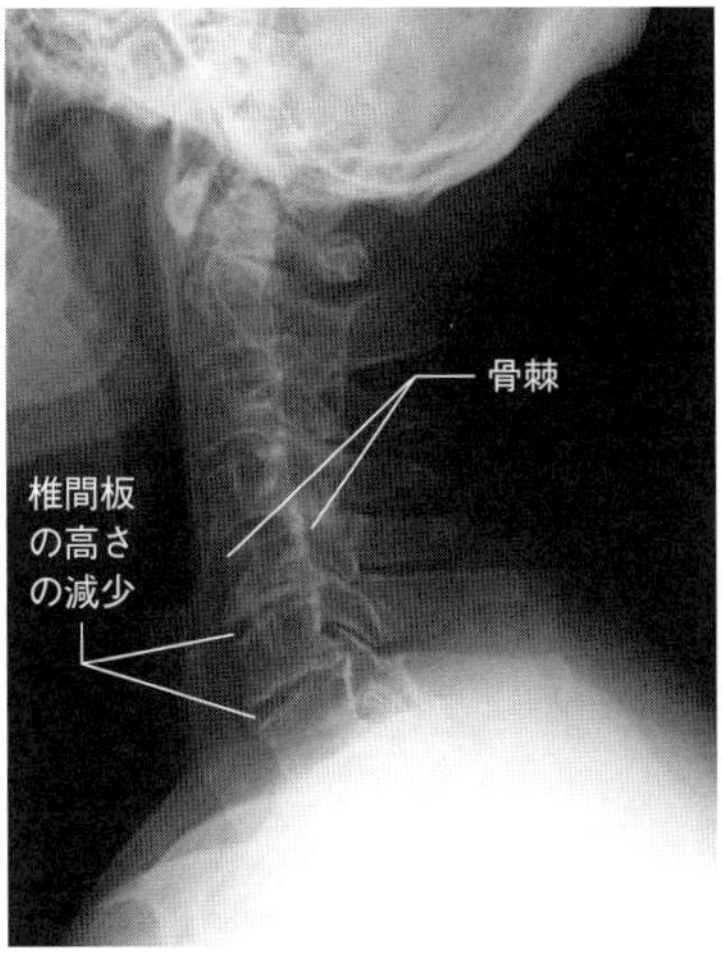

図7-10　頸椎症性脊髄症のＸ線像

椎間板の高さの減少，骨棘形成などの頸椎症性変化を確認することができる。

脊髄の圧迫因子（骨棘、椎間板を含む軟部組織など）の評価においては、脊髄造影あるいは脊髄造影後ＣＴが有用である。また、神経根の走行や椎間孔狭窄《ついかんこうきょうさく》の評価においても、Ｍ

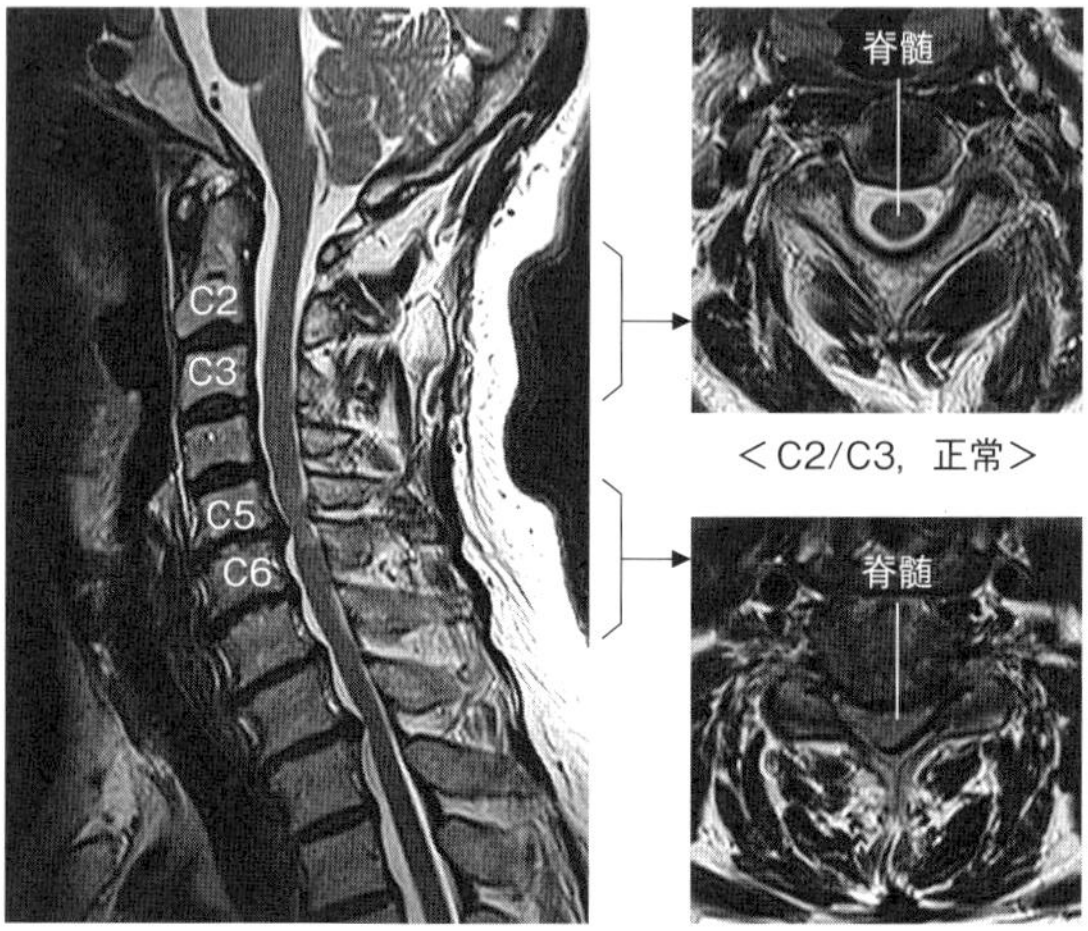

＜矢状断像＞　　＜C5/C6，狭窄部＞

図7-11　頸椎症性脊髄症のMRI像

矢状断像ではC5/C6の位置が最狭窄部位であることがわかり，脊髄内に淡い高信号域（白くみえる領域）が認められる。横断像でも，C5/C6では他と比べて圧迫による脊髄の変形がわかる。

ＲＩに比べて脊髄造影や脊髄造影後ＣＴのほうが優れており、特に神経根症を合併した症例では重要な所見が得られる。

　脊髄造影では、頸椎の前後屈時における硬膜管の圧迫の変化についてリアルタイムで評価できる点が有用であり、硬膜管に対する前後からの圧迫要因、異常可動性による圧迫の有無について評価が可能となる。

3　頸椎症性神経根症――肩や腕の痛み、しびれ

頸椎症性神経根症とは

頸椎症性神経根症は、頸椎症性変化に伴って生じた椎体辺縁や鉤椎関節《こうついかんせつ》（ルシュカ関節）、椎間関節の骨棘によって脊柱管の外側や椎間孔内で神経根が圧迫されて、痛みやしびれ、神経症状を生じた状態を指す（図7－12）。腰部脊柱管狭窄症で神経根が圧迫・刺激を受けると殿部や下肢に痛みを生じるのと同じように、頸椎症性変化によって神経根が圧迫を受けて肩や上肢に痛みやしびれを生じるわけである。

椎間板の変性を生じやすい第五・第六頸椎間（C５／C６）、第六・第七頸椎間（C６／C７）の椎間板に好発し、それぞれ第六頸神経根、第七頸神経根が障害される。

頸椎症性神経根症の症状

頸椎症性神経根症は頸部から肩甲骨周囲の痛みで発症することが多い。痛みは特に後頸部、肩甲骨の上や両側の肩甲骨の間などに認められる。一般に頸椎の運動、特に後屈で強

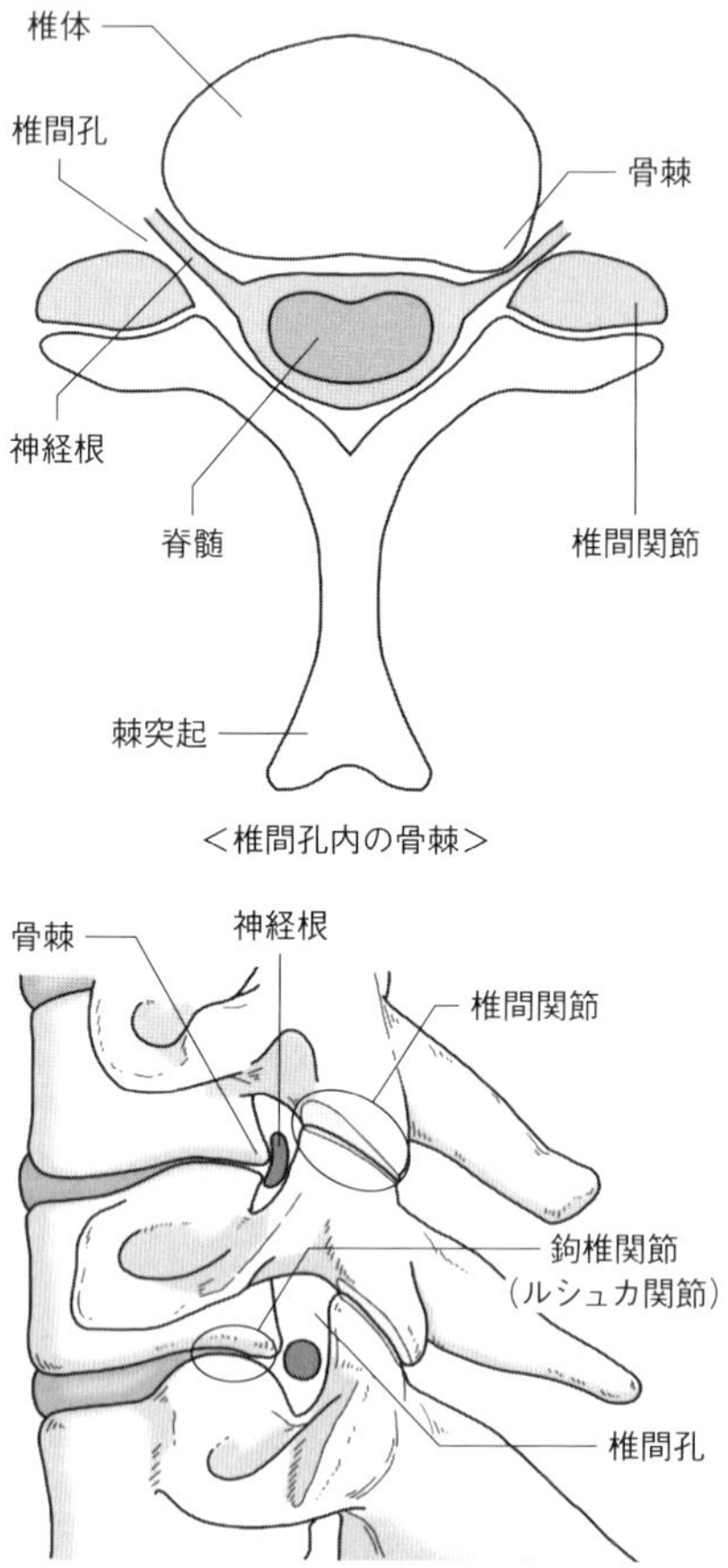

図7-12　頸椎症性神経根症

椎間孔内の骨棘形成により椎間孔が狭窄し，神経根が圧迫される。鉤椎関節（ルシュカ関節）に形成された骨棘によっても起こる。

くなり、さらに神経根の障害が進行すると、知覚の鈍麻や脱力感を自覚するようになる。

他覚所見としては、急性期にはほとんどの患者さんで頸椎の運動制限を認める。運動に伴って頸部痛が強くなったり、肩甲骨周囲や上肢に痛みを生じたりするためである。典型的には後屈、特に痛みのある側の斜め後に頸を傾けると疼痛が強くなる。逆に頸椎を前屈したり顎を引いたりすると痛みが緩和することが多い。痛みが強い時には腕を下げておくだけでも辛いため、痛みを軽減するために腕を挙げて頭に手を当てて頸部を固定した姿勢を取っていることもある。

神経学的所見としては、知覚（触覚、痛覚など）障害の有無、筋力低下の有無、深部腱反射について評価する。障害された神経根の支配領域に一致した症状をきたすため、神経学的所見によって障害高位が類推できることもある（図5－3、5－4参照）。

頸椎の後屈によって疼痛が出現することを利用した誘発テストにより頸部から上肢にかけての痛み（放散痛）の有無を確認し、陽性の場合には頸椎症性神経根症が強く疑われる。種々の誘発テストが考案されているが、ジャクソン・テストやスパーリング・テストがよく行われる（第五章参照）。

ただし、症状が強い時には頸椎を後屈するだけで痛みが誘発されるため、症状を悪化させないように慎重に行う必要がある。患者さんも痛みがある場合には無理をせずに医師に伝えていただきたい。

頸椎症性神経根症の診断

他の脊椎疾患同様に問診、理学所見、画像所見から総合して診断に至る。頸や肩、上肢に痛みやしびれを生じる疾患は比較的多いため、それぞれの特徴を念頭に置いて鑑別しながら診断へとたどり着くことになる。典型例における診断は容易であるが、非典型的な場合や複数の疾患が合併していることもあり、診断に難渋することもある。

① 問診

問診は決しておろそかにはできない。まず、痛みやしびれ、脱力を自覚する部位を確認し、頸部や肩甲骨周囲、上肢などの場所を特定する。その症状の発症が急に起こったものか、徐々に起こったものか、発症の原因として思い当たるものがあるか否かも聴取する。さらに、痛みやしびれが強くなる動作や姿勢、安静時の症状の有無、発症後の経過（不変や増悪、軽快）などを確認する。

② 理学所見

症状を把握した上で、誘発テストや神経学的所見を参考にして障害されている神経根を同定する。肩周囲の痛みを訴えている時には、肩関節周囲炎のような肩関節の疾患の場合もあるので肩関節の可動域制限や運動時痛の有無についても評価しておくようにしている。

また、手根管症候群や肘部管症候群といった末梢神経の障害（特に絞扼性《こうやくせい》神経障害《しんけいしょうがい》）との鑑別を要する場合には、神経学的所見を詳細にとる必要があるが、頸椎疾患と末梢神経障害が合併している場合も少なくないので注意が必要である。

③　画像検査

X線では頸椎症性変化を認める。特に頸椎症性神経根症では、正面像や斜位像（図7－13）で鉤椎関節（ルシュカ関節）に形成された骨棘を評価する必要がある。斜位像では椎間孔内に張り出した骨棘によって、椎間孔が狭くなっている。

MRIでは、硬膜管外側での圧迫像、神経根周囲の脂肪組織の消失、横断面における椎間孔入口部の狭小化の有無を観察する。しかし、MRIは骨性因子の評価はCTに劣ることや神経根の描出が不十分なこと、痛みのため、同一姿勢を長時間とれない場合は撮影ができないなどの欠点もある。近年、MRミエログラフィーによる神経根の評価も行われるようになってきている。

脊髄造影では硬膜管の圧迫や神経根像の欠損などが認められる。脊髄造影後CT（図7－14）では、椎体後方や椎間孔内の骨棘形成の有無とその形態を横断面で観察し、硬膜管や神経根の圧迫の状態を評価する。骨性因子と神経組織の関係の評価に最も有用であり、圧迫因子が骨棘か椎間板ヘルニアであるかの鑑別も可能となる。矢状断ならびに冠状断再構成画像、三次元ＣＴも病態の把握や手術計画に有用である。

日常診療において、頸部から肩、上肢にかけて痛みを生じる疾患にはよく遭遇するものである。テニス肘として有名な上腕骨外上顆炎《じょうわんこつがいじょうかえん》という筋肉付着部の炎症でさえも、上肢

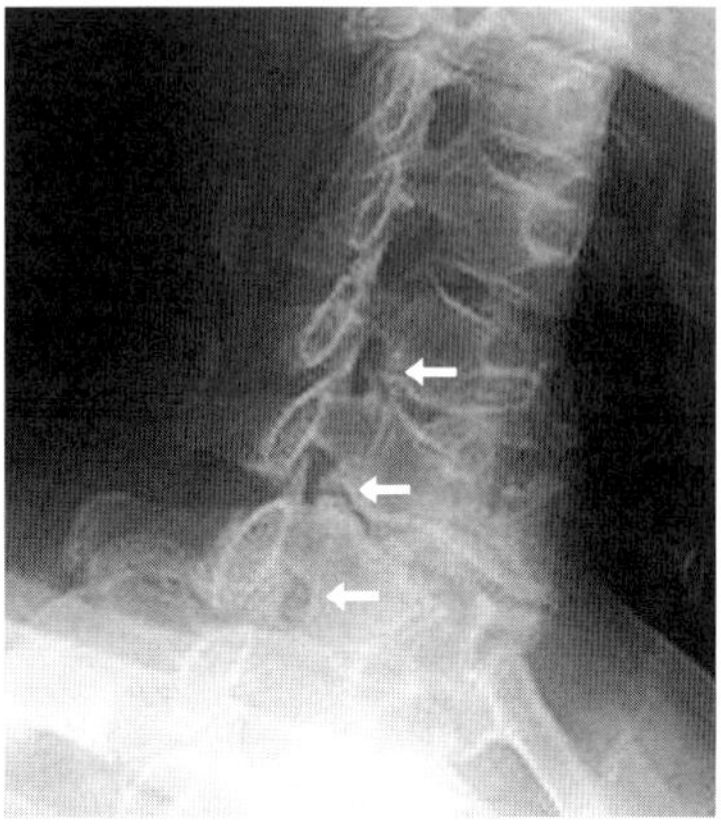

図7-13　頸椎症性神経根症のX線像

斜位像。椎間孔内に張り出した骨棘によって椎間孔が狭くなっている（矢印）。

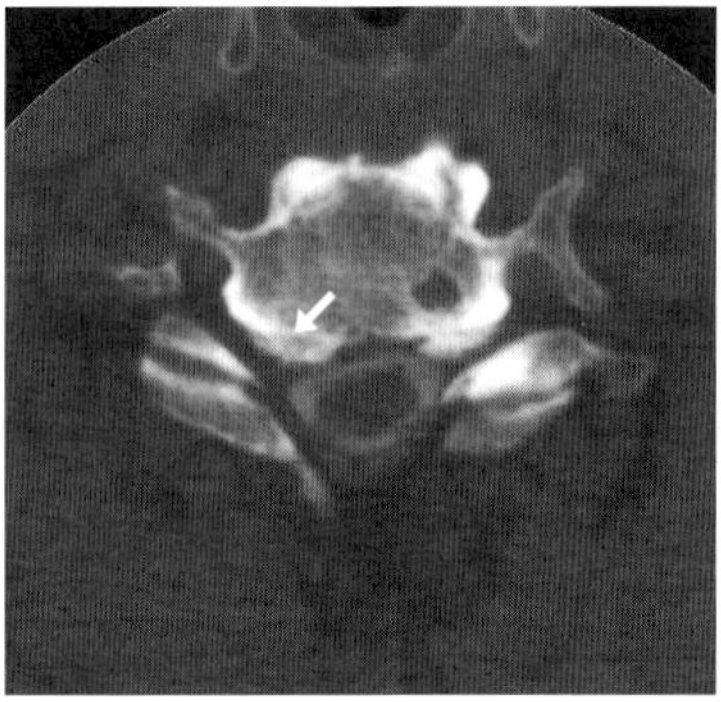

図7-14　頸椎症性神経根症の脊髄造影後CT像

横断面像。椎体後方から椎間孔にかけて形成された骨棘（矢印）によって硬膜管および神経根が圧迫されている。

全体の痛みを訴えたりしびれ感を訴えたりすることがある。また、きわめて稀ではあるが、頸部痛や上肢痛の原因が腫瘍性病変や感染であった患者さんを診察したこともある。これらの進行性の病気が原因の場合には、症状も進行性であったり安静時にも症状を認めたりすることがある。初診時になくても治療開始後に新たな症状が出現することもある。

したがって、本書で何度も述べているように、問診に始まり、理学所見と画像所見を駆使して診断に至るという作業は、適切な診断に至る上で基本的ではあるがきわめて重要なプロセスであり、医師は当然のこと、患者さん方にもよく知っておいていただきたい点なのである。

❖コラム　脊柱靭帯骨化症

第一章で脊柱に存在する靭帯について解説した。骨と骨をつなぐ帯状の線維性組織を靭帯といい、脊柱にもいろいろな靭帯が存在している。その中で病気と関連して問題となることが多いのは後縦靭帯《こうじゅうじんたい》と黄色靭帯《おうしょくじんたい》であろう。後縦靭帯は椎体と椎間板の後面に沿って

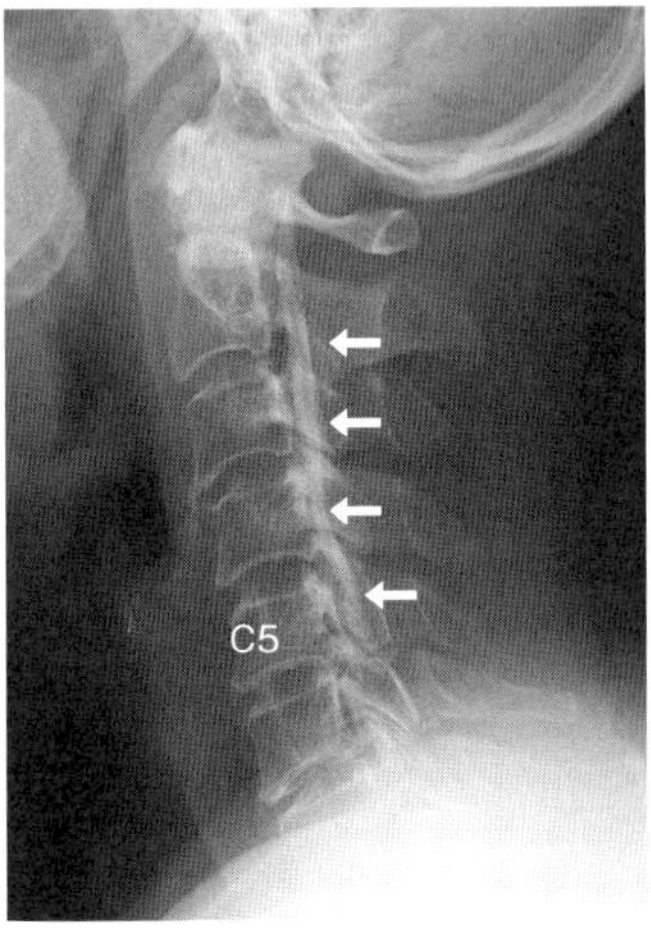

＜X線，側面像＞

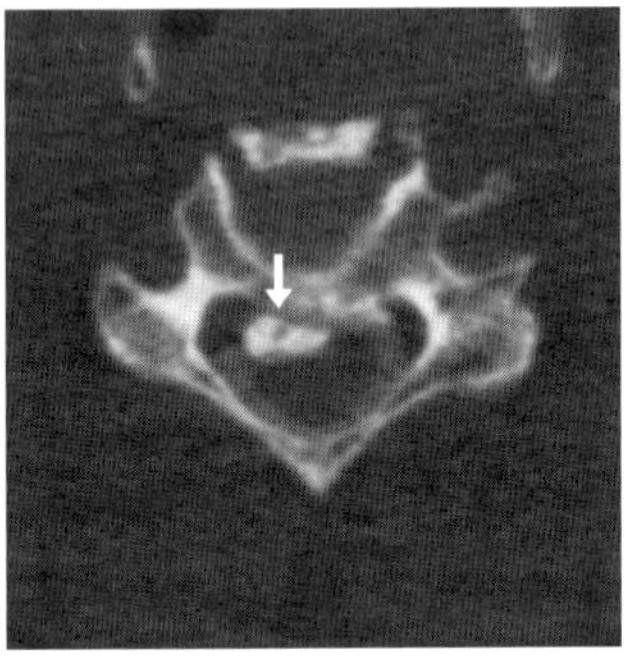

＜脊髄造影後CT，横断像＞

図7-15　後縦靭帯骨化症

X線で後縦靭帯の骨化巣を確認することができる（矢印）。脊髄造影後CTでは頸椎椎体後方に後縦靭帯の骨化巣が認められ（矢印），さらに脊髄が圧迫されていることがわかる。

縦方向に強く結合して脊柱を後方から支えている。見方を変えると脊柱管の前方に存在し、脊髄の前方に位置している。一方、黄色靭帯は上下の椎弓の腹側（前面）に存在し、脊柱の屈伸に際して緊張を保って椎間の運動を制御している。やはり見方を変えると脊柱管の後方に存在し、脊椎の変性に伴って厚くなることで脊柱管狭窄の原因となることがある。

　これらの脊柱靭帯の中に骨が形成されることがあり、脊柱《せきちゅう》靭帯骨化症《じんたいこつかしょう》と呼ばれる。その代表的な疾患が「後縦靭帯骨化症」と「黄色靭帯骨化症」である。それぞれに起こりやすい部位があり、後縦靭帯骨化症は頸椎（図7－15）や胸椎、黄色靭帯骨化症は胸椎の上の方や下の方に起こりやすいことが知られている。脊髄を圧迫することで手足の運動や感覚の麻痺（脊髄症）を生じることがある。他の国々の人と比較して、日本人で発生率が高く、同じ家族内での発生や糖尿病との関連、骨化が起こりやすい体質などが報告されているため、骨化の発生にはなんらかの遺伝子が関係していると考えられている。いったん骨化を生じても経過はさまざまで、すべての患者さんで麻痺をきたすわけではないが、脊髄症が出現・進行すると手術が必要となることもあるため、専門の医療機関での診察をお勧めする。

第七章 注

注1　神経性跛行……腰部脊柱管狭窄症などで、神経の圧迫に伴う下肢症状（下肢の疼痛やしびれ、脱力など）による歩行障害のこと。

注2　両側性……左右の両側に症状が生じる場合をこのように表現する。左右のうち一方にのみ生じる場合は〝片側性〟という。

注3　血管奇形……脊髄に生じる血管奇形として、脊髄動静脈奇形が知られている。脊髄の血流障害、鬱血による脊髄障害をきたす原因となる。

注4　トレッドミル……屋内でランニングやウォーキングを行うための機械。健康器具として、ルームランナー、ランニングマシン、ジョギングマシン、ウォーキングマシンなどとも呼ばれる。歩行訓練のリハビリテーションで用いられるが、術前後の歩行可能な距離（間欠跛行の出現する時間や距離）などを計測する検査としても用いることがある。

注5　痙性歩行……大脳から脊髄に至る錘体路が障害を受けた際に生じる、下肢がつっぱったような、ぎこちない歩き方のこと。早歩きや走行、階段昇降が困難となってくる。

第八章　脊柱変形

1　腰椎変性側彎症──ウエストラインが傾いている？

変性に基づく脊柱の変形

我々の脊椎には身体を支えるための〝支持機構〟という重要な役割がある。この支持機構が破綻すると、脊柱は不安定となったり変形を生じたりする。不安定な状態の最たる例は外傷であり、骨折や脱臼をした脊椎はきわめて不安定な状態となり、時に脊髄や馬尾を損傷する原因となってしまう。高い所からの転落や交通事故などによる脊椎・脊髄損傷がその典型例である。また、外傷ほどではないにしろ、退行変性《たいこうへんせい》に伴って脊椎の〝すべり症〟などの不安定性が生じることもある。一方、脊柱の変形にはさまざまな原因があり、先天性（注1）に椎骨の形態異常を伴っているものや成長期に進行してくるもの、あるいは脊椎の退行変性に伴って進行してくるものなどがある。時に痛みの原因となったり、立位や歩行時にバランスがうまく取れない状態となったりもする。

本章では、退行変性に基づいて生じる脊柱変形として代表的な「腰椎変性側彎症《ようついへんせいそくわんしょう》」と「腰椎変性後彎症《ようついへんせいこうわんしょう》」という二つの疾患について紹介する。

腰椎変性側彎症とは

〝側彎《そくわん》〟とは、正面あるいは背面からみた時に脊柱が左右に彎曲した状態をいう。多くの場合で脊椎のねじれ（回旋《かいせん》）を伴っている。さまざまな疾患に伴って側彎を認めることが知られているが、腰椎変性側彎症とは腰椎の退行変性に伴って生じる側彎症である。同じ側彎症と呼ばれていても、脊柱に変性を生じていない小児期に認められる側彎症とは病態も治療法も異なる。

成人に認められる腰椎の側彎には、

① 成人以降に腰椎椎間板の変性を基盤として新規に発生したもの。

② 思春《ししゅん》期《き》特発性側彎症《とくはつせいそくわんしょう》（コラム参照）などの若年期から存在していた側彎症に変性が加わって進行したもの。

の二つがある。このうち①を腰椎変性側彎症とすべきと考えられ、②に比べて側彎の範囲が比較的短く、回旋変形も比較的軽度とされているが、両者の区別は難しい。

腰椎変性側彎症の発症メカニズムについては、不明な点も多いが、腰椎の椎間板に変性が生じる際になんらかの原因で左右のどちらかに変性が進行して椎間板の楔状化《けつじょうか》（注2、図8－1参照）が起こり、椎間板に不均等な力が加わるため、左右の椎間関節にも非対称な変性が進行して側彎変形が発生・進行すると考えられている。側彎だけでなく前彎が減少する場合も多く、特に後彎を伴う場合には腰椎変性後側彎症《ようついへんせいこうそくわんしょう》と呼ばれる。

腰椎変性側彎症の症状

側彎や後側彎などの脊柱変形は、寝ている状態よりも立ったり歩いたりして体重がかかっている際に強くなるため、立位や歩行時の腰背筋の疲れやすさや腰背部痛、腰部脊柱管や椎間孔《ついかんこう》における神経組織の圧迫に伴う馬尾・神経根症状（下肢の痛みやしびれなど）が問題となる。まず、自覚症状としては、脊柱変形に伴う肩の高さの左右差やウエストラインの左右非対称、腰の出っ張り（腰部隆起《ようぶりゅうき》）、体幹バランス不良に伴う不良姿勢などが認められ、患者さん自身が気付いていたり、周囲の人に指摘されたりしていることが多い。女性の患者さんからは、「スカートをはくと骨盤が傾いているのがわかる」と言われることがよくある。これは実際には骨盤が傾いているわけではなく、ウエストラインの非対称によって腰のくびれの高さが左右で異なっているためである。

また、腰背部痛や腰背筋の易疲労性《いひろうせい》（疲れやすさ）を自覚し、時に強い腰痛や下肢痛のために長時間の立位や歩行に支障をきたすことがある。女性に多く、日常生活の中で長く立っていられない例としては、「炊事の際に途中で椅子に座らないと続けられない」、あるいは「流し台に肘をつかないと立っていられない」などといった場合がある。長く歩けないという例では、「買い物に行っても途中で腰かけたりして休憩する」、あるいは「ショッピングカートやシルバーカーを押すと歩くのが楽になる」などが挙げられる。

一方、他覚所見であるが、脊柱変形については立位での評価が重要となる。立位で背面から肩の高さの左右差、ウエストラインの左右非対称、肩甲骨の高さや突出の左右差、立位バランスなどを評価する（図5－9参照）。立位バランスは側面からみた場合の評価も重要となる。また、前屈テストで肋骨隆起や腰部隆起（注3）を評価する。さらに、体幹の前後屈や左右側屈、回旋時の動きや痛みの有無についても評価する。患者さんが下肢症状を訴えている場合には神経学的所見も重要となる。

腰椎変性側彎症の診断

腰椎変性側彎症では比較的高齢の患者さんが多いため、併存疾患（いわゆる持病）を含めた全身状態の把握も、治療方針を決定する上で重要となる。

① 問診、理学所見

前述したような患者さんの自覚症状、日常生活における支障の内容と程度について問診を行う。患者さんの一番困っている症状が、神経組織の圧迫に伴う下肢痛（いわゆる神経痛、注4）なのか、腰背部痛や腰背筋の易疲労性、体幹バランス不良といった脊柱変形によるものなのか、愁訴を詳細に聞いた上で身体所見の診察へと移っていく。

問診を元に脊柱変形と神経学的所見を評価し、以下の画像所見と照らし合わせて患者さんの愁訴の原因を探っていくことになる。

② 画像検査

X線では、椎間板高の減少、椎体辺縁の骨硬化像、骨棘形成、椎間関節の変形などの脊椎症性変化、椎間板の楔状化と椎体の回旋・側方すべりを伴う側彎などを確認することができる（図8-1）。立った状態で全脊柱を正面と側面から撮影して、側彎や前後彎などの彎曲の角度を計測し、脊柱バランスについて評価を行うが、腰椎変性側彎症では腰椎の

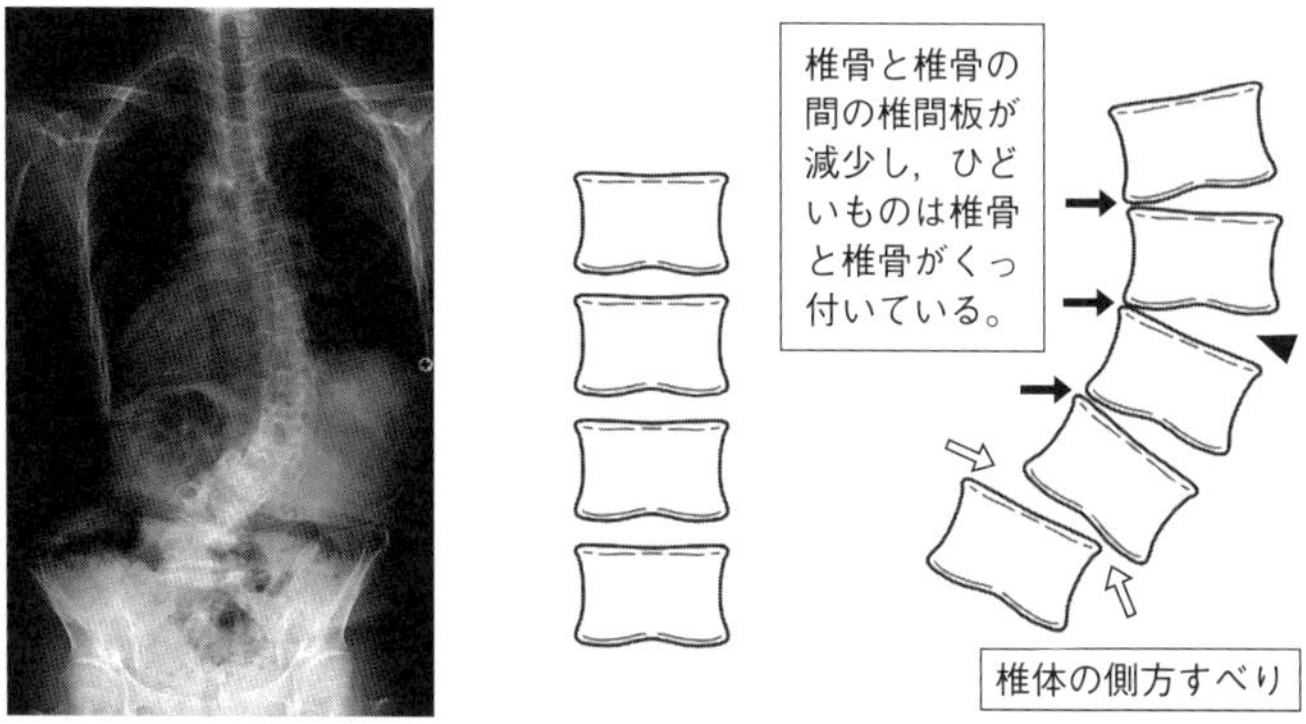

＜X線像，正面＞　＜脊柱の正常図＞　＜椎間板の楔状化＞

図8-1　腰椎変性側彎症のX線像

正面像は背部からみた状態で評価する。明らかな側彎を呈し，体幹が右に偏位している。こうした側彎は，椎間板が変性し，その高さが左右不均一に減少して楔状化を生じることで発生する。

前彎が減少している場合が多い。

近年では脊柱の土台となる骨盤を含めた評価の重要性が称えられるようになってきている。さらに、前後あるいは側方すべりの程度を評価し、前屈や後屈の動《どう》態《たい》撮影（機能撮影）で椎間の不安定性を、左右への側屈像を撮影して側彎のやわらかさも評価する。

ＭＲＩでは、椎間板の変性、脊柱管内から椎間孔内にかけての神経組織の圧迫の有無や程度を評価する。ＣＴは、骨組織の評価の点ではＭＲＩよりも優れている。側彎は三次元的な変形であり、三次元ＣＴ（図８－２）や再構成画像を作成することで、病態の把握や手術計画に有

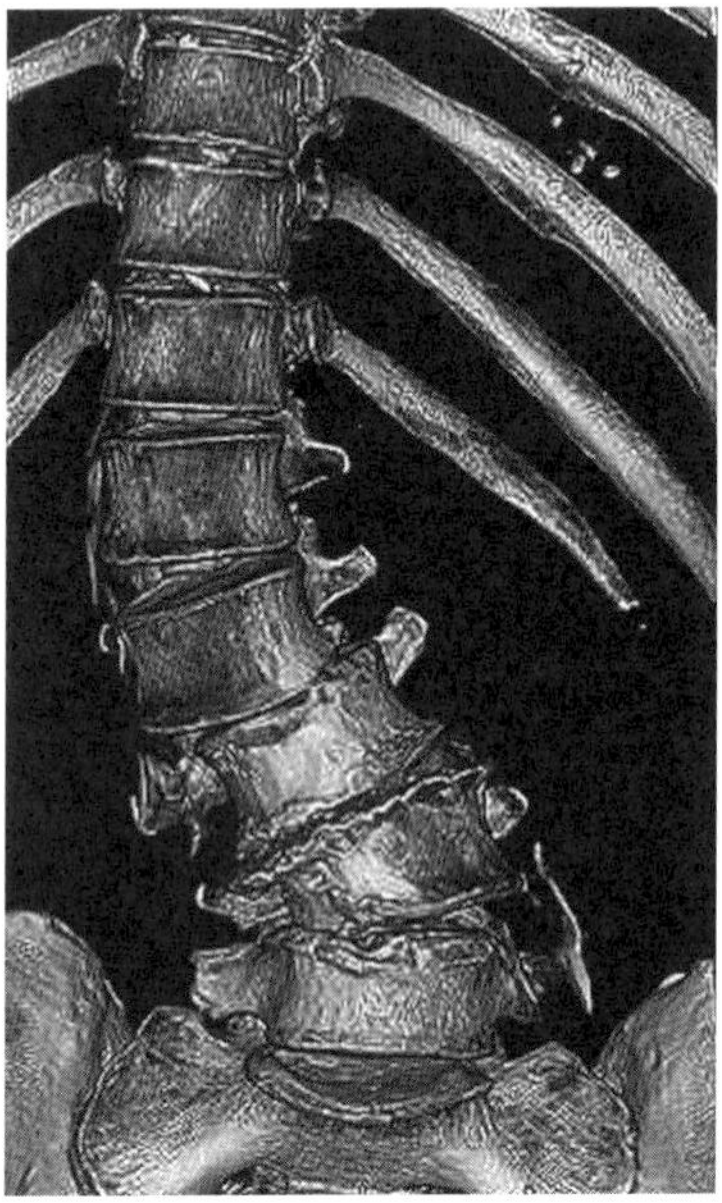

図8-2　腰椎変性側彎症のCT像

側彎の３次元的な変形を把握することができる。

用となる。

脊髄造影では、硬膜や神経根の圧迫の有無や程度、前後屈などの姿勢の関与が評価可能となる。脊髄造影後ＣＴでは、硬膜や神経根を圧迫している組織の評価も可能となる。三次元的な評価も可能で、本症に特徴的な回旋《かいせん》亜《あ》脱臼《だっきゅう》（注５）や側方すべりの評価にも有用である。また神経根造影では、圧迫に伴う神経根の形態的変化を捉えることができる。同時に、選択的神経根ブロックを併用することで、その神経根が下肢痛などの症状に関与しているか否かを評価できる。

2　腰椎変性後彎症――〝三本足〟で歩く

腰椎変性後彎症とは

腰椎変性後彎症は、脊柱や骨盤を支える支持組織が変性をきたした結果、腰椎部が後彎化、あるいは背部が平坦化（平背《へいはい》、注6）した状態である。脊柱の生理的彎曲が消失し、身体は前傾・前屈して、いわゆる〝腰曲がり〟姿勢を呈するため（図8－3）、長い時間直立したり歩行したりすることが困難となる。この腰椎変性後彎症については、脊柱や骨盤を支える支持組織を前方要素と後方要素（注7）に分けて、それぞれに原因が考えられている。前方要素としては、腰椎の変性に伴う複数の椎間板高の減少、骨粗鬆症による複数の椎体高の低下が挙げられる（ただし、骨粗鬆症に伴う椎体骨折が原因の脊柱後彎は、厳密には本疾患と分けて考えるべきである）。一方、後方要素としては、腰部伸筋群（いわゆる腰背筋）の変性・萎縮（図8－4）による筋力低下が挙げられる。

特に後方要素は重要と考えられており、腰椎部あるいは胸腰椎部に比較的限局した（範囲が限られた）腰背筋の変性・萎縮が認められることが報告されている。このため、この疾患では体幹を直立した状態で支えておくことが困難となり前傾するようになる。体幹が前傾すると、椎体や椎間板への負荷が増し、背筋にも体幹を支えるために強い力が必要となり筋肉の内圧が上昇する。筋肉に緊張が持続すると、疲労に伴う痛み（激痛よりも、凝ったような鈍痛に近い痛みが多いようである）を生じることになる。また、背筋の内圧が持続的に上昇すると、筋肉内の血行障害を生じて筋萎縮が進行するため後彎が進行するという悪循環を生じるようになる。

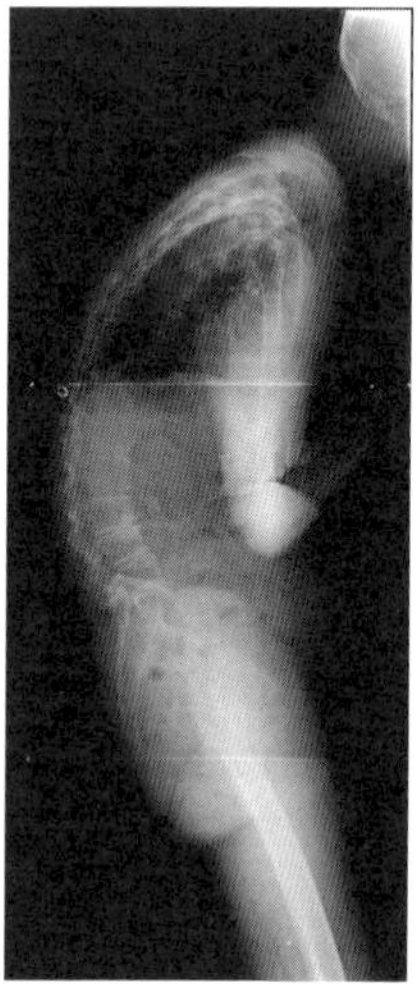

図8-3　腰椎変性後彎症のX線像

全脊椎の立位側面像。腰椎の前彎角が減少し，体幹が前傾している。

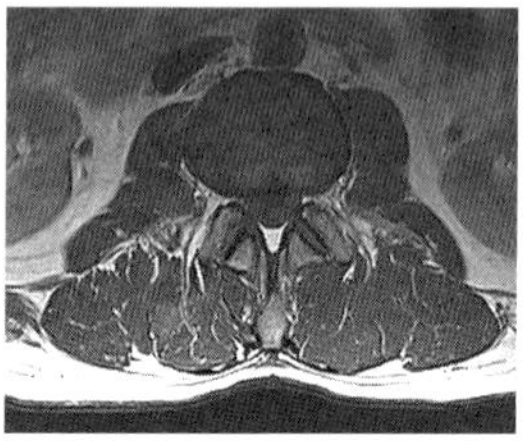

＜正常＞

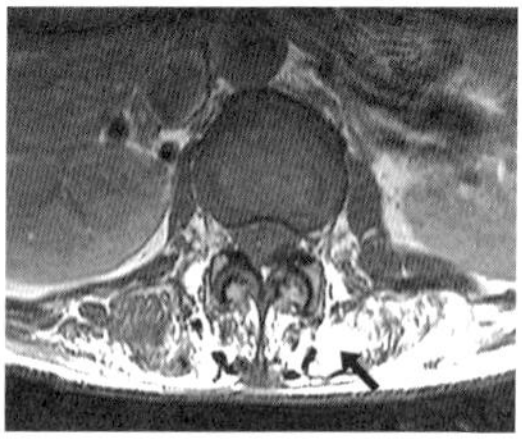

＜腰椎変性後彎症＞

図8-4　腰部伸筋群のMRI像

横断像。正常と比較して，腰部伸筋群の変性・萎縮した部位が白くみえる（矢印）。

腰椎変性後彎症の症状

自覚症状としては、ほとんど全ての患者さんで慢性的な腰痛を訴える。特に長時間の立位や歩行の際に強くなる、腰背部の痛みを自覚している。場合によっては、腰背筋の疲れやすさ、重だるさを訴えることもある。また、姿勢の前傾、いわゆる〝腰曲がり〟を呈する。姿勢の異常は立位や歩行の初期には目立たないこともあるが、時間が経つにつれて腰背筋の疲労とともに明らかとなってくる。炊事の際に立位保持が困難なため、片肘をついて行っている場合もある。これらの姿勢異常は美容的に見た目が悪いと気にしている患者さんも少なくない。また、「若い頃に比べて背が縮んだ」と訴える患者さんもいる。

さらに、腰が曲がっていることで胸腹部の内臓にも影響がおよぶことが知られており、しばしば逆流性胃食道炎などの胃腸障害をきたす。腹部圧迫によって一度に多く食事が摂れないようになるため、すぐにお腹一杯に感じるようになり（腹満感）、食欲低下や痩せ、ひいては活力低下をもたらす原因ともなる。また、呼吸機能の低下も報告されている。

腰背筋に原因がある後彎症では彎曲が比較的やわらかいため、仰向けに寝ると後彎がかなり矯正される。一方、前方要素である椎間板や椎体に原因がある場合には、硬い後彎となり仰向けになっても矯正されにくい傾向にある。

腰椎変性後彎症の診断

腰椎変性後彎症においても比較的高齢の患者さんが多いため、腰椎変性側彎症と同様、併存疾患を含めた全身状態の把握は重要である。

腰椎の後彎あるいは後側彎が認められても、各人でその原因や状態は異なっている。中には日常生活を送る上で全く支障を感じていない人がいるのも事実である。個々の症状、病態に応じた治療法が選択されるべきであり、そのためには的確な診断・評価が重要となる。

① 問診、理学所見

姿勢異常を伴うか否か、特に歩行時の腰曲がり（腰曲がり歩行）を呈するか否かを確認する。患者さんが日常生活において困っていることを尋ねていくと、姿勢異常が原因であることが把握できる。殿部から脚にかけての痛みやしびれといった下肢症状の有無を確認することも重要である。第七章で述べた腰部脊柱管狭窄症の場合は、姿勢を正して（腰椎の伸展位で）歩くと下肢症状が出現しやすいため、腰を曲げて症状が出にくい格好（腰椎の屈曲位）で歩いていることがあり、鑑別が重要となる。

姿勢異常の有無については、正面（背面）と側面から評価する。腰部伸筋（腰の筋肉）

の筋力低下があると、うつ伏せの状態から上半身を起こせなくなる。また、殿筋の筋力が低下していると、股関節から下を診察台から出して上半身を固定した状態で両下肢を水平まで持ち上げることができなくなる。

② 画像検査

ＭＲＩでは、椎間板の変性、脊柱管内から椎間孔内にかけての神経組織の圧迫の有無や程度を評価する。また、腰背筋の筋量、筋萎縮の有無や程度も評価可能である（図８‐３参照）。またＣＴは、骨組織の評価の点ではＭＲＩよりも優れている。特に、三次元ＣＴや再構成画像を作成することで、病態の把握や手術計画に有用となる。神経組織との関連を評価する点では、脊髄造影後のＣＴが有用である。Ｘ線では、椎間板の変性を反映して椎間板高の減少、椎体辺縁の骨硬化像、骨棘形成、椎間関節の変形などの脊椎症性変化に加えて腰椎の前彎減少を認める。腰椎の変性側彎を合併していることも珍しくない。

姿勢に関しては、全脊柱のＸ線写真を立った状態で正面と側面で撮影して、側彎や前後彎などの彎曲の有無や程度、脊柱バランスについて評価を行う。撮影時には可能な限り膝関節をまっすぐに伸ばしてリラックスした状態で立つことが重要である。読者のみなさんも試していただきたいが、直立した状態でも腰を動かして曲がり具合を変えることは可能である。そして直立した状態で両上肢を前方に挙げていくと、その角度によって腰の格好も変化していくのがわかるだろう。

実際に、立ち方や上肢の位置が腰椎の前彎に与える影響を研究した論文も散見され、撮影時に最も適した格好について議論されている。全脊柱X線写真の側面像については、「両膝関節・股関節を伸ばして立ち、両手を鎖骨に当ててリラックスした状態」で横から撮影することが多いようである。脊柱の評価には骨盤との関係も重要であることが指摘されているため、骨盤あるいは大腿の一部まで含めて撮影することが多くなっている。記念撮影ではないので、患者さんは自然な状態でリラックスして、撮影に臨んでいただきたい。

さて、腰椎変性後彎症では全脊柱X線写真の側面像で腰椎の前彎角が減少し、体幹が前傾している。立位時における脊柱バランスは、第七頸椎（C7）の中心から床面に垂直に下ろした線で評価し、これをC7プラムライン（plumb line）と呼ぶ。これは身体における真の重心線とは異なるものであるがX線を用いた評価の際にしばしば用いられ、仙骨の後上縁からの距離を計測して評価する。体幹が前傾すると、このC7プラムラインは前方に大きく移動する（図8－5）。また、腰椎変性後彎症では脊柱バランスを改善しようとする代償機能が働いて、本来は後彎であるはずの胸椎が前彎を呈している場合もある。

これに関して、旭川医科大学名誉教授である竹光義治先生が、腰椎変性後彎症の脊柱骨盤矢状面アライメントを正常標準型と対比して四つの型に分類し、一九八八年に発表しておられるので、図８－６に紹介したい。

竹光先生は九州大学および九州大学整形外科学教室の大先輩であり、旭川医科大学整形外科学講座の初代教授となった方である。旭川に赴任された際に、農村地帯に腰曲がりを呈した患者さんが多いことからその研究を始め、数々の功績を収められた。退官後、福岡県飯塚市にある総合せき損センター院長として九州に戻られた。

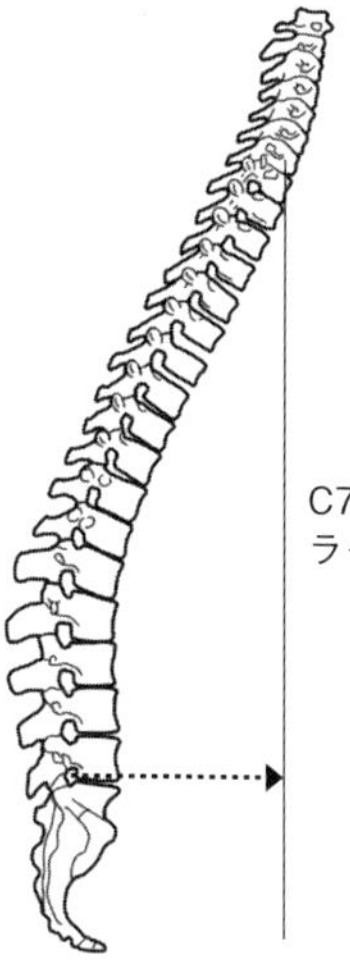

図8-5　Ｃ７プラムライン

第７頸椎（Ｃ７）の中心から床面に垂直に下した線（実線）をＣ７プラムラインと呼ぶ。図のように体幹が前傾した状態では，Ｃ７プラムラインが前方に大きく移動する（点線）。

ちょうどその頃に脊椎外科医を志していた私は、せき損センターで多くのことを学ぶことができ、私にとって最も尊敬すべき恩師の一人である。敬意をもってここに記すことをお許しいただきたい。

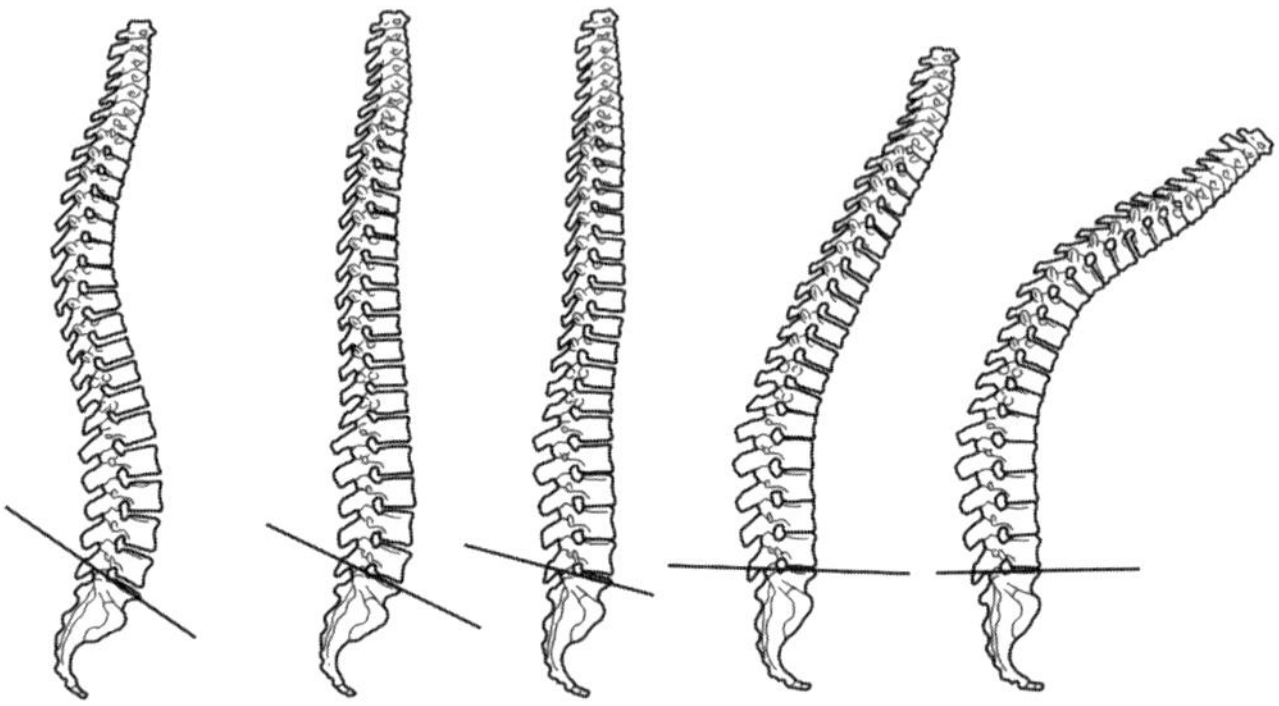

１型：平背

腰椎前彎は著明に減少し（L1からSの間が15°以下），ほとんど直線状で，胸椎後彎も減少し，全体的に平背状をなす。

２型：軽度腰椎後彎

腰椎に後彎が生じ，胸椎には代償性の前彎が存在する（１型，２型は立位では直立しているようにみえるが，歩行を持続すると体幹は前傾する）。

３型：胸椎前彎化を伴う高度腰椎後彎

腰椎後彎がさらに著明となり（L1からSの間が20°以上），胸椎に代償性の前彎があり，立位姿勢は初めから前傾・前屈している。

４型：全後彎

腰椎も胸椎も連続的に全後彎型を呈する。

図8-6　腰椎変性後彎症の分類

脊柱骨盤矢状面アライメントを正常標準型と対比して４つの型に分類する。
Y. Takemitsu *et al., Spine* 13, 1317-1326, 1988より改変引用。

❖コラム　特発性側彎症

側彎症はほとんどの場合、同時にねじれも加わっている。脚の長さに左右で差があったり、腰椎椎間板ヘルニアなどによる坐骨神経痛がある場合に痛みを和らげる姿勢をとったりして生じる一時的な側彎がみられることもあるが、多くの場合は真の病気としての側彎症（構築性側彎症《こうちくせいそくわんしょう》）である。その原因をみてみると、先天的に椎骨の形に異常がある先天性側彎症、神経や筋肉の異常に伴う神経・筋性側彎症、神経線維腫症《しんけいせんいしゅしょう》やマルファン症候群に伴う側彎症などもあるが、八〇パーセントから九〇パーセントは特発性側彎症《とくはつせいそくわんしょう》である。

〝特発性〟とは、はっきりとした原因がわかっていない場合に用いる言葉である。よく患者さんから〝突発性《とっぱつせい》〟と間違われることがあるが、これは「突発性発疹」や「突発性難聴」などの病名からもわかるように、突然生じるものを指すため、全く違ったものである。特発性側彎症とは、要するに原因不明の側彎症のことである。しかし、あくまでも現時点で原因不明ということであり、家族内発生（兄弟姉妹で側彎症であったり、親子で側彎症だったりすること）が認められること、女子に多いこと（男子の五倍から七倍）などからも、なんらかの遺伝子の関与が指摘されていて、日本を初めとして世界中で研究が行われている。

将来、側彎症の発生に関与する遺伝子が発見される可能性もある。

特発性側彎症は発見された年齢によって、乳幼児（性）特発性側彎症（〇歳から三歳）、学童期特発性側彎症（四歳から九歳）、思春期特発性側彎症（一〇歳以降）に分類されている。このうち最も頻度が高いのは、思春期特発性側彎症である（図8－7）。

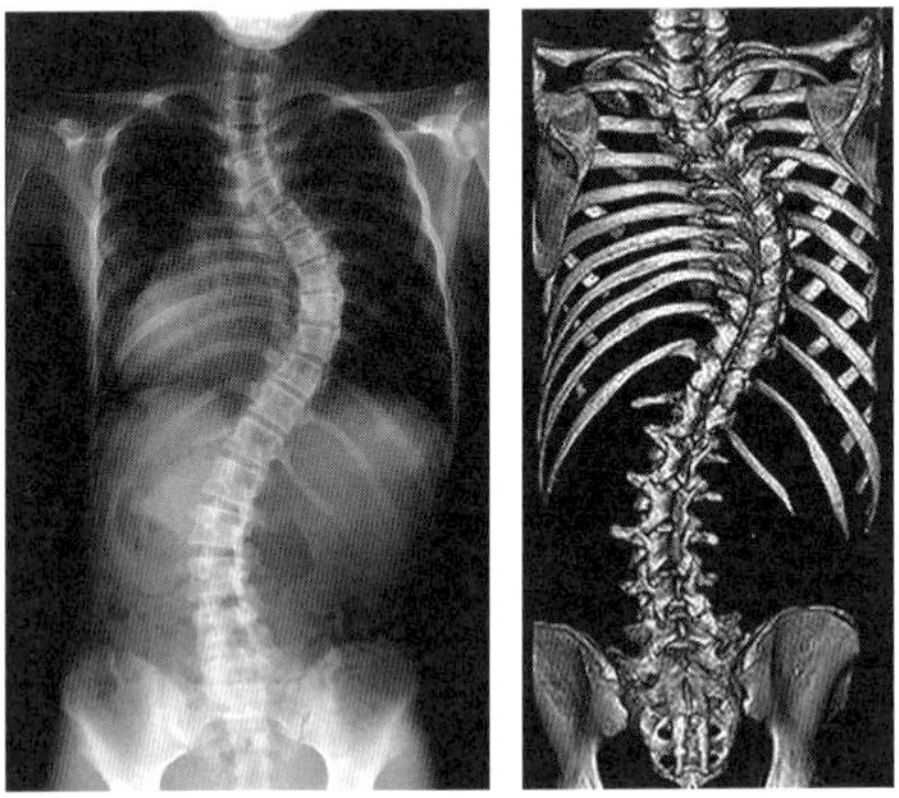

＜X線像＞　＜CT像＞

図8-7　思春期特発性側彎症（胸椎側彎）

脊柱が側方へ彎曲している。ねじれを伴っているため肋骨のみえ方に左右差があり，胸郭の変形をきたしている。

成長期である小学校高学年から中学校時代にかけて発症あるいは進行すること、また自覚症状が乏しいため本人も周囲の人も気付いていない場合が多いことから、早期発見・早期治療を目的に学校検診（側彎症検診）が行われている。発症の原因がわかっていないため予防法もなく、早期に診断して進行の予防に努める必要がある。

一般に、神経・筋性側彎症や神経線維腫症に伴う側彎など特殊な例を除いて、特発性側彎症では成長終了後には進行しないと考えられていた。しかし、欧米における長期間の調査で、高度な彎曲を認める場合には成長終了後も少しずつ進行することが示されたため、そのような場合には手術療法が勧められている。いずれにしても専門性の高い疾患であるため、専門医の元での診療をお勧めする。

第八章　注

注1　先天性……先天的な椎骨の発育障害による形態の異常を指す。正面からみて片側が欠損した半椎《はんつい》などがあり、側彎や後彎などの脊柱変形の原因となることがある。

注2　楔状化……片方だけが潰れて楔《くさび》のような形になること。正常な椎間板を正面からみると左右の高さは均等であるが、どちらか片方にのみ変性が進行して高さが潰れると彎曲を呈するようになる。この状態を椎間板の楔状化と呼ぶ。

注3　肋骨隆起や腰部隆起……脊柱側彎症では脊柱が側方に彎曲する際に椎体の回旋を伴う。胸

椎では彎曲の凸側の肋骨が隆起してみえるため「肋骨隆起」と呼ばれる。同様に腰椎部に彎曲があると腰部が隆起してみえるため「腰部隆起」と呼ばれる。前屈テストといって、患者さんに前屈してもらって後方あるいは前方から観察すると隆起を確認しやすい（第五章参照）。

注4　神経痛……神経の障害によって生じる痛みのこと。神経障害性疼痛と呼ばれる。さまざまな知覚異常を伴うことが多い。（第四章コラム参照）

注5　回旋亜脱臼……椎間板の変性に伴って、上位の椎体が下位の椎体に対して、ねじれながら（回旋しながら）側方にすべっていく現象。腰椎変性側彎症でよくみられる。

注6　平背……英語ではフラットバックといい、脊柱の生理的彎曲（腰椎の前彎と胸椎の後彎）が減少してほとんどまっすぐになった状態を指す。

注7　後方要素……椎骨を構成する要素の中で後方に存在するもので、椎弓（椎弓板と椎弓根）、棘突起、上下の関節突起、横突起を指す。

第九章　肩こりと腰痛

1　肩こり――これって病気だったの？

多くの人の悩み・肩こり

厚生労働省によって、保健、医療、福祉、年金、所得等国民生活の基礎的事項を調査する〝国民生活基礎調査〟が実施されていることをご存じだろうか。これは、「厚生労働行政の企画及び運営に必要な基礎資料を得るとともに、各種調査の調査客体を抽出するための親標本を設定することを目的」とするもので、三年に一回、大規模調査が実施され、健康票による調査が行われている（詳細は厚生労働省のホームページを参照されたい）。本書を執筆している時点での最新のデータは、平成二五年度に実施されたものである。

健康票を用いた健康調査では、まず「熱がある」「身体がだるい」などの四二項目からなる自覚症状が調査され、自覚症状のある者（有訴者《ゆうそしゃ》という）の人口千人に対する割合が示されている。性別でみると、男性で最も多い自覚症状は「腰痛」であり、人口千人に対して九二・二人の男性が腰痛を自覚していることになる（図9－1）。一方、女性では最も多い自覚症状は「肩こり」であり、人口千人に対して実に一二五・〇人の女性が肩こり

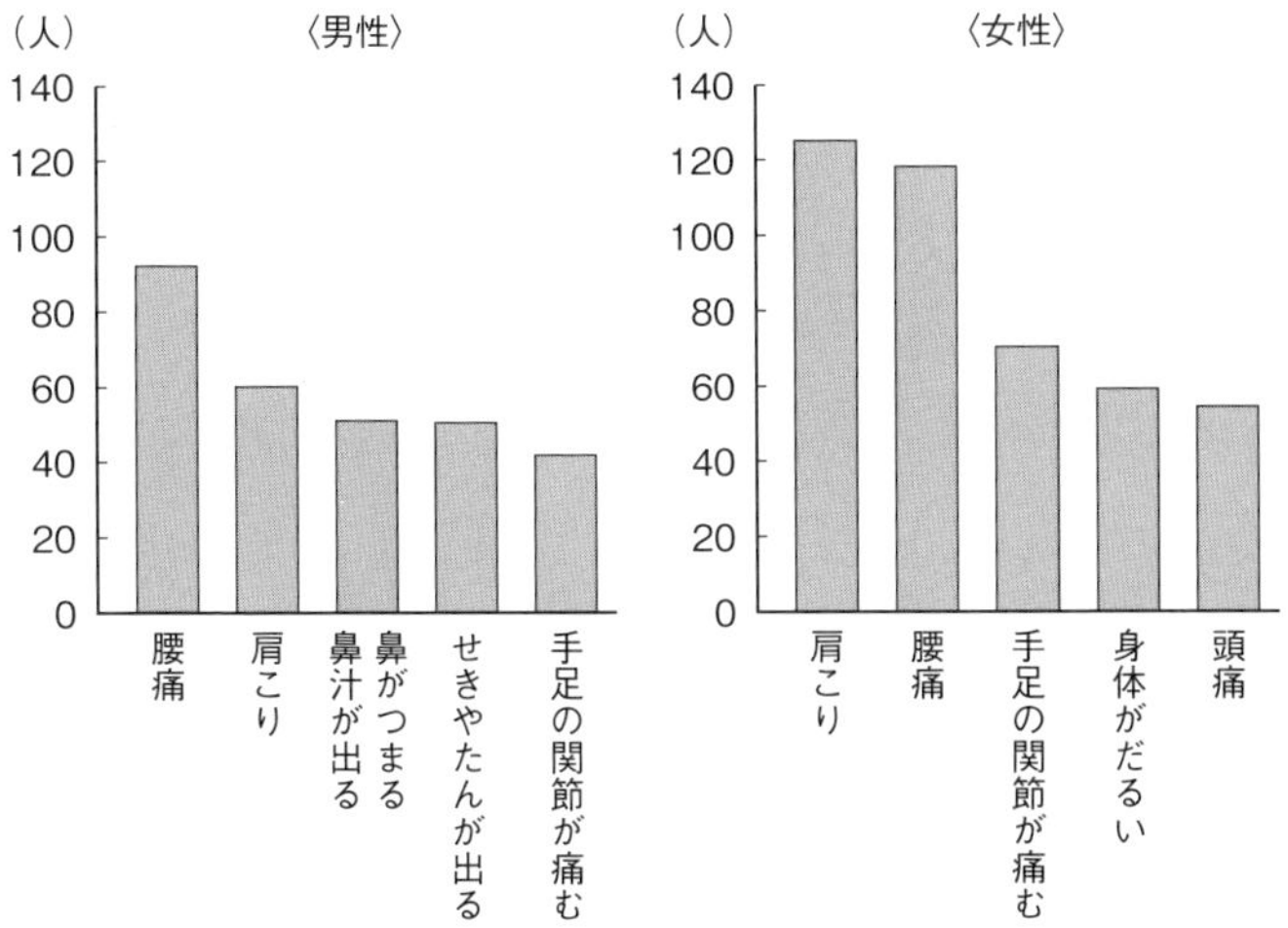

図9-1　性別・症状別にみた有訴者率

人数は人口千人に対する割合を示す。
「平成25年度国民生活基礎調査」より改変引用。

を有していることになる。

グラフをみると、男女ともに「肩こり」と「腰痛」が上位二項目を占め、さらに我々整形外科医が診察する機会の多い「手足の関節が痛む」の割合も高く、現代社会において多くの方がこれらに悩まされていることが示されている。変形性脊椎症との関連も指摘されているため、本章で少し触れてみたい。

肩こりの原因と症状

肩こりというが、実際に患者さんが症状を訴えるのは肩関節ではなく後頭部から後頸部、僧帽筋《そうぼうきん》（図9－2、

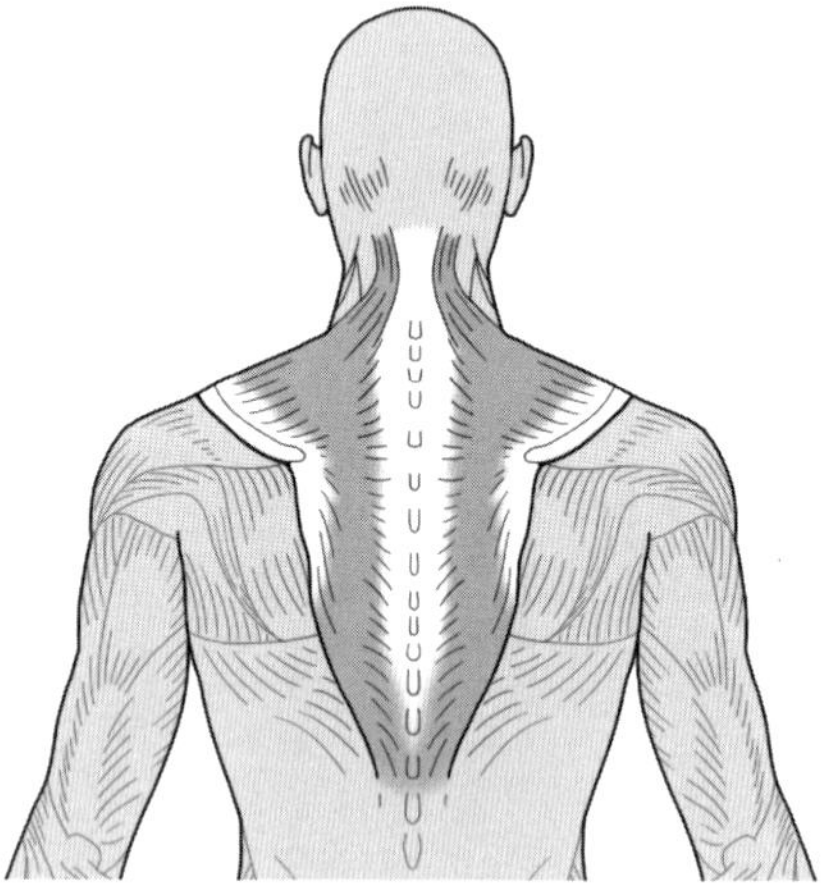

図9-2　僧帽筋

この筋肉が肩こりを感じる部位である。

注1）や肩甲骨周囲にかけての筋肉である。僧帽筋とは、お相撲さんの肩に盛り上がった筋肉を思い出していただくとよいだろう。多くの人が、「肩がこった」時揉みほぐす、頸と肩関節の間にある筋肉である。一般には「こわばった感じ」や「こった感じ」「張った感じ」「硬くなった感じ」「重だるい感じ」から「痛い」まで、患者さんはさまざまな不快な表現を用いる。

後述する腰痛と同様に、肩こりにも基礎疾患（原因となる疾病）が存在する場合があるので注意が必要である。後頭部から肩甲骨周囲に痛みを生じる疾患としては頸椎椎間板ヘルニア、頸椎症（頸椎症性脊髄症や頸椎症性神経根症を含む）があり、稀ではあるが頸椎腫瘍や頸髄腫瘍、脊椎の感染症（注2）などでも同様の症状を認めることがある。しかし、これらの明らかな基礎疾患が認められないにも拘らず肩こりに悩まされている人は多い。

国民生活基礎調査の結果からもわかるように、非常に多くの人が肩こりに悩まされているにも拘らず、その原因や病態については依然として不明の点が多い。おそらくは単一の原因によるものではなくさまざまな因子が関与していると考えられ、個々の患者さんにおいても複数の因子が重なっている可能性もうかがわれる。

原因の一つとして以下のような病態が考えられる。不良姿勢や同一姿勢を続けることなどによって、筋肉に持続的な緊張が加わり、筋肉内の循環が障害される。そのため必要な栄養や酸素が十分に供給されず、また一方で筋肉内に生じた発痛物質や疲労物質が排泄されずに蓄積するため、疼痛を感じるとともに筋肉の緊張がさらに増して肩こりを生じていく。するとさらに筋肉内の循環不全をきたし、持続的な痛みを生じていくといった悪循環が考えられている。したがって持続的に筋肉が緊張している部位では手で押さえた時、痛み（圧痛）を感じたり、しこり（硬結《こうけつ》）として触れたりもする。

元々、頸椎は重い頭部を支えている上に、可動域の広い部位である。また、肩甲骨を含めた上肢は、頸部や鎖骨、体幹に筋肉や靭帯でつり下げられているような形態をとっている。これにより、肩関節はあらゆる方向に大きな可動域を有していて、直立二足歩行をするとともに自由に上肢を使うことが可能となったのである。しかし、一方で頸や肩の筋肉には絶えず牽引力がかかるため持続的に緊張した状態となり、疲労や運動不足、筋力低下を生じると、それが肩こりの原因になると考えられる。男性よりも筋肉量の少ない女性に肩こりが多いこととの一因かもしれない。

近年では、筋肉の表面に存在して筋肉を覆っている筋膜《きんまく》に原因があるとする説も注目を集めている。また、頸部や肩とは関係のない他の疾患によって肩こりを感じることも知られている。たとえば、狭心症などの虚血性心疾患で生じる左肩痛（両側のこともあるが）や胆管結石の時の右肩痛、眼精疲労や交合不全《こうごうふぜん》（注3）に伴う肩こりなどである。さらに、慢性的な肩こりの中には職場や家庭環境におけるストレスなどの心理社会的因子やうつ病などが原因となっている場合もある。

肩こりは「頸から肩、背中にかけて、鉄板が入っているような感じがする」と表現される場合もある。これらの症状は、頸部の動きに伴って増す場合もあれば、安静にしていても自覚される場合もある。さらにひどくなると、頭痛や吐き気、めまいなどを自覚し、安静にしていても「頭が重い」「起きているのが辛い」と訴える方もいる。

肩こりの診断

問診、理学所見、画像所見から総合して診断に至る点では他の脊椎疾患と同様である。問診の中では、肩こりを感じている部位や症状を確認するとともに、上肢や体幹、下肢に症状を伴っていないかを医師は確認するだろう。さらに、症状が片側にあるのか両側にあるのか、症状が急に起こったものか、長期間続いているのか、安静時にもあるのか運動時にのみ認められるのか、発症後徐々に悪くなってきているのか、なども確認されるだろう。また、職場や家庭環境の変化など心理社会的因子の関与、睡眠障害や食欲低下、意欲低下などのうつ病を疑う症状の有無の評価が重要となることもある。

問診の後に、頸部から肩、背部について診察が行われる。腫れや圧痛の有無、頸部や肩関節の運動制限や運動時痛の有無、神経学的所見の異常の有無、疼痛の誘発テストなどを確認して、肩こりの原因となるような基礎疾患を疑う必要がないかチェックする。

画像検査も基礎疾患の発見や除外のために重要であるが、逆に基礎疾患を伴わない、いわゆる〝肩こり〟の場合には、その痛みの原因を画像検査によって特定することは不可能であると考えられる。中年以降では程度の差はあっても頸椎になんらかの変性は始まっており、画像検査で頸椎の変性を認めたからといって必ずしも肩こりの原因とは考えられない。頸椎の変性が強い人が肩こりも強いわけではなく、画像検査で頸椎に著しい変性を認めても肩こりを感じない人もいるからである。

また最近、頸椎の前彎が減少した〝ストレートネック〟（注4）が肩こりや頸部痛の原因として注目されている。確かに、頸椎の前彎が減少すると中腰の姿勢と同様に力学的な負担が増える可能性はあると考えられる。しかし、若い女性では比較的よくみられる現象でもあり、その全員が頸部痛や肩こりを訴えているわけではないため、肩こりの原因の一つである可能性に留まると考えられる。

肩こりの治療

肩こりの原因となる基礎疾患がみつかった場合には、その治療が優先される。明らかな基礎疾患がない場合には、薬物療法、ブロック療法、体操・運動などが行われる。基本的には、筋肉の中に生じる〝悪循環〟を断ち切ることに主眼が置かれている。

まず薬物療法としては、疼痛に対して非ステロイド性抗炎症薬、筋弛緩薬が用いられる。内服薬だけでなく外用剤《がいようざい》（いわゆる湿布や塗り薬）もよく使用されている。抑うつ傾向が強い場合には抗うつ薬や抗不安薬を併用することもあるが、心理社会的因子の関与が強く疑われる場合やうつ病が疑われる場合には、より高い専門性が必要と考えて患者さんや家族と相談の上で心療内科や精神科に相談することもある。

筋肉の緊張が強く圧痛やしこりを認める場合には、トリガーポイントと呼ばれるブロック治療を行うことも少なくない。長期的な効果については不明な点もあるが、局所治療として有効な場合もよくみられる。

温熱療法やマッサージは局所の循環の改善、筋肉の緊張緩和の効果が期待できる。入浴の際には肩まで浸かって芯から温まっていただくようにお話している（心臓の悪い方は注意が必要だが）。マッサージでは施術の最中や終了後に痛みが強くならない程度の力加減が必要である。頸椎や肩関節、肩甲骨周囲の筋肉のストレッチを主体とした体操や運動も疼痛改善の効果が期待できる。同時に、これらの筋肉の筋力増強訓練も有用と考えられる。また、体操やウォーキング、ジョギングには不安や抑うつを緩和させる効果があるとの研究結果もあり、ストレスが関与するような肩こりにも有効な可能性がある。

さらに日常生活では、姿勢を含めたライフスタイルにも注意を払う必要がある。デスクワークが多い方では、机や椅子の高さ、コンピューターのモニターの位置も一度チェックしておくとよい。同一姿勢を続けることが筋肉の負担となることもあるため、仕事の合間に休憩を入れて頸や肩を動かしたり、筋肉を揉んだりするのもよいだろう。

最近は電車やバスに乗っていても、多くの人が携帯電話やスマートフォンに夢中になって下を向いている光景を目にする。夢中になっている間は問題ないかもしれないが、肩こりの観点からはあまり好ましい姿勢ではないといえよう。やはり時には頸や肩の筋肉を休ませてあげるとよい。

医療機関で治療を受けているか否かに拘らず、次第に症状が強くなってくる場合や手足にしびれや痛みを伴う場合には専門医の診断を受けることをお勧めする。

ここで述べたことは、すでに知られていることであるし、いろいろな治療を受けたにも拘らず一向に肩こりがよくならないという患者さんもおられることだろう。国民生活基礎調査の結果が示すように肩こりの有訴者は非常に多く、この複雑な病態について更なる基礎的および臨床的研究が必要と考えられる。そして、これまでの治療法に加えて鍼灸やカイロプラクティック（注5）、マッサージなどについても安全性や有効性の評価を行い、より確かな治療法を提供できるような日が来ることを期待している。

2　腰痛——八割の人が経験する

腰痛とはなにか

〝腰〟という漢字は、身体を表わす〝月（にくづき）〟と〝要（かなめ）〟という文字から構成されている。昔から、腰は上半身と下半身をつなぐ重要な部位と考えられていたのであろう。〝腰〟という文字が含まれた慣用句をみると〝本腰を入れる〟や〝腰を落ち着ける〟、〝腰を据える〟などといった、いかにもどっしりと落ち着いた感じがする表現が多い。実際、ありとあらゆるスポーツや力仕事においても腰を安定させてうまく使うことが重要とされている。一方、〝腰が抜ける〟や〝腰が引ける〟、〝腰が砕ける〟、〝へっぴり腰〟などとなると、腰の安定感がなく、いかにも心もとない状態を連想させる。

腰痛の人口千人に対する有訴者率は、男性で第一位（九二・二人）、女性では肩こりに次いで第二位（一一八・二人）となっている（図9－1参照）。また、実際に通院している患者さんの率も、男性では高血圧症、糖尿病、歯の病気についで第四位（四二・二人）、女性では高血圧症に次いで第二位（五八・四人）を占めるほど、腰痛で困っている患者さんが

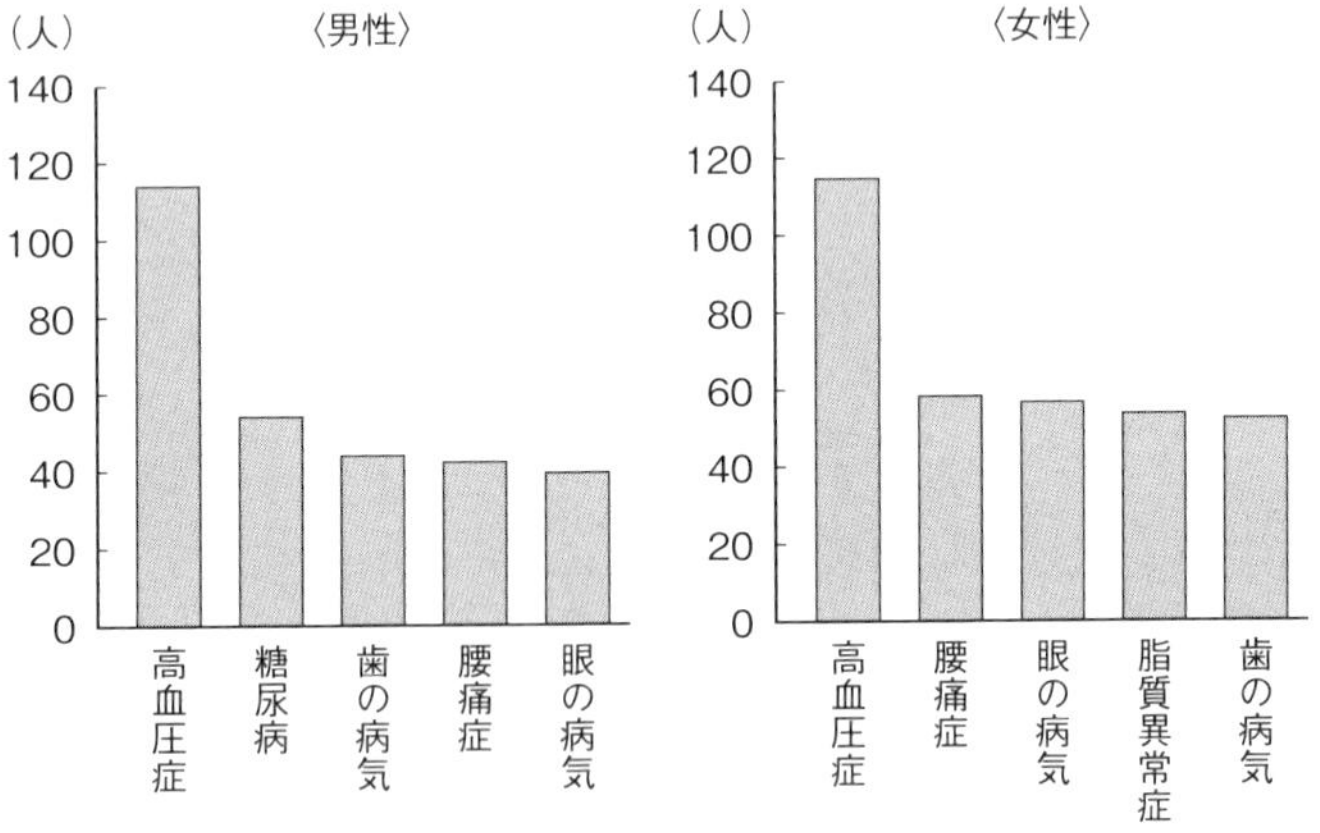

図9-3　性別にみた通院者率の上位５つの傷病

人数は人口千に対する割合を示す。
「平成25年度国民生活基礎調査」より改変引用。

多いことがわかる（図９－３）。さらに、四五歳以下の就業不能の原因としても腰痛が最も多く、医療費の増大および労働生産性の低下の両面において腰痛は我が国における大きな社会問題となっている。

腰痛は一つの疾患ではなく、腰周辺に感じる痛みという症状を指していて、一生のうちに八割以上の人が経験するともいわれている。いわゆる〝腰痛症〟と呼ばれる比較的軽症のものから、〝慢性腰痛〟として日常生活に大きな支障をおよぼす痛み、心理的要素が大きく関与しているような腰痛（心因性腰痛《しんいんせいようつう》）、さらには腫瘍や感染といった重症の疾患の初期症状に至るまで、さまざまな病態で腰痛を認

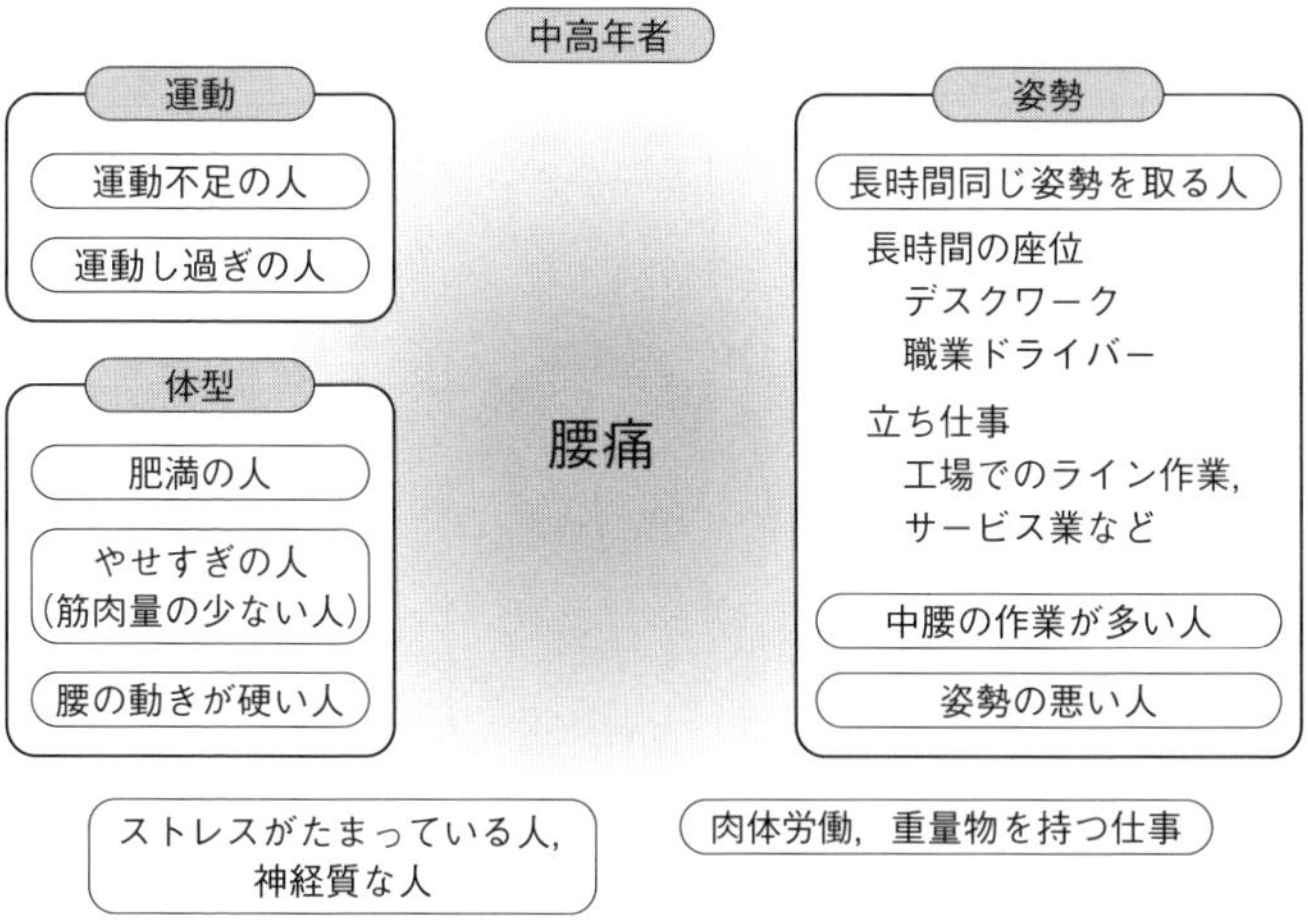

図9-4　腰痛になりやすい人

これらは単独で腰痛の原因となることもあれば，相互に関係している場合もある。たとえば中高年では，運動不足になると筋肉量が減少したり腰の動きが硬くなったりする。また腰椎の変性の進行に伴って腰の動きが硬くなったり，姿勢の異常を生じたりして腰の負担が増えやすくなる。すると若い頃には問題とならなかった，長時間の座位姿勢や立ち仕事，重いものの上げ下げが負担となって腰痛を生じることになる。

めることがある（図9－4）。
患者数も多く、腰痛の幅も広いためプライマリ・ケア（注6）にも焦点をあてて的確に治療の優先度を決める必要性もあることから、二〇一二年に日本整形外科学会と日本腰痛学会監修の下、「腰痛診療ガイドライン」が策定された。腰痛に困っている患者さんが多いゆえに、巷には腰痛に関わる書籍や雑誌、記事、テレビ番組、インターネット情報等が溢れかえっている。

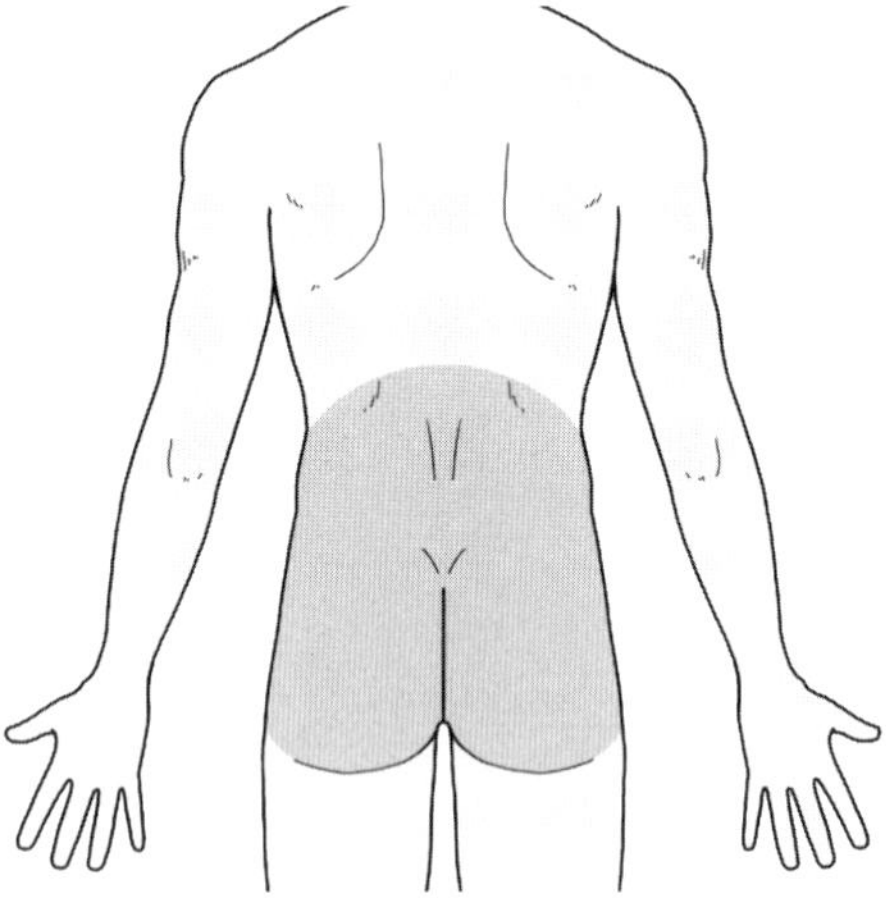

図9-5　腰痛の部位

『腰痛診療ガイドライン2012』より改変引用。

有用な情報も数多くみられる一方で、必ずしも正しくない情報も流されているとの考えから、科学的根拠に基づく適切な情報（根拠に基づく医療、Evidence Based Medicine：ＥＢＭ）を提供することもガイドラインの目的の一つとされている。

　腰痛とは文字通り〝腰部に存在する疼痛〟ということになるが、その部位に関しては人によって捉え方が異なる（第五章コラム参照）。ガイドラインでは、〝触知可能な最下端の肋骨と殿溝の間の領域〟に存在する疼痛とされており（図９－５）、さらに、発症からの期間で、急性、亜急性、慢性に分類されている。慢性腰痛とは三か月間以上持続する腰痛と定義されている。急性と亜急性との明確な定義はないが、一般に発症から四週以内の腰痛を急性腰痛、四週から三か月未満を亜急性腰痛とすることが多い。

特異的腰痛と非特異的腰痛

医師の診察やさまざまな画像検査で腰痛の原因が特定できるものを〝特異的腰痛《とくいてきようつう》〟と呼び、明らかな原因が特定できない腰痛を〝非特異的腰痛《ひとくいてきようつう》〟という。

特異的腰痛の代表的な疾患とは、腫瘍（原発性、転移性脊椎腫瘍）、感染（化膿性脊椎炎、脊椎カリエスなど）、外傷（椎体骨折など）であり、その他に腰椎椎間板ヘルニア、腰部脊柱管狭窄症、腰椎すべり症など、神経症状を伴う腰椎疾患もこれに含まれる。一方、下肢症状を伴わない腰痛の場合、その約八五パーセントで病理解剖学的な診断を正確に行うことは困難とされて、これが非特異的腰痛に分類されている。下肢症状のない変形性腰椎症では、画像検査における腰椎変性所見と症状とは必ずしも一致しないため、非特異的腰痛に分類される場合が多い。

腰痛を訴えて外来を訪れる患者さんの中には、「痛みを取ってほしい」という希望だけでなく、「重大な、あるいは重篤な疾患ではないのか」という不安を持って受診する場合がある。実際に外来で「どこか内臓の病気があるのではないですか」と聞かれることも度々である。確かに、腰背部痛に関連する病気としては、図9－6に挙げたようなものが知られている。あるいは、風邪などで発熱した際に腰痛を認めることや、帯状疱疹の皮疹が出

脊椎由来
腰椎椎間板ヘルニア 腰部脊柱管狭窄症 分離性脊椎すべり症 変性脊椎すべり症 代謝性疾患（骨粗鬆症，骨軟化症など） 脊椎腫瘍（原発性または転移性腫瘍など） 脊椎感染症（化膿性脊椎炎，脊椎カリエスなど） 脊椎外傷（椎体骨折など） 筋・筋膜性腰痛 腰椎椎間板症 脊柱靭帯骨化症 脊柱変形など
神経由来
脊髄腫瘍，馬尾腫瘍など
内臓由来
腎尿路系疾患（腎結石，尿路結石，腎盂腎炎など） 婦人科系疾患（子宮内膜症など），妊娠 その他（腹腔内病変，後腹膜病変など）
血管由来
腹部大動脈瘤，解離性大動脈瘤など
心因性
うつ病，ヒステリーなど
その他

図9-6　腰痛の原因別分類

『腰痛診療ガイドライン2012』より改変引用。

現する前に腰痛を訴えることもある。したがって、腰痛の初期診療に携わるかかりつけ医や整形外科医にとっては、神経症状（脊髄、馬尾、神経根の症状）の合併や悪性腫瘍、感染といった重篤な疾患、腰以外に原因がある内臓に関連した痛みを除外することも重要な役目とされている。

そこで我々医師は、腰痛を訴えて外来を受診した患者さんを診察する際に、注意深い問診と診察（身体検査）を行うことによって、①危険信号を有し、重篤な脊椎疾患（腫瘍、炎症、骨折など）の合併が疑われる腰痛、②神経症状を伴う腰痛、③非特異的腰痛、それらをみきわめることが重要であると教えられる。とりわけ、①の「重篤な疾患」を見逃さないようにすることが重要であり、図6－8で示したような危険信号（レッドフラッグ）の有無をチェックする必要がある。

また、神経症状としては、急速進行あるいは明らかな筋力低下を合併する重篤な神経脱落症状、膀胱直腸機能障害の有無を評価する必要があり、第五章で述べたような神経学的所見に対する診察が行われる。これらの危険信号や神経症状のない腰痛が非特異的腰痛と診断され、腰痛の大部分を占めるとされているのである。

一方、腰痛を自覚する方々にとっても、ここに示すような危険信号や神経症状が疑われる場合には、ただちに医師の診察を受け、永続的なダメージが残ることのないよう早期診断・早期治療を受ける必要があるといえよう。

先に述べたように、非特異的腰痛ではその原因の病理解剖学的な診断（痛みの原因の特定）を正確に行うことは困難であり、腰痛を訴える患者さんの実に約八五パーセントを占めるといわれてきた。しかし、この八五パーセントという数字に異論のある医師も少なくない。元々この数字は、腰痛診療をプライマリ・ケア医や救急医が担う欧米諸国からの報告に基づいたものであり、整形外科医を中心に腰痛診療が行われている日本とは実態が異なっている可能性が指摘されていた。

また、急性腰痛症はいわゆる〝ぎっくり腰〟（注7）と呼ばれるもので、通常は数日から数週間で疼痛はかなり軽減してくる。そのため、危険信号や神経症状の合併が除外された際には、比較的経過が良好な場合が多いことから、それ以上の原因の検索が十分に行われていないのではないかとも指摘されていた。

最近、これらの問題点を検証するため、非特異的腰痛と考えられる患者さんを対象に、整形外科専門医がブロック療法を含めた詳細な診察を行うことにより、およそ七〇パーセントで腰痛の原因部位を特定することが可能であったという報告がなされた。原因が特定されることは、適切で効果的な治療に結びつく可能性も示唆され、非常に意義のあることと考えられる。

一例として、室伏由佳さんの話を挙げさせていただくことにしよう。アスリート一家の家庭に育った室伏由佳さんは、二〇〇四年アテネオリンピック女子ハンマー投げ日本代表で、円盤投げとハンマー投げの二種目の日本記録保持者である(二〇一六年一〇月二八日現在)。アテネオリンピックに出場した翌年の二〇〇五年から原因不明の慢性腰痛に苦しみ、その後の競技生活に大きな支障をきたすようになったという。その時の闘病記を記しておられるが、二〇一一年になって脊椎外科専門医の診察を受け、初めて腰椎の左側椎間関節の変形が原因と判明したのである。投擲《とうてき》競技による特定の動作の繰り返しの結果、椎間関節の変形をきたし、神経根の圧迫による下肢痛と椎間関節炎による腰痛を生じていたのである。原因が特定できたことで本人が納得できるまで競技を継続し、その後に手術を受けて競技生活を終えるとともに腰痛との闘いに幕を下ろしたという。可能な限り原因を特定し、適切な治療が行われるように努めるべきと教えられる事例であろう。

痛み、急性痛と慢性痛

近年、世界的に〝痛み〟が注目を集めていることをご存じだろうか。二〇〇〇年頃にアメリカに始まったことである。全米における実態調査で、慢性痛に悩む患者が成人人口の九パーセントに達し、無効な治療やドクターショッピングによる医療費の浪費、痛みによる就労困難、介護費用などによる社会経済の損失が年間約六五〇億ドルと推計された。こ

	急性痛	慢性痛
原因	存在する	存在するか回復している
身体所見	炎症や損傷など	ないことが多い
感情の変化	あまり関連がない	深く関連している
症状	心拍数の増加 血圧の上昇 不安 苦痛な表情	疲労 不眠 食欲減少 抑うつ状態 怒りやすい
痛みの感じ方	正常	増強または普段感じない刺激を痛みに感じる
治療	非ステロイド性抗炎症薬が有効	非ステロイド性抗炎症薬が無効なことが多い

図9-7　急性痛と慢性痛

『慢性痛患者のためのセルフケアガイドブック2012』より改変引用。

の事態を背景に、二〇〇〇年に議会で「痛みの一〇年」宣言が採択され、二〇〇一年から二〇一〇年の一〇年間に痛みをめぐるさまざまな問題に国家的規模で取り組み、アメリカ全土にわたる慢性痛の実態調査、痛みの評価と治療規準の作成および実施などが行われた。その後、これらの運動は全世界へと広がりをみせていったのである。

痛みは大きく、急性痛と慢性痛とに分けられている（図9－7）。急性痛には警告信号あるいは防御機能の役割があり、痛みがどこで起こっているのかを知らせる役割がある。したがって、治療は原因となる部位を探して、原因に応じた治療を行うことになり、多くの場合で非ステロイド性抗炎症薬が有効である。そして、痛みの原因が治癒すると痛みも消失する。一方、慢性痛にはもはや警告信号としての意味はなくなっている。慢性痛の中には、すでに痛みを起こしていた原因は治癒してしまい、痛みのみが残っていることもある。そのため、検査をしても原因がみつからないこともある。

ここからは、主に非特異的腰痛の診断や治療について急性腰痛症と慢性腰痛に分けて紹介していきたい。

急性腰痛症

急性腰痛症《きゅうせいようつうしょう》は突然、腰部に疼痛が走る状態で、筋肉や筋膜の損傷や炎症、椎間関節の捻挫などによると考えられている。いわゆる〝ぎっくり腰〟（地方によっては〝びっくり腰〟ともいう）のことを指す。一般に、重いものを持ち上げようとした時、腰をひねった時、あるいはくしゃみをした時などに痛みを生じることが多いが、中には朝起きたら腰痛で動けなくなっていたと訴える患者さんもいる。読者のみなさんやその周囲の方にも、ぎっくり腰を経験した方がおられるかもしれない。

若年者では	青・壮年になると…	高齢者になると…
・外傷，スポーツ障害 ・脊椎分離症 ・腰椎椎間板ヘルニア	・腰椎椎間板症 ・腰椎椎間板ヘルニア ・腰椎すべり症	・変形性腰椎症 ・腰部脊柱管狭窄症 ・骨粗鬆症による脊椎骨折

図9-8　年代による腰痛原因の違い（腰椎に原因のあるもの）
年代によって腰痛の原因となる疾患が異なるため，診断の参考にもなる。

発症当初は身動きもできないほどの激痛を訴えることもある。この運動時痛（身体を動かした時の痛み）が運動器疾患に由来する痛みの特徴の一つであり、安静時にもある腰痛は腫瘍や後腹膜・骨盤内臓器の病気に伴う腰痛である可能性も否定できないため注意が必要である。発症時の激烈な症状のわりに疼痛の予後は比較的良好であり、日常生活に制限を要するような腰痛は、数日から数週間でかなりの改善が期待できる。しかし、軽い腰痛が長期間にわたって持続したり、何度も腰痛を繰り返したりする場合もみられる。

突然腰痛を発症する疾患として、腰椎椎間板ヘルニア、脊椎圧迫骨折、腰椎分離症などを鑑別する必要がある（図9－8）。中腰で重いものを持ち上げようとすると腰椎あるいは椎間板に体重の何倍もの力がかかることが示されている（第一章参照）。この力によって椎間板に亀裂が生じて内容物が飛び出してくると腰椎椎間板ヘルニアを発症することになる。腰椎椎間板ヘルニアに伴う腰痛の特徴としては、前屈で疼痛が増強することである。

一方、椎間板に椎体が負けると脊椎圧迫骨折を生じる。特に高齢者で骨粗鬆症があると骨折の危険性が高くなり、布団の上げ下ろしのような軽微な動作でも骨粗鬆症性椎体骨折（圧迫骨折）を生じることになる。寝たり起きたりといった動作時に強い痛みを訴える。また、成長期の子供が急性腰痛を訴える場合には、腰椎分離症を疑う必要がある（第六章コラム参照）。これらの疾患は臨床所見や画像検査によって診断が可能であり、原因に基づいた治療を開始することになる。ただし、腰椎椎間板ヘルニアについては、無症候性（無症状）の椎間板ヘルニアが存在する。腰痛のみを訴える患者さんのＭＲＩで椎間板ヘルニアが確認された際に、腰痛の原因であるか否かを判定することは困難な場合も少なくない。

慢性腰痛

次に慢性腰痛について触れてみたい。急性腰痛症が持続して慢性腰痛に移行する場合もあるが、多くは異なった病態と考えられている。発症様式に関しても、ぎっくり腰のようになにかきっかけがあるわけでもなく、気が付いたらいつの間にか腰が痛くなっていたという場合が多い。痛みの感じ方も、急性腰痛症のような激痛と異なり、鈍く重苦しいような痛みとして感じたり、「ズキズキ」「ジンジン」と表現されたり、腰のこりや張り、疲労感や重い感じなどの違和感や不快感が慢性的に持続している場合が多い。さらに、急性腰痛症と異なり、自然治癒する可能性が低く、ストレスや不安、抑うつなどの心理・社会的要因が関与している場合が少なくないのが特徴である。痛みそのものが病気の主体となってしまい、治療に難渋する場合が少なくない。

これこそまさに、医療機関を受診する原因や就業不能原因の主要な愁訴であり、個人の健康における問題だけでなく、社会的な機能的・経済的損失が大きいとされる病態である。最近では研究が進み、慢性腰痛と脳の働きの関係も注目されるようになってきている。背外側前頭前野や海馬傍回、中脳辺縁系といった、抑うつ状態や不安、精神的ストレス、認知機能などに関係する部位の機能と慢性腰痛との関連が報告されている。

慢性腰痛の患者さんの診察に際しても、詳細な問診と身体および神経学的診察、各種画像検査や血液検査などの結果から、重篤な疾患の部分症状としての腰痛や神経症状を伴った腰痛を除外することは重要である。これらの重篤な疾患が除外された場合に、非特異的腰痛と診断されることになるが、中高年者では腰椎の変性（変形性腰椎症）の存在が問題となることがある。

　これまでに多くの基礎的あるいは臨床的研究が行われ、変性した椎間板には神経線維が線維輪に深く侵入し、多くの神経終末（痛みを感じる部位）が存在し、変性椎間板内に発痛物質が検出されることが示されてきた。椎間板由来の腰痛が疑われる際に、椎間板ブロックを行い、痛みの軽減が認められる場合には椎間板性腰痛と診断されることもある。前述した室伏由佳さんのように変形した椎間関節が原因となって慢性腰痛を引き起こすこともあり、この場合も椎間関節ブロックが有効な診断ツールとなりうる。

　慢性腰痛が注目されるようになり、最近では腰痛の診断に際して、レッドフラッグ（図6－8参照）や神経症状の有無だけでなく、慢性腰痛、休職、長期の活動性低下へ移行する可能性がある、心理社会的要因が強く関与しているか否かについても評価が必要と考えられるようになってきている。レッドフラッグに対して、これら

- 腰痛に対する不適切な態度と信念
  腰痛は有害であるという信念，受動的な治療への高い期待
- 不適切な疼痛行動
  恐怖心からの回避行動，活動性の減少
- 仕事関連の問題または補償問題
  仕事の満足度の低下
- 感情の問題
  抑うつ，不安，ストレス，気分の落ち込み傾向，社会活動への参加減少など

図9-9　腰痛におけるイエローフラッグ

心理・社会的因子による腰痛。休職，長期の活動性低下へ移行する可能性のある腰痛。

の因子はイエローフラッグ（yellow flags）と呼ばれている（図9－9）。患者さんの心理面にかなり深くアプローチしていく必要があり、こうなるともはや整形外科医だけでは対処できなくなるため、心療内科（注8）や精神科の医師、あるいは臨床心理士やカウンセラーの介入が必要となってくる。

このように、多職種が集まって包括的に治療にあたることを〝集学的治療〟と呼ぶ。日本でもいくつかの大学病院を中心に、慢性腰痛を初めとするさまざまな慢性痛に対する集学的治療を目的としたチームアプローチが行われるようになってきている。

❖コラム　頸椎捻挫

頸椎を構成する骨（椎骨）、軟骨（椎間板および椎間関節軟骨）、軟部組織（筋肉、靭帯、関節包）のうちの単独あるいは複数の損傷を「頸椎損傷」といい、その中で軟部組織単独の損傷が「頸椎捻挫」とされる。

車の普及に伴って交通外傷が増え、追突時に頸部を中心に頭があたかも鞭がしなるような動きをするとのことから、以前は〝むち打ち損傷〟あるいは単に〝むち打ち〟と呼ばれるようになっていた。しかし、この呼び方が社会に広く行き渡ると同時に、一生涯にわたって症状に悩まされて、あたかも不治の病であるかのような種々の誤解や不安を招く結果となってきた。そこで近年では、「頸椎捻挫」あるいは「外傷性《がいしょうせい》頸部《けいぶ》症候群《しょうこうぐん》」と表現されるようになってきている。

　カナダのケベック州で行われた〝むち打ち関連障害〟に関する調査結果を一九九五年に特別調査委員会が出した報告によると、むち打ち関連障害の臨床所見は五つのグレードに分類することが可能で（図9―10）、グレードⅠからⅢの多くが自然治癒の経過をとることから、早期からの頸椎運動の促進、事故前と同

グレード	臨床所見
0	頸部の愁訴なし。理学所見の異常なし。
Ⅰ	頸部の疼痛，硬直，または圧痛の愁訴のみ。理学所見の異常なし。
Ⅱ	頸部の愁訴と骨・筋肉所見。
Ⅲ	頸部の愁訴と神経学的所見。
Ⅳ	頸部の愁訴と骨折または脱臼。

図9-10　むち打ち関連障害の臨床分類

骨・筋肉所見には可動域の低下や圧痛点を含む。神経学的所見には深部腱反射の低下・消失，筋力低下，知覚障害を含む。難聴，めまい，耳鳴り，頭痛，記憶喪失，嚥下障害，顎関節痛といった症状や障害はすべてのグレードでみられる。

様の活動性の維持、職場復帰が指導されている。しかし、中には他覚的所見が乏しいにも拘らず治療が長びくものもあり、難聴、めまい、耳鳴り、眼症状などのいわゆるバレーリエウ（Barré-Liéou）症状を伴って治療に難渋することもある（第三章注2参照）。

頸椎捻挫の症状は、「直後はそれほどでもなかったのに、翌日になると痛みが強くなっていた」という患者さんも少なくない。実は私自身、大学院生の時に信号待ちをしていて追突されたことがあるが、当日には全く平気であったにも拘らず、翌朝に頸部痛が出たという経験を持っている。自分が医師ということもあって特に医療機関を受診することもなく放置していたが、幸いなことに一週間もするとほとんど症状もなくなり、その後は肩こりもなく二〇年近く過ごせている。患者さんの中には、受傷後数年してから出てきた頸部の愁訴を交通外傷と関連付けて心配される方もいらっしゃるが、頸椎捻挫はあくまでも外傷なので、何か月も経った後から症状が出てくるとは考えにくく、そのような場合には頸椎の変性など別の要因に伴う症状が出現している可能性が高いと思われる。

❖コラム　心因性腰痛

作家の夏樹静子さんをご存じだろうか。推理作家として有名な方で、映画化された『Wの悲劇』を初めとして多くの作品がテレビドラマ化され、福岡市にも住んでいた方である。残念ながら二〇一六年三月にお亡くなりになられた。

そんな彼女がノンフィクションとして書いた興味深い本がある。『椅子がこわい――私の腰痛放浪記』（後に『腰痛放浪記――椅子がこわい』と改題）である。これは「一九九三年一月から約三年間、原因不明の激しい腰痛と、それに伴う奇怪とさえ感じられるほどの異様な症状や障害に悩まされた」という実体験を綴ったものである。当然のように、初めは病院を受診していろいろな検査を受けるのであるが、特別な異常はみられなかった。しかし腰痛が改善しないため、鍼灸やあんま、整体、気功など、ありとあらゆる治療を試みるのだが、なに一つ効果がないばかりか徐々に増悪《ぞうあく》していき、仕事はできなくなり、ついには座ることすらできない状態になってしまったのである。その後、心療内科医と出会い「心身症《しんしんしょう》」との診断の下、絶食療法という壮絶な治療を経て、腰痛の完治を得たという。

ちなみに、ここに登場してくる整形外科医は、私も在籍している九州大学整形外科教室の大先輩方であり、実名で描かれていて、そのやり取りも目に浮かぶようであり、親しみすら覚えるものであった。

第九章 注

注1　僧帽筋……背中の表層にある四角形の筋肉である。英語ではtrapeziusといい、台形(trapezoid)に由来する。日本語の〝僧帽〟とは、カトリック教会の一派であるカプチン会修道士の頭巾に由来する。余談ではあるが、カプチン会の名は修道服の特徴的な頭巾(カプッチョ、イタリア語:cappuccino)に由来するとされる。お気付きになられた方もおられるだろうが、コーヒーのカプチーノの語源ともなっているらしい。

注2　脊椎の感染症……化膿性脊椎炎、脊椎カリエスなどがある。化膿性脊椎炎は細菌が血行を介して脊椎に達して感染が起こる病気で、糖尿病や肝機能障害、悪性腫瘍など免疫能の低下した患者さんや高齢者での発症が増加している。一方、脊椎カリエスは結核菌による脊椎の感染症である。いずれも胸椎や腰椎に多く、椎体の破壊による痛みや麻痺を生じることがある。

注3　交合不全……上顎と下顎の歯の位置関係が正常でないことを指す。不正咬合ともいう。遺

伝的原因や環境的原因によるもので、咀嚼や嚥下、顎関節の機能に対してだけでなく、姿勢異常や肩こりなどさまざまな症状の発現に影響をおよぼすと考えられている。

注4　ストレートネック……頸椎の生理的前彎が減少した状態で、頭痛や頸部痛、肩こりとの関連も示唆されている。パソコンやスマートフォンの普及により注目を集めている。

注5　カイロプラクティック……世界保健機関（WHO）の定義では、「筋骨格系の障害とそれが及ぼす健康全般への影響を診断、治療、予防する専門職である。治療法として手技による関節アジャストメントもしくは脊椎マニピュレーションを特徴とし、特にサブラクセーションに注目している」とされている。アメリカや、イギリス、カナダ、オーストラリア、EU諸国などでは、主に筋骨格系の障害を取り扱う脊椎ヘルスケアの専門職として法制化されているが、現在の日本においては法的な資格制度は存在せず、民間療法（法的資格制度のない医業類似行為）の状態である。

注6　プライマリ・ケア……一九九六年のアメリカ国立科学アカデミーの定義では、「プライマリ・ケアとは、患者の抱える問題の大部分に対処でき、かつ継続的なパートナーシップを築き、家族及び地域という枠組みの中で責任を持って診療する臨床医によって提供される、総合性と受診のしやすさを特徴とするヘルスケアサービスである」とされている。すなわち、プライマリ・

ケアとは、国民のあらゆる健康上の問題、疾病に対し、総合的・継続的、そして全人的に対応する地域の保健医療福祉機能と考えらえる（日本プライマリ・ケア連合学会ホームページより）。

注7　ぎっくり腰……ドイツ語ではぎっくり腰のことをHexenschuss（ヘキセンシュス、魔女の一撃）と呼ぶ。Hexenは魔女、Schussは一撃の意味を表わし、突然に腰の激痛がやってくることを表現している。

注8　心療内科……主に心身症やストレスからくる身体症状を扱う心身医学を実践している診療科である。心身医学とは、患者の身体面だけではなく心理・社会面を含めて、人間を統合的に診ていこうとする全人的医療を目指す医学の一分野とされている。

第十章　保存療法

1　薬物療法——鎮痛薬と鎮痛補助薬

保存療法とは

整形外科領域では治療方法は観血的治療（手術療法）と保存療法に大別される。保存療法は手術以外の治療法の総称であり、脊椎疾患に対しては安静、臥床、薬物療法、装具療法（頸椎カラーやコルセット）、牽引療法（頸椎牽引、骨盤牽引）、理学療法、物理療法（温熱療法、低周波など）、鍼灸、マッサージ、ブロック療法（神経ブロック、椎間関節ブロック、トリガーポイント注射など）、腰痛教室（注1）、運動療法、マニピュレーション（治療する手技）など多岐にわたる治療法が存在する。

麻痺が存在する場合は別だが、変形性脊椎症に伴って認められる腰背部痛や頸部痛、手足の神経痛などでは、まず初めに保存療法が試みられる。要は、外来で行われる治療全般と思っていただくとよいだろう。

鎮痛薬

腰背部痛や頸部痛、上下肢痛を認める場合、まずは痛みを緩和させる対症療法を行うことになる。いわゆるレッドフラッグ、危険信号の有無を確認して、腫瘍性疾患や炎症性疾患、感染症などの重篤な疾患でなければ対症療法を行いながら、必要な範囲内での安静をとって様子をみていくうちに症状が改善してくることが多いからである。したがって、まず初めに選択される治療薬は〝鎮痛薬〟ということになる。使用する機会の比較的多い薬剤を図10－1に示した。鎮痛薬は文字通り痛みを鎮めるための薬剤であり、大きくオピオイド鎮痛薬と非オピオイド鎮痛薬とに分けられる。

オピオイド（注2）とはオピウム（アヘン）類似物質という意味で、細胞の表面に存在する〝オピオイド受容体〟に結合する物質の総称である。医療用麻薬に指定されているモルヒネ（注3）やオキシコドン塩酸塩、フェンタニルなどと、麻薬非指定薬であるペンタゾシン、ブプレノルフィン塩酸塩、トラマドール塩酸塩などがよく用いられている。神経組織に存在するオピオイド受容体に結合することで痛みの伝達をブロックして強い鎮痛作用を示すため、従来から〝がん性疼痛〟に対する治療に使用されてきたが、最近では〝慢性疼痛〟にも用いられるようになってきている。吐き気や便秘、眠気などの副作用を認め

分類	主な薬剤	主な対象となる疼痛
鎮痛薬		
オピオイド鎮痛薬	麻薬指定薬 モルヒネ オキシコドン塩酸塩 フェンタニル コデインリン酸塩 麻薬非指定薬 ペンタゾシン ブプレノルフィン塩酸塩 トラマドール塩酸塩	侵害受容性疼痛
非オピオイド鎮痛薬	非ステロイド性抗炎症薬 COX-2選択的阻害薬 アセトアミノフェン	侵害受容性疼痛
鎮痛補助薬		
抗うつ薬	三環系抗うつ薬 SNRI	神経障害性疼痛 心因性疼痛
抗てんかん薬	Naチャンネル遮断薬 GABA系賦活薬 Ca^{2+}チャンネル作動薬	神経障害性疼痛
抗不安薬	ベンゾジアゼピン系 非ベンゾジアゼピン系	神経障害性疼痛
抗不整脈薬	リドカイン メキシレチン塩酸塩	神経障害性疼痛

図10-1　主な疼痛治療薬

鎮痛薬と鎮痛補助薬があり，鎮痛薬のほうはオピオイドと非オピオイドに分かれる。COX：シクロオキシゲナーゼ，SNRI：セロトニン・ノルアドレナリン再取り込み阻害薬，GABA：γアミノ酪酸。

ることがあり、一部のオピオイドでは薬物依存を起こすこともあるため、慎重に使用することが必要とされている。

一方、非オピオイド鎮痛薬には、非ステロイド性抗炎症薬（ＮＳＡＩＤｓ）やアセトアミノフェンがある。これらはいわゆる痛み止めとして広く処方されている薬剤で、主に炎症などに伴う〝侵害受容性疼痛〟に対して用いられる（鎮痛薬の詳しい解説は本シリーズ第四巻、第五巻を参照されたい）。

鎮痛補助薬

本来、疼痛以外の身体症状の治療を目的として開発された薬剤で、疼痛治療を目的として使用されるものを〝鎮痛補助薬〟と呼ぶ。鎮痛薬が侵害受容性疼痛に使用されるのに対して、鎮痛補助薬は〝神経障害性疼痛〟や〝慢性疼痛〟、〝心因性疼痛〟などに使用されている。鎮痛補助薬には以下のような薬剤がある。

①　抗うつ薬

セロトニン（注4）やノルアドレナリン（注5）といった神経伝達物質の細胞への取り

込みを阻害する作用を有している。これらの作用によって、下行性疼痛抑制系《かこうせいとうつうよくせいけい》と呼ばれる痛みを感じにくくする経路が活性化されて鎮痛効果を発揮すると考えられている。神経障害性疼痛だけでなく、心因性疼痛に対しても作用する可能性がある。副作用として、眠気や吐き気、便秘などがある。

② 抗てんかん薬

神経障害性疼痛では、神経が過剰に興奮し、神経の膜に存在するCa^{2+}チャンネル（注6）を通って神経細胞内にCa^{2+}が流入することで大量の神経伝達物質が放出されて、神経の痛みを感じると考えられている。抗てんかん薬に属すプレガバリンは神経の膜に存在するCa^{2+}チャンネルに結合して細胞内情報伝達系に作用する薬剤（作動薬）であり、神経細胞内に流入するCa^{2+}を減らすことで神経伝達物質の放出を減少させて痛みを軽減する。要するに、神経細胞の過剰な興奮を抑制して鎮痛効果を発揮するのである。また、下行性疼痛抑制系にも作用して、鎮痛効果をもたらすとも考えられている。副作用としては、眠気やふらつき、めまいが挙げられるが、個人差が大きいようである。一般に少量から開始して徐々に増量していくようにしている。

③　抗不安薬

痛みに伴う不安や不眠がある場合に使用される。また、抗不安薬には筋弛緩作用があるとされ、腰痛や肩こり、神経痛の疼痛緩和にも有効な場合がある。ベンゾジアゼピン系と非ベンゾジアゼピン系がある。副作用としては、眠気やふらつきなどが認められることがある。

④　抗不整脈薬

リドカイン（注7）やメキシレチン塩酸塩（注8）などの抗不整脈薬には、神経の興奮を抑制することで鎮痛作用を発揮するものがあり、神経障害性疼痛に用いられている。また、リドカインは局所麻酔薬としても使用されている。

⑤　ワクシニアウイルス接種《せっしゅ》家兎《かと》炎症《えんしょう》皮膚《ひふ》抽出液《ちゅうしゅつえき》

ワクシニアというウイルスをウサギの皮膚に接種した際に生じる炎症部位から取り出した成分を精製した薬剤で、下行性疼痛抑制系に作用して鎮痛効果を発揮すると考えられている。他の薬剤に比べて副作用は少ないとされている。

⑥　筋弛緩薬

腰痛や頸部痛、肩こりなどで痛みに伴って筋肉の緊張が強くなっている場合に、筋肉の緊張を和らげて鎮痛効果をもたらすことがある。

⑦　プロスタグランジンE_1（P G E_1）誘導体製剤（リマプロスト・アルファデクス）

強力な血管拡張作用、血流増加作用を有した薬剤である。腰部脊柱管狭窄症では馬尾の圧迫に伴う血流障害が指摘されており、本薬剤の使用により下肢痛やしびれといった自覚症状あるいは歩行能力の改善を認める場合がある。

ひと昔前までは、一般的な痛み止めといえばＮＳＡＩＤｓくらいしかないイメージであったが、疼痛に対する研究が進み、多くの薬剤が開発されて使用可能となってきている。我々医師は、これらの薬剤を用いて痛みに対する治療を開始していくことになる。その際には、目の前にした患者さんの痛みの原因が、炎症などによる〝侵害受容性疼痛〟なのか、神経の障害によって引き起こされた〝神経障害性疼痛〟であるのか、あるいは両者の要素を併せ持った〝混合性疼痛〟であるのかを考えながら薬剤を選択するのである。

疼痛と一口にいっても病態はさまざまであり、患者さんによって有効な薬が異なる可能性もある。作用機序の異なる薬剤を併用することによって、より高い鎮痛効果が得られるということもしばしば経験する。しかし、長期間にわたって薬剤を使用し続けることは副作用が生じる危険性も高くなるため注意が必要であり、他の方法も模索すべきであろう。

2　ブロック療法——なにをブロックするの？

局所的な治療

神経痛や関節痛などに対して局所麻酔薬やステロイド剤などを注射して痛みを軽減したり、その効果を判定して診断に用いたりする方法である。神経に対する神経ブロック、椎間板に対する椎間板ブロック、椎間関節に対する椎間関節ブロック、その他にトリガーポイント注射などがある。

痛みそのものを一時的に抑える効果に加えて、痛みが軽減されることによって血流が改善して筋肉の緊張も緩和されてさらに痛みが軽くなることも期待できる。

神経ブロック

神経痛に対して、神経に直接あるいは神経の周辺に局所麻酔薬を注射して、痛みを軽くする方法である。脊椎に関連して行われる神経ブロックとしては、「硬膜外ブロック」「仙《せん》骨裂孔《こつれっこう》ブロック」「神経根ブロック」「星状神経節《せいじょうしんけいせつ》ブロック」などがある。

脊柱管の中で、神経を包んでいる硬膜の外側の空間を硬膜外腔《こうまくがいくう》という。硬膜外ブロックは、この空間に局所麻酔薬を注入する方法で、しばしばステロイド剤も一緒に混ぜて注入する。腰痛や下肢痛（椎間板ヘルニアや腰部脊柱管狭窄症など）に対して行うことが多い。外来で行うことが多いが、入院の上でカテーテルを硬膜外腔に挿入し、ポンプを用いて持続的に注入する方法もある。

仙骨裂孔ブロックは、急性腰痛症や腰椎椎間板ヘルニア、腰部脊柱管狭窄症などの腰痛や下肢痛をきたす疾患に対して比較的よく行われているブロック療法である。患者さんにはお腹の下に枕を敷いてベッド上にうつ伏せとなってもらい、仙骨の一番下にある仙骨裂孔という孔に針を刺して、仙骨から下位腰椎にかけての硬膜外腔に局所麻酔薬とステロイド剤を注入する。硬膜外ブロックよりも手技が容易であり、合併症も少なく、外来でも行いやすい方法である。

神経根ブロックは、神経根に直接あるいは神経根の周辺に局所麻酔薬やステロイド剤を注射して、痛みを緩和する方法である。X線透視を行いながら神経根に直接針を到達させて造影剤を注入する神経根造影では、造影によって神経根の形態を評価することが可能で、同時に局所麻酔剤を少量注入して複数ある神経根のうちの一本だけを選択的にブロック（選択的神経根ブロック）することで、その神経根が症状に関与しているかどうかを判定できるという機能的診断の価値もある。

椎間板ブロック、椎間関節ブロック

椎間板ブロックは、椎間板が原因と考えられる腰痛に対して、X線透視を行いながら椎間板内に直接針を刺して局所麻酔薬を注入する方法である。ブロックを行う前に造影剤を注入（椎間板造影）することが多く、造影剤を注入した際の腰痛の再現の有無を確認し、X線写真やCTを撮影して椎間板の状態を評価することもある。

椎間関節ブロックは、椎間関節内に針を刺入し、局所麻酔薬とステロイド剤を注入する方法である。椎間関節に変性がおよんで椎間関節症をきたして腰痛の原因になっていると考えられる場合に行われる。検査としての意義も大きく、ブロックが効果を認める場合には椎間関節の痛みに関わっていると考えられる神経の枝（脊髄神経後枝内側枝《こうしないそくし》）の切離術《せつりじゅつ》や高周波熱凝固法《こうしゅうはねつぎょうこほう》などが行われることもある。

トリガーポイント注射

トリガーとは〝引き金〟のことである。トリガーポイント（trigger point）とは文字通り痛みの引き金となる部位のことを指す。トリガーポイントを指で押さえたり針を刺入したりして刺激を加えると、その部位だけでなく周囲の関連した領域にまで痛み（関連痛という）を生じる。東洋医学に古くから伝わっている〝経穴《けいけつ》〟、いわゆる〝ツボ〟ともかなり一致しているとされる。組織が外からの刺激に対して過敏になっている状態と考えられていて、筋肉や筋肉が腱に移行する部位、筋肉が骨に付く部位など力学的なストレスがかかりやすい部位に起こりやすい。最近では、筋肉の表面に存在する筋膜《きんまく》（注9）が重要であると注目を浴びていて、〝筋・筋膜性疼痛症候群〟という概念も称えられている。過度な運動や繰り返しの負荷に伴う筋肉の損傷や炎症によって生じるとされる。

　このトリガーポイントの概念を利用して、局所麻酔薬や生理食塩水を注射する〝トリガーポイント注射〟、鍼灸療法、マッサージ、低周波療法などが用いられることがある。腰痛に対しても、いわゆる〝ぎっくり腰〟と呼ばれるような急性腰痛から、数か月も続くような慢性腰痛にまで応用されている。最近ではエコーを用いて目的とする部位により正確に注射を行うような方法も広まりつつある。

❖コラム　リハビリテーションとジャンヌ・ダルク

　本書では紹介しきれなかったが、保存療法としては、薬物療法やブロック療法の他に「理学療法」が挙げられる。運動療法や物理療法などが含まれ、多くの患者さんが〝リハビリテーション〟と呼んでいるものである。詳しくは本シリーズの他の巻を参照いただきたい。

　リハビリテーション（rehabilitation）という言葉については、今や知らない人はいないといってよいくらいポピュラーな言葉である。語源をたどると、ラテン語で〝re〟は「再び」を意味する接頭語で、〝habilis〟は「適した」「ふさわしい」を意味する形容詞だそうである。

これらの言葉が合成されて、なんらかの原因によってふさわしくない、あるいは望ましくない状態に陥った時に、それを「再び適した（ふさわしい）状態に回復する」ことを意味する言葉として用いられるようになった。現在では医療の現場で用いられることがほとんどであるが、歴史的にはもっと古くから用いられた言葉である。

中世のヨーロッパまで遡ると、リハビリテーションは〝身分・地位の回復〟という意味で用いられていた。そこでは、王などによって与えられた地位や身分が、なんらかの原因で取り上げられた場合に、後になって回復されて元の地位や身分に復帰する際に使用されていたのである。一方、宗教的な意味では、〝破門の取り消し〟という意味でもこの語が使われていたという。すなわち、中世ヨーロッパで教会から破門されて社会から疎外された人が、破門を解かれて社会に統合される（人間社会に仲間として再び迎え入れられる）ことを意味していたのである。さらに、近代に入ると〝名誉の回復〟の意味にも用いられるようになった。

かのジャンヌ・ダルク（注10）が魔女であるという異端の罪で一四三一年に火あぶりの刑に処せられたのは有名な話である（個人的にはイングリッド・バーグマンの映画の印象が強いが）。百年戦争が終結した後に、ジャンヌ・ダルクの罪が正当なものであったか否かを明らかにする裁判が開かれ、ローマ教皇も承認した裁判によって一四五六年に無罪が宣告されることになった。この裁判は〝(異端)無効化裁判(nullification trial)〟や〝復権裁判(リハビリテーション裁判：rehabilitation trial)〟と呼ばれている。

二〇世紀に入ると言葉の用法はさらに広くなり、犯罪者の社会復帰、すなわち〝更生〟の意味でも用いられるようになっている。むしろ、医療の現場で使われるようになったのは歴史が浅く、第一次世界大戦中の一九一七年にアメリカ陸軍医務局の中に〝身体的再訓練およびリハビリテーション〟という部局が設けられて傷病兵の社会復帰、さらには職業復帰を目指したリハビリテーションが行われるようになったのが始まりとされている。

このような背景からも、リハビリテーションはなんらかの障害を持った人の〝人間らしく生きる権利の回復〟として捉えるべきものである。一九四二年にニューヨークで開催された全米リハビリテーション評議会では、〝障害を受けた者を、彼のなし得る最大の身体的、精神的、社会的、職業的、経済的な能力を有するまでに回復させることである〟と定義され、現在でも広く用いられている。

第十章 注

注1　腰痛教育……腰痛に対して教育的介入を行い、治療効果の向上、再発予防、ＱＯＬ（生活の質）の改善を目指すもの。講義だけでなく日常生活や仕事での注意・指導、理学療法や運動療法など幅広く含まれている。教育的指導を行うことから、腰痛教室や腰痛学級などと呼ばれている。

注2　オピオイド……中枢神経や末梢神経に存在する特異的受容体（オピオイド受容体）への結合を介して、モルヒネ様の強い鎮痛作用を示す物質の総称。オピオイドが受容体に結合すると受容体が活性化され、さまざまな細胞内情報伝達系が影響を受けて鎮痛効果などが発現される。

注3　モルヒネ……ケシを原料とするアヘンから抽出されるオピオイドの化合物。強い鎮痛・鎮静作用があるため、がん性疼痛を初めとする、疼痛緩和目的に使用されている。

注4　セロトニン……中枢神経系の神経伝達物質の一つ。末梢では、血管収縮、腸管蠕動《ぜんどう》運動、血小板凝縮などの作用もある。近年では、うつ病や疼痛との関連が示唆されて注目を集めている。

注5　ノルアドレナリン……神経伝達物質やホルモンとして作用する。アメリカではノルエピネ

フリンと呼ばれている。末梢ではアドレナリンと同様に交感神経に作用し、心拍数増加などの作用を持つ。中枢神経系では、覚醒状態との関係が示唆され、注意や記憶との関連が示されている。また、セロトニンと同様、うつ病との関連が示唆されている。

注6　Ca^{2+}チャンネル……カルシウムイオンを選択的に透過するイオンチャンネルのこと。中枢神経系における神経伝達物質の放出や筋肉（骨格筋や心筋など）の収縮に関与している。
　イオンチャンネル（またはイオンチャネル）は細胞の膜の表面に存在するタンパク質の一種で、イオンの選択性によって、カリウムチャンネル、ナトリウムチャンネル、カルシウムチャンネルなどがある。細胞内外へのイオンの流出入が起こる部位で、膜電位（細胞内外のイオン濃度の差による電位差）を維持したり変化させたりする。神経細胞では、電気的興奮に伴う活動電位の発生などに関与している。

注7　リドカイン……局所麻酔薬として使用される最も一般的な薬剤であるが、抗不整脈薬としても静脈内注射あるいは点滴で使用されている。

注8　メキシレチン塩酸塩……抗不整脈薬として使用されるが、糖尿病性神経障害に伴う自発痛やしびれ感の改善を目的としても使用されている。

注9　筋膜……個々の筋肉または筋群を包む結合組織からなる膜様構造物。筋肉を保護し、筋肉の付着部ともなる。

注10　ジャンヌ・ダルク……一五世紀のフランス王国の軍人。一三歳の時、天使より啓示を受けフランスのイギリス軍からの解放を求めて、百年戦争に参加、功績を遺した。異端の判決を受けて一九歳で火刑に処せられたが、その後の復権裁判で無実と殉教が宣言された。フランスの国民的ヒロインとされ、カトリック教会の聖人ともなっている。彼女をヒロインとする数多くの作品が制作されている。

第十一章　手術療法

1　どのような時に手術を行うのか――〝適応〟を考える

絶対適応と相対適応

本書では手術療法（観血的《かんけつてき》治療《ちりょう》）を、保存療法（いわゆる非観血的治療）と章を分けて記載しているが、あくまでも手術療法は数多くある治療法の中の一つであることを認識しておいていただきたい。たしかに、ある種の病態においては早期から手術療法が選択される場合もあるが、多くの脊椎疾患において、まずは保存療法が検討されるべきである。そして、そのような場合には手術療法は保存療法の延長線上にあると考えられる。しかし手術療法は最終的な手段、きわめて有効な手段ともなり得る治療法である。

手術療法を行う上で最も重要なことの一つは〝適応〟である。医療の現場における適応とは「医療行為の正当性や妥当性」を意味する。目の前にいる患者さんの訴えや症状を軽減するために、手術療法が有効であるか否か、そして手術療法が有効であると考えられる場合にはどのような方法が最もよいと考えられるかなどを検討するのである。さらに適応は〝絶対適応〟と〝相対適応〟に分けられる。絶対適応とはその医療行為が絶対に必要な場合であり、相対適応とは状況によっては妥当と考えられる場合を指す。

　そのため治療中の疾患やこれまでにかかったことのある病気（既往症《きおうしょう》）をきちんと把握するとともに、術前の検査で身体の状態を評価する必要がある。一般には術前検査として、血液検査、胸部X線撮影、心電図検査、呼吸機能検査（注1）などが行われ、必要に応じて専門の医師に評価を仰ぐことになる。

破綻した機能に応じた手技

　すでに述べたように、脊柱には大きく三つの役割がある。すなわち、二足歩行を可能とするために頭や体幹を支える柱としての〝支持機能〟、脊髄や馬尾《ばび》といった神経の通り道である脊柱管を形成する〝神経の保護〟の役割、そして各椎間における〝運動〟の機能である。これらの機能が破綻した時には、病的状態となる。

　支持機能が破綻した場合には〝脊柱変形〟や〝バランス（または姿勢）不良〟、あるいは椎間の〝不安定性〟を呈することになる。程度が軽い場合にはコルセットなどの外固定《がいこてい》によって症状が改善する場合もあるが、保存療法による改善が期待できない場合には〝固定術〟が行われる。脊柱変形を伴う場合には、同時に変形を〝矯正〟することも検討される。

現在では脊椎を固定するさまざまなインストゥルメント（インプラント）が開発されており、それらを用いて矯正や固定が行われる。ただし、インストゥルメントによる固定だけでは、長期的にみるとインストゥルメントが折れたり骨との間でゆるみを生じたりするなどの問題が起こるため、多くの場合で骨移植（注2）が併用される。

一方、神経の保護としての機能が損なわれた場合、神経の圧迫によって疼痛やしびれ、場合によっては麻痺を生じる。脊髄や神経根の圧迫による〝脊髄症〟や〝神経根症〟、馬尾の圧迫に伴う〝馬尾症候群〟などを呈するわけである。これらの圧迫に対しては局所の安静や薬物療法、理学療法などの保存療法が行われるが、保存療法に抵抗して症状が持続する場合、神経の不可逆的変化が危惧される場合には神経の圧迫を除く〝除圧術《じょあつじゅつ》〟が行われることになる。

我々脊椎外科医は、これらの固定術（時に矯正を伴う）と除圧術の二つの手技を使い分け、時には組み合わせて手術を行っているわけである。場合によっては、脊柱の支持性の再獲得、あるいは疼痛や麻痺の進行予防や改善の目的で、もう一つの脊椎の役割である運動機能を犠牲として固定術を行うこともある。

それでは、これらの手術療法について主な手術方法の概説をしていくこととする。

2　除圧術——神経を圧迫する原因を取り除く

除圧術の適応

除圧術《じょあつじゅつ》とは文字通り、神経組織の圧迫に伴う症状を認める場合に原因となる圧迫を除く手術方法である。手術のアプローチ法により前方法と後方法とに分けられる。

適応となるのは、頸椎の場合、頸椎椎間板ヘルニアや頸椎症性脊髄症、頸椎後縦靭帯《けいついこうじゅうじんたい》骨化症《こつかしょう》（第七章コラム参照）などで、手指巧緻運動障害《しゅしこうちうんどうしょうがい》や歩行障害などの脊髄症状があり、それが進行性である場合には手術療法の絶対適応と考えられる。また、頸椎椎間板ヘルニアによる神経根症や頸椎症性神経根症において保存療法で痛みがとれない場合や、筋力低下が進行する場合にも手術療法の対象となる。

胸椎では、胸椎椎間板ヘルニアや胸椎症性脊髄症は比較的稀であるが、胸椎後縦靭帯骨化症や黄色靭帯骨化症による脊髄の障害を認めることがある。頸椎同様、歩行障害などの脊髄症状が認められ、進行性である場合には手術療法の絶対適応と考えられる。

腰椎の場合はどうであろうか。中心性の巨大な腰椎椎間板ヘルニアによって馬尾が圧迫を受けて下肢の知覚障害や運動障害に加えて排尿障害をきたした状態を馬尾症候群と呼び、これは観血的治療の絶対適応であると同時に、緊急手術の適応でもある。一方、腰椎椎間板ヘルニアや腰部脊柱管狭窄症に伴う下肢の疼痛やしびれ、間欠跛行《かんけつはこう》に対しては、保存療法の効果がなく症状が持続し、日常生活における支障が認められる場合（特に患者さんが希望する場合）に手術の対象となる。

頸椎椎弓形成術

まず、頸椎における除圧術である。

頸椎椎弓形成術は、頸椎に対する後方からのアプローチにより脊髄の通り道である脊柱管を拡大して脊髄の圧迫を除く手術方法であり、〝脊柱管拡大術〟と呼ばれることもある。頸椎には前彎、つまり前方凸の生理的彎曲がある。この頸椎の前彎を利用して脊髄を後方へ移動させることで脊髄の圧迫を除く方法である（図11－1）。

他に、後方からアプローチして椎弓を切除する方法である〝椎弓切除術《ついきゅうせつじょじゅつ》〟もあるが、術後に前彎の減少、あるいは後彎変形が目立ったという報告があるため、頸椎の後方要素を残して脊柱の支持性を維持する目的で、椎弓形成術のほうがよく行われるようになっている。

椎弓形成術（脊柱管拡大術）は主に次の二つの方法が行われている。

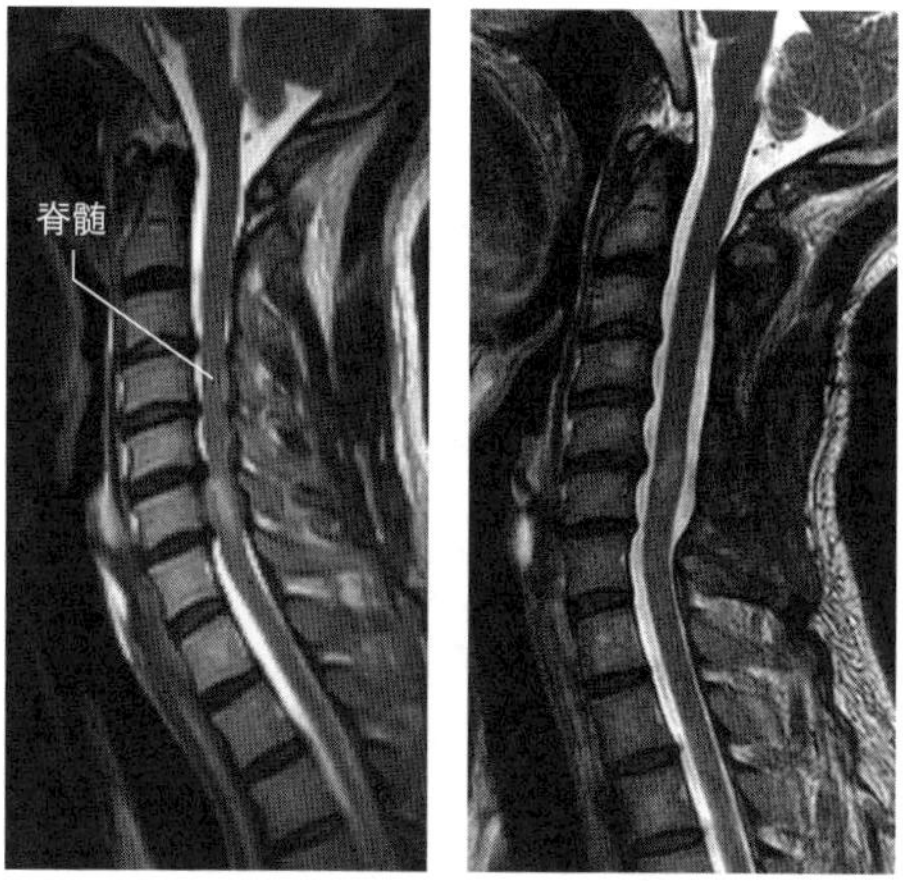

<手術前>　<手術後>

図11-1　椎弓形成術を行った頸椎のMRI像
脊髄の周りの空間が増え，圧迫が軽減されている。

① 片開《かたびら》き式《しき》

椎弓の片側を切断し、反対側に側溝を掘って蝶番《ちょうつがい》としてドアのように椎弓を開いて脊柱管を拡大する（図11－2）。

② 棘突起《きょくとっき》縦割式《じゅうかつしき》

棘突起を切除した後に椎弓の中央部分を切断し、両側の椎弓に側溝を掘って、椎弓を両側に開いて脊柱管を拡大する（図11－3）。日本では〝観音開き〟、欧米では〝フレンチドア〟

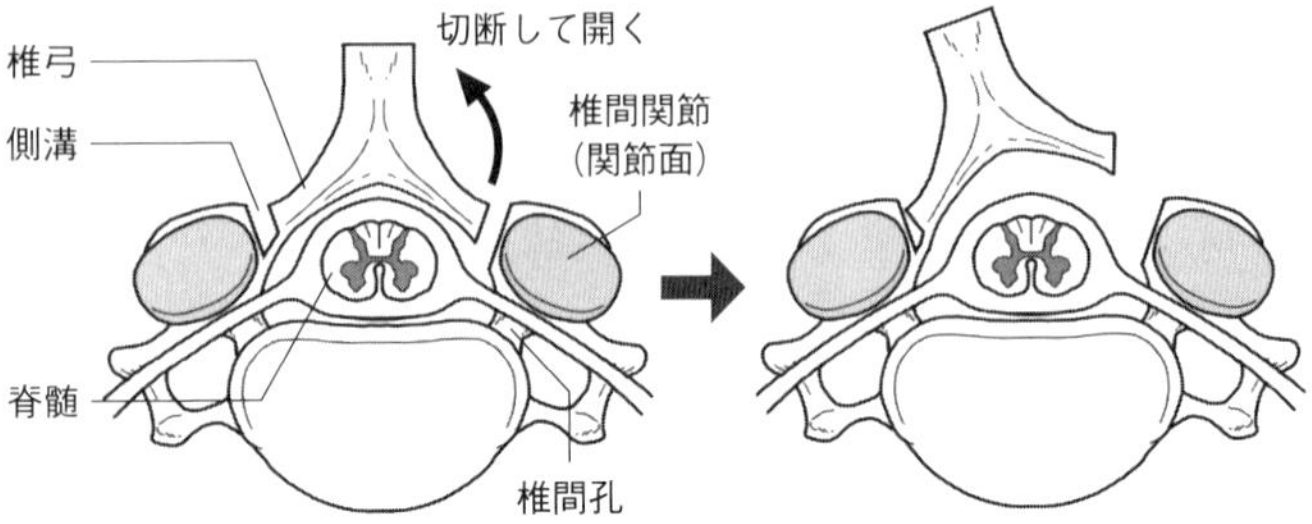

図11-2　片開き式頸椎椎弓形成術

片方の椎弓を切断して開く。

と呼ばれる、両開きの扉を開くような手術方法である。

こうした椎弓形成術は比較的長期にわたって効果を維持できる手術方法であるが、二つの問題点が指摘されている。一つは〝C5麻痺〟で、術後に肩関節における上腕の挙上《きょじょう》（いわゆる万歳の動作）や肘関節を曲げる力が弱くなることがある。これらの筋肉が第五頸神経根（C5神経根）に支配されているため、C5麻痺と呼ばれる。術直後ではなく術後数日して発症することも多く、同じような病態の患者さんに同じような手技で行ってもC5麻痺が生じる場合と生じない場合とがあるため、未だに原因は完全には解明されていないが、脊髄の後方への移動に伴って神経根が牽引されることで生じるのではないかなどと考察されている。麻痺が生じた場合でも、リハビリテーションを行いながら経過をみていると改善して

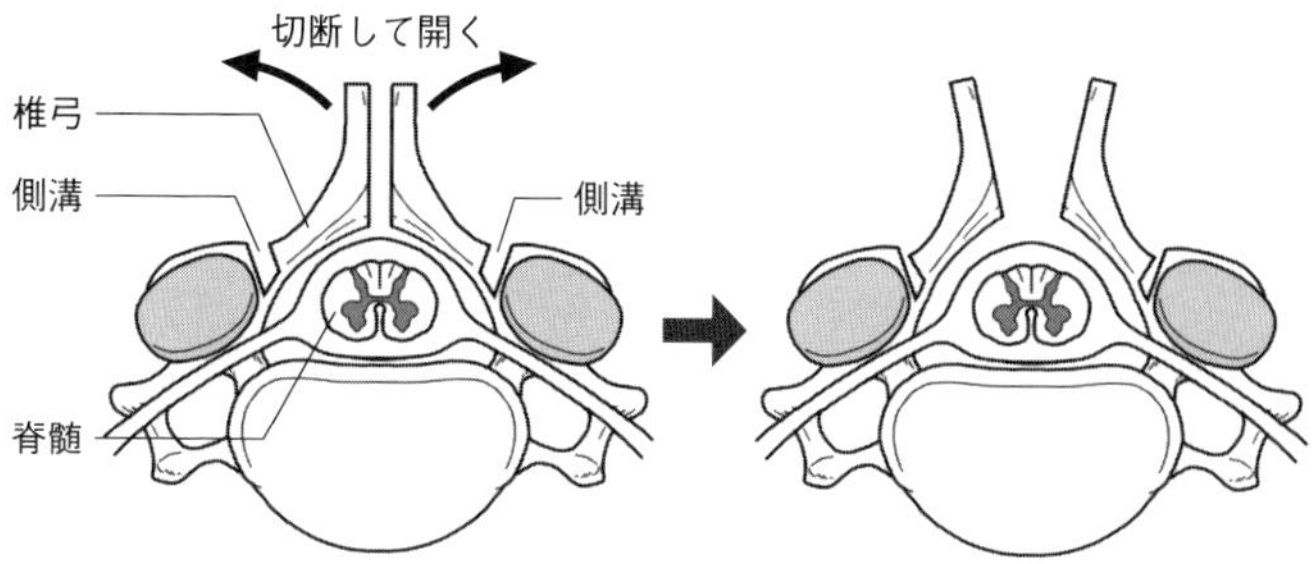

図11-3　棘突起縦割式頸椎椎弓形成術
椎弓を中央で切断して開く。

くることも少なくない。

もう一つの問題点は、術後の頸部痛である。手術による傷の痛みとは異なる、主に頸椎後方から肩にかけて（特に僧帽筋《そうぼうきん》上部）の痛みで、〝軸性疼痛《じくせいとうつう》〟とも呼ばれている。これも同じような患者さんに同じような手技で行っても起こる場合と起こらない場合とがあり、原因は明らかではないが、原因のかなりの部分が筋肉にあると考えられている。患者さんによっては「肩に鉄板が乗っているようだ」と表現することもあるような、一般的な肩こりや頸部痛とは異なる痛みを訴える。慢性化すると治療に難渋することがあり、最近では手術の際に周囲の組織にできるだけ優しい術式の工夫などが試みられている。

頸椎前方除圧固定術

頸椎前方除圧固定術は、頸部の前方から頸椎にアプローチして、椎間板や椎体骨棘などの脊髄前面の圧迫因子を除去して神経の圧迫を除く方法である（図11－4）。除圧後に骨やスペーサーを用いて椎体と椎体とを固定することが多い（椎体間固定）。一般に、脊柱管が比較的広く、除圧部位が一、二椎間である場合に行われる。また、変性によって椎間板の高さが減って後彎を生じている椎間では、椎間板を切除した後に椎間を広げた状態で骨移植を行うことで前彎を形成（あるいは後彎を減少）することが可能となる。

前方除圧固定術は全身麻酔を行った上で、仰向け（仰臥位《ぎょうがい》）で行われる。声帯をコントロールする反回神経《はんかいしんけい》（注3）の解剖学的特徴から、患者さんの左側からアプローチすることが多い。頸部に切開を加えて、筋肉（胸鎖乳突筋《きょうさにゅうとつきん》、注4）と頸動脈を外側に、気管と食道を反対側に避けることで比較的容易に頸椎前面に到達することができる。X線で場所を確認した後に椎間板を切除し、必要に応じて上下の椎体を削っていく。

椎間板ヘルニアや椎体骨棘を切除して神経組織の除圧を行った後は、骨移植を行う。我々の施設では従来通り、患者さん自身の腸骨《ちょうこつ》（注5）から移植骨を採取している。しかし、術後に頸部よりも骨を採取した腸骨部のほうを痛がることがあるため、同種骨（他の人の保存された骨）や人工骨が用いられることもある。また、術後には頸椎カラーを装着

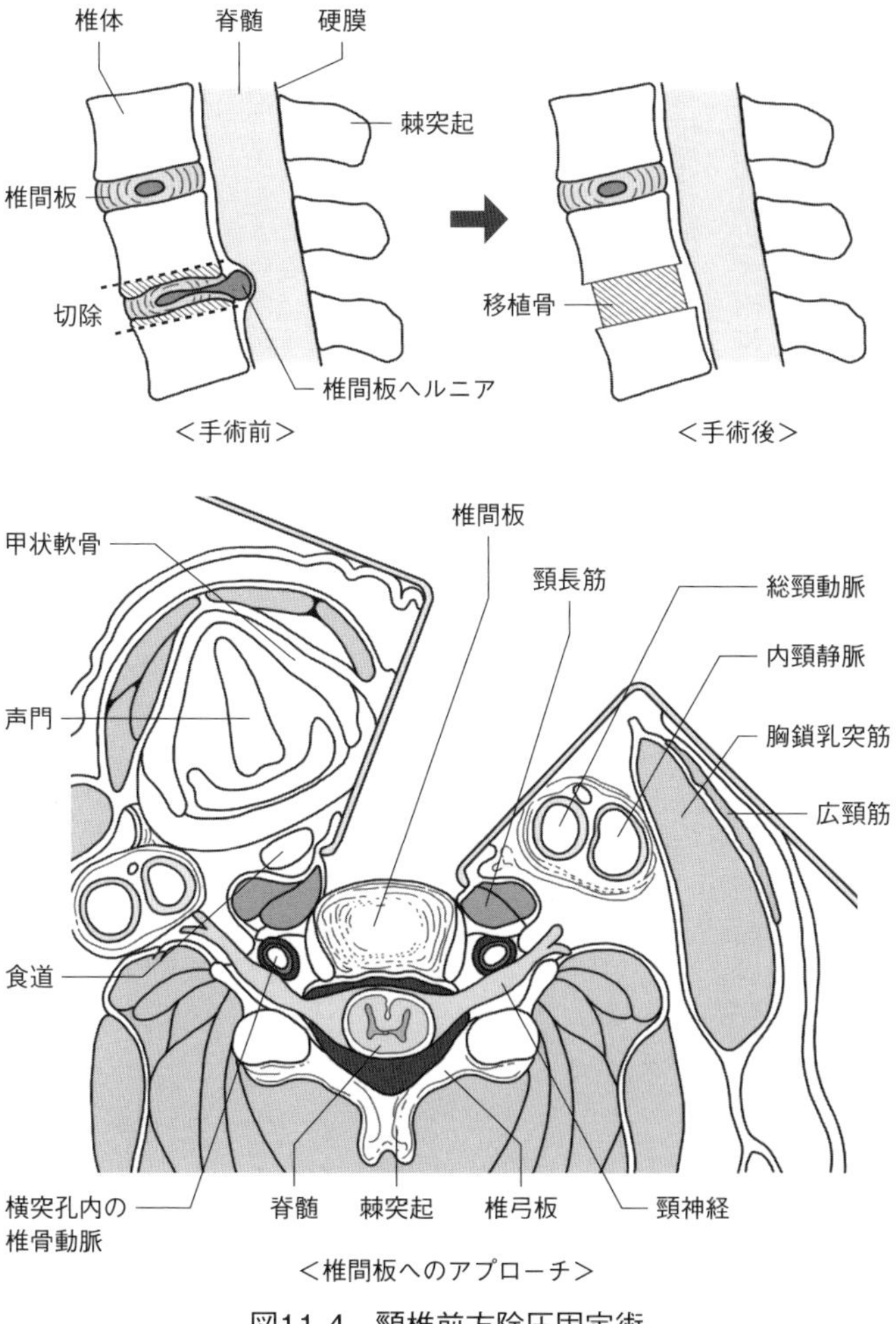

図11-4　頸椎前方除圧固定術

しているが、プレート（注6）を用いて補強することでカラーを着けない場合もある。神経組織への前方からの圧迫に対して前方からアプローチして除圧を行うため、理にかなった手技であり、その後の椎体間の固定も含めて〝切れ味の鋭い〟手術ともいえる。骨《こつ》癒合《ゆごう》が得られて固定が完成すると、その後に再度悪くなることはないと考えられる。

一方、固定された部位の隣の椎間板や椎間関節に力学的な負荷が増えることもあって、変性が進行して脊柱管狭窄や椎間孔狭窄、椎間板ヘルニアや椎体のすべりなどを生じることがあり、固定隣接椎間障害《こていりんせつついかんしょうがい》（注7）と呼ばれている。症状によっては手術療法が必要となる場合もある。そのような報告が増えてきたため、元々脊柱管が狭い患者さんや三椎間以上の多椎間狭窄を認める患者さんでは、先に述べた椎弓形成術《ついきゅうけいせいじゅつ》が選択されることが多くなっている。

頸椎椎間孔拡大術

頸椎椎間孔拡大術は、椎間孔を構成する椎弓から椎間関節にかけての一部を切除することで、神経根の圧迫を除去する手術である（図11－5）。

神経根が圧迫を受けて肩甲部や上肢に痛みやしびれを生じた状態を神経根症と呼ぶ。障

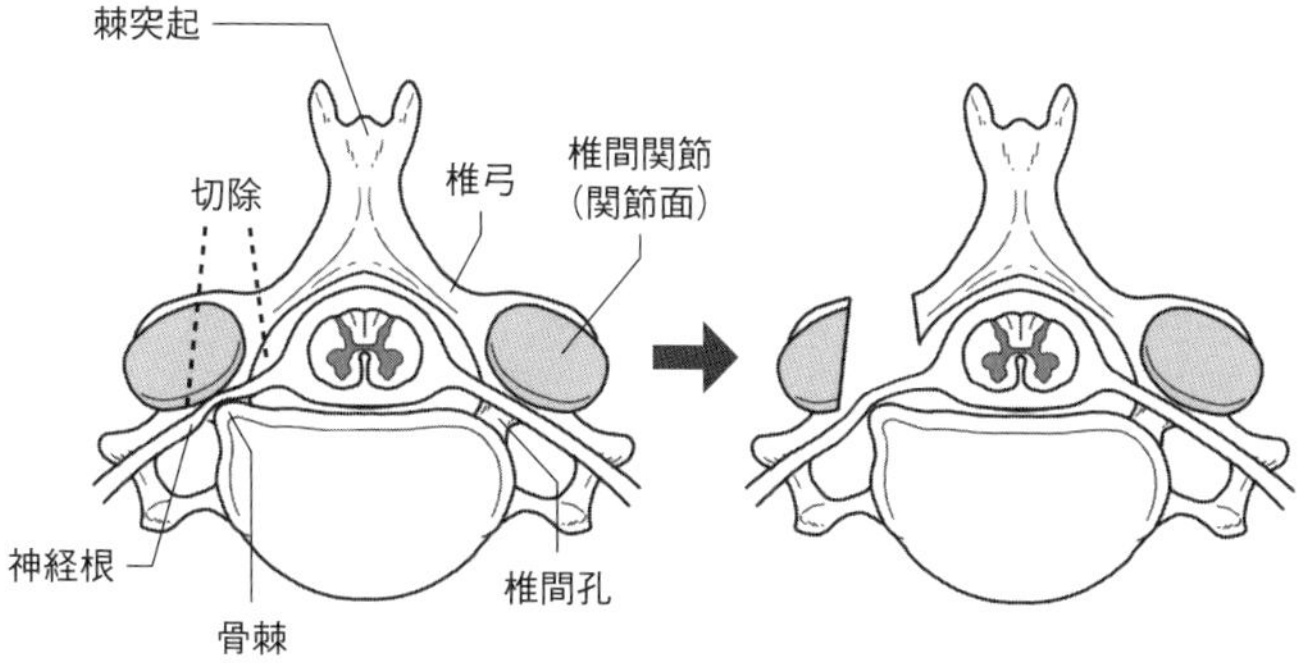

図11-5　頚椎椎間孔拡大術

害された神経根の支配領域に一致して、知覚障害や運動障害をきたすこともあり、頚椎症性変化によって生じた椎体後縁あるいは鉤椎関節（ルシュカ関節）、椎間関節の骨棘によって脊柱管の外側や椎間孔内で神経根が圧迫される〝頚椎症性神経根症〟の場合と、〝頚椎椎間板ヘルニア〟が外側《がいそく》に突出することで神経根を圧迫する場合とがある。

　こうした神経根症は、多くの患者さんで保存療法によって症状の改善が認められるが、痛みが持続したり、再発を繰り返したり、筋力低下が進行してくる場合には手術の対象となる。椎体後縁や鉤椎関節の骨棘、頚椎椎間板ヘルニアは神経根を前方から圧迫して症状をきたすわけだが、神経根の後方に位置する椎間孔の後側の壁（屋根に相当する部分）を削ることで神経根の逃げ道を作って間接的に圧迫を除去する方法である。さらに、椎間板ヘルニアでは突出したヘルニアの摘出も試みられている。

頸椎の支持性に関わる椎間関節の内側の一部を削るといっても、必要最小限を削るだけなので基本的には術後に頸椎が不安定になることはない。以前から頸椎症性神経根症や頸椎椎間板ヘルニアによる神経根症に対しては前方除圧術がよく行われていたが、近年はこの椎間孔拡大術が行われる機会が増えてきているようである。また、後方の筋肉を広く剥《はく》離《り》すると術後の頸部痛の原因ともなるため、小切開で顕微鏡下に行ったり、内視鏡手術で行ったりするなどの低侵襲手術《ていしんしゅうしゅじゅつ》（注8）も行われるようになってきている。

腰椎椎弓切除術

次に、腰椎における除圧術である。腰部脊柱管狭窄症の多くは退行変性に基づく脊椎の変化に起因している。すなわち、脊柱管の前方では変性した椎間板の膨隆、後方では黄色靭帯の肥厚《ひこう》、椎間関節の骨棘形成や変形によって脊柱管狭窄を生じる。これらの中で肥厚した黄色靭帯が脊柱管狭窄症の症状発現に大きな影響を与えているため、腰部脊柱管狭窄症に対する除圧術の基本は黄色靭帯の切除であるといえよう。

腰椎（部分的）椎弓切除術（図11－6）は、全身麻酔下にうつ伏せ（腹臥位《ふくがい》）で行う。X

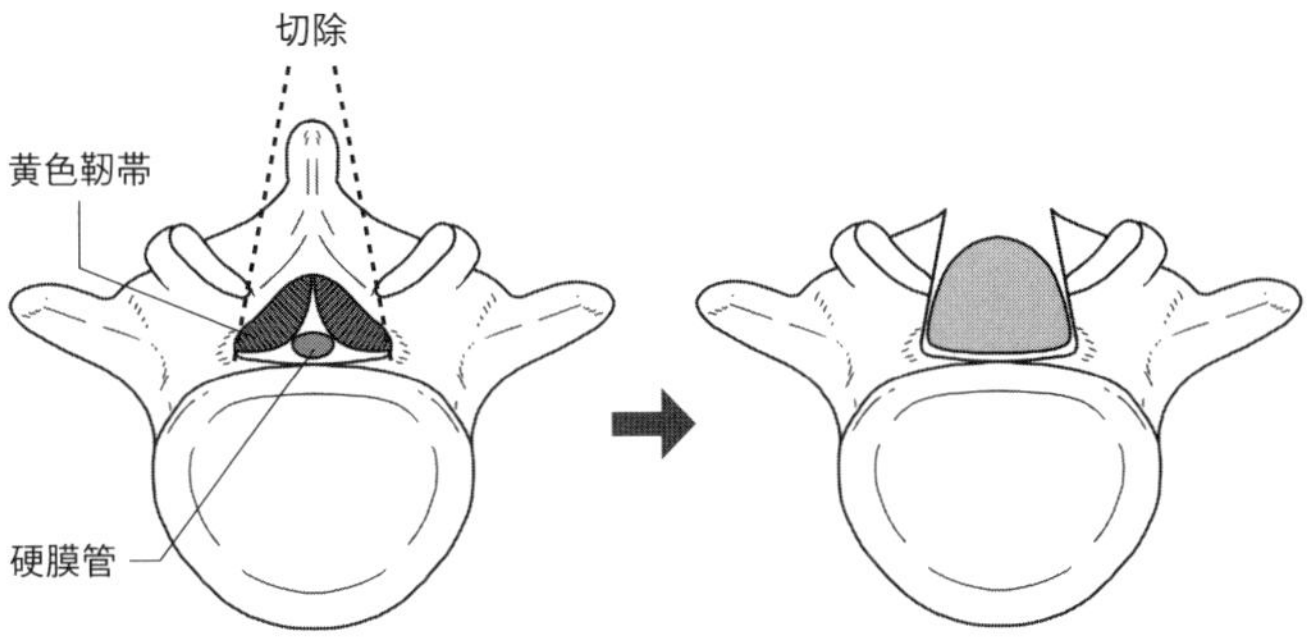

図11-6　腰椎椎弓切除術

線によって手術部位を確認して、腰の真ん中（正中《せいちゅう》）を切開する。筋肉を骨から剥離して展開を進め、棘突起と椎弓を露出する。固定を行わない場合には、椎間関節を覆っている関節包を残す。各術者の使い慣れた道具を用いて、黄色靭帯が付いている範囲の椎弓を切除した後に黄色靭帯を切除する。脊柱管内の外側で神経根が通る外側陥凹《がいそくかんおう》（注9）と呼ばれる部位が狭い時には、椎間関節の内側の一部も切除して神経の圧迫を除く。

　このように従来の方法では脊椎に付いている腰背筋を剥離するため、筋肉になんらかのダメージが加わり、術後の愁訴の原因となることも報告されてきた。近年ではこれらの筋肉に対するダメージをできるだけ少なくする目的で、さまざまな工夫もなされるようになってきている。

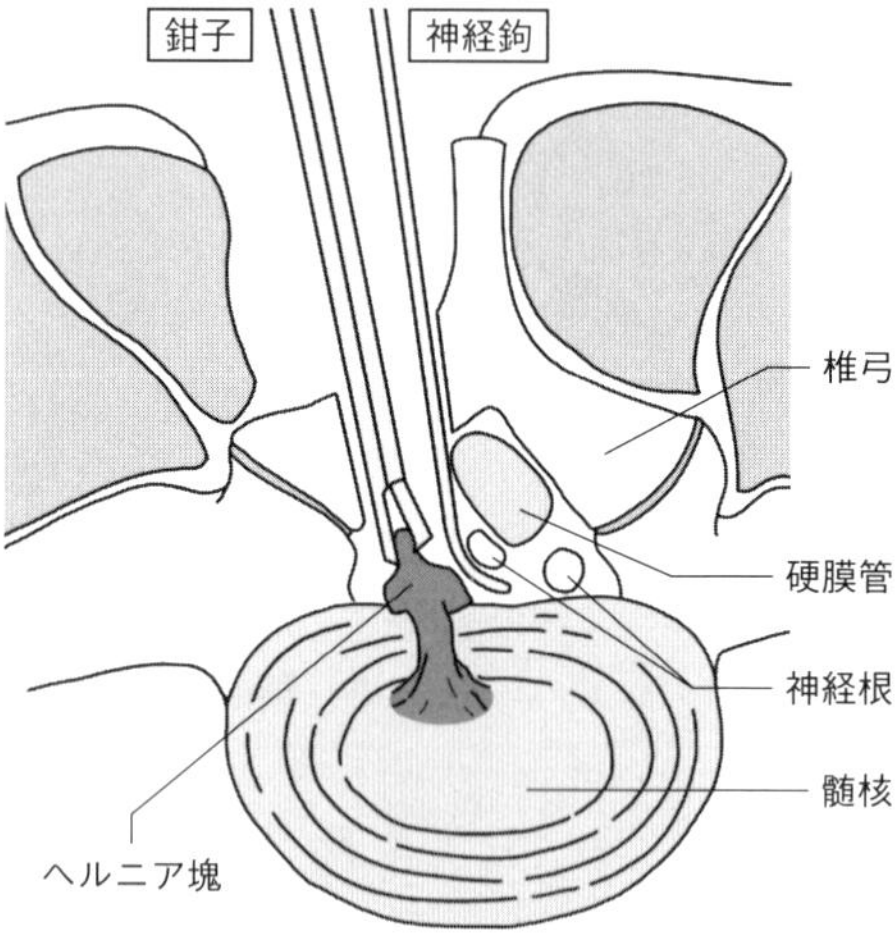

図11-7　腰椎椎間板ヘルニア摘出術

背中からのアプローチ。椎弓を最小限切除し，手術器具で神経を避けながら摘出する。

腰椎椎間板ヘルニア摘出術

椎間板は脊柱管の前方を構成しているため、脊柱管内に突出した椎間板ヘルニアは神経の前方に存在し、神経を腹側《ふくそく》（お腹側）から圧迫することになる。したがって、後方から椎間板ヘルニアを摘出するためには、いったん神経を露出し（実際には神経は硬膜に覆われている）、これを慎重に内側に避けてヘルニア塊を確認し摘出することになる（図11－7）。

従来は、前述の椎弓切除を行った後に椎間板ヘルニアを摘出していたが、一九三〇年代後半に椎弓と椎弓の間で黄色靭帯を除くだけでヘルニアを摘出する方法が報告され、その医師の名前をとって「ラブ（Love）法」と呼ばれるようになった。実際にはヘルニアの位置、椎弓と椎弓の間の広さなどは患者さんによって異なるため、必要最小限の骨切除が行われることも多く、「ラブ変法」などとも呼ばれている。以後、腰椎椎間板ヘルニアにおける手術療法の基本的な手術手技として確立され、今日に至っている。また、小さな切開で手術顕微鏡を用いて行われることもある。

さらに近年では、内視鏡下椎間板ヘルニア切除術（ＭＥＤ）といって、内視鏡を用いて二センチくらいの小さな切開で手術が行われることがある。これは従来の方法に比べて、筋肉に対するダメージが少なく、術後の痛みも少ないとされている。

3　固定術――椎骨へのさまざまなアプローチ

脊柱の不安定性

脊椎の外傷や関節リウマチなどの炎症性疾患、脊椎や椎間板の感染症、脊椎の腫瘍などによって椎体や椎間板の破壊、椎間関節の破綻をきたすと脊柱に不安定性を生じる。あるいは、脊椎腫瘍や脊髄腫瘍を切除する際に椎体や椎間関節の骨切除が必要となることがあり、手術によって脊柱の不安定性を生じてしまうこともある。脊柱が不安定になると、身体を起こしたり動かしたりする時に痛みを感じるようになったり、脊椎の中を通っている神経を圧迫・障害して痛みやしびれ、麻痺を生じたりする。

このように脊柱に不安定性を認める場合に、椎骨を固定する固定術が行われる。また、脊柱側彎症や脊柱後彎症などの脊柱変形に対しては、変形の矯正を行うと同時に脊柱を固定して矯正された状態を維持するような手術（矯正固定術）が行われている。

変形性脊椎症では、外傷や感染症ほどの大きな不安定性ではないものの、椎間板の変性に伴って椎間に不安定性を生じることがある。腰椎変性すべり症がその一例であり、頸椎症性脊髄症の中にも椎間の不安定性を伴っている場合がみられる。これらの疾患で、神経の圧迫による症状の発現に脊椎の不安定性が強く関わっていると判断される場合には、神経の圧迫を除く除圧術に固定術が併用されることがある。

また、変性した椎間板が原因と考えられる椎間板性腰痛に対して、椎間板を切除した後に骨移植を行って上下の椎体を固定する椎体間固定術が行われることがある。欧米では人工椎間板が開発されていて、椎間板性腰痛の患者さんに対して椎間板を置換する手術が行われているが、日本にはまだ導入されていないため現時点では固定することによって痛みを軽減することが行われている。

この脊椎固定術にもいくつかの方法があるので、その代表的な方法を紹介したい。

頸椎後方固定術

後方からアプローチして頸椎を固定する方法で、頸椎の退行変性に基づく疾患では椎弓形成術や椎弓切除術などの除圧術と併用して行われることが多い（頸椎後方除圧固定術）。椎弓根スクリューや外側塊スクリューなどの脊椎インストゥルメンテーションを併用して行われることが多く、同時に骨移植を行う。術後は必要に応じて頸部を固定するカラーを装着する。

頸椎前方除圧固定術

脊柱管の前方から椎間板ヘルニアや椎体後縁の骨棘によって脊髄や神経根が圧迫されている時に用いられる手術方法である。除圧術のところで説明したように、椎間板を切除し、必要に応じて椎体を削って神経の圧迫を除く。切除した後の空間に、骨盤から採った自分の骨やケージと呼ばれる人工の固定材料などを充填して椎体間を固定する（図11－4参照）。さらに、金属製のプレートで固定する場合もある。術後は必要に応じて頸部を固定するカラーを装着する。

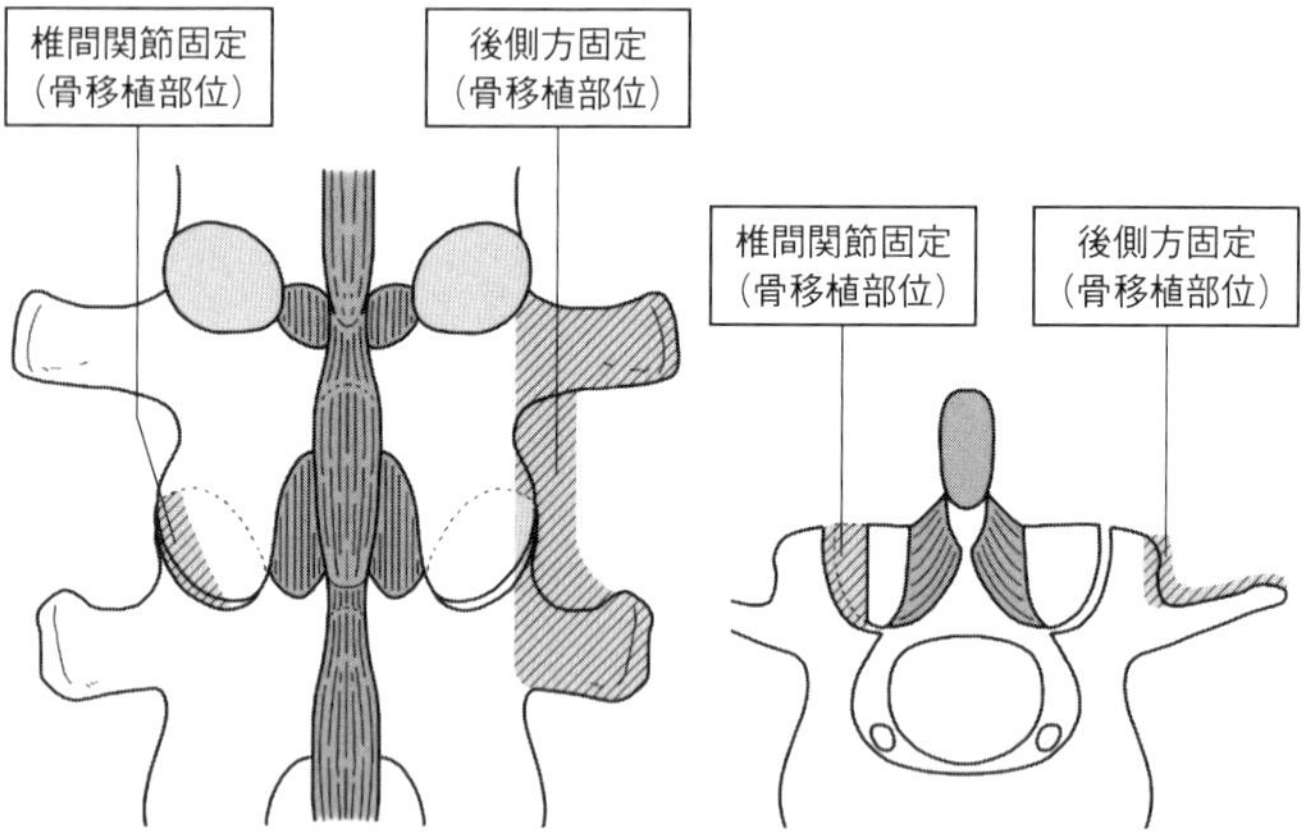

図11-8　腰椎後側方固定術

腰椎後側方固定術

腰椎後側方固定術は隣接する腰椎横突起の間に骨を移植して上下の椎骨を固定する方法である（図11－8）。椎間関節の外側にも骨移植を行うことが多い。骨移植のみが行われていた時代もあるが、近年は早期にベッドから起きられるように脊椎インストゥルメンテーション（主にスクリューによる固定）を併用して行われることがほとんどである。椎弓切除が行われていても骨移植を行うことが可能であり、骨癒合が得られる率も比較的高いとされている。

腰椎椎体間固定術

腰椎の椎間板および軟骨終板を切除し、

椎間腔《ついかんくう》に移植骨を打ち込んで上下の椎体を固定する方法である。椎間板へのアプローチの仕方により、後方、側方、前方に分けられる。最近では、ケージに移植骨を詰めて椎間腔に挿入することで、椎間の高さを維持する工夫もなされている。椎体間に強固な骨癒合が得られるだけでなく、椎間板の変性に伴って生じた側彎の矯正や減少した前彎の再獲得も可能となるため、行われる機会も増えている（図11－9）。

このうち、後方経路腰椎椎体間固定術（posterior lumbar interbody fusion：ＰＬＩＦ）は、うつ伏せになった患者さんの後方から腰椎にアプローチして、椎弓切除に加えて椎間関節の切除あるいは部分切除を行って神経を除圧した後に、硬膜と神経根を避けて椎間板に達する。椎間板および軟骨終板を切除し、椎間腔に移植骨を打ち込んで上下の椎体を固定する。

椎間関節を切除し、椎間孔から椎間板に達して椎体間固定を行う方法もあり、こちらは経椎間孔的腰椎椎体間固定術（transforaminal lumbar interbody fusion：ＴＬＩＦ）と呼ばれている。ＰＬＩＦよりも神経根の外側から椎間板にアプローチするため、椎間板内の操作時に神経を牽引する必要性が少ないという利点がある。

また、側方経路腰椎椎体間固定は、側臥位《そくがい》（横向きに寝かせた状態）で腹部の側方に小切

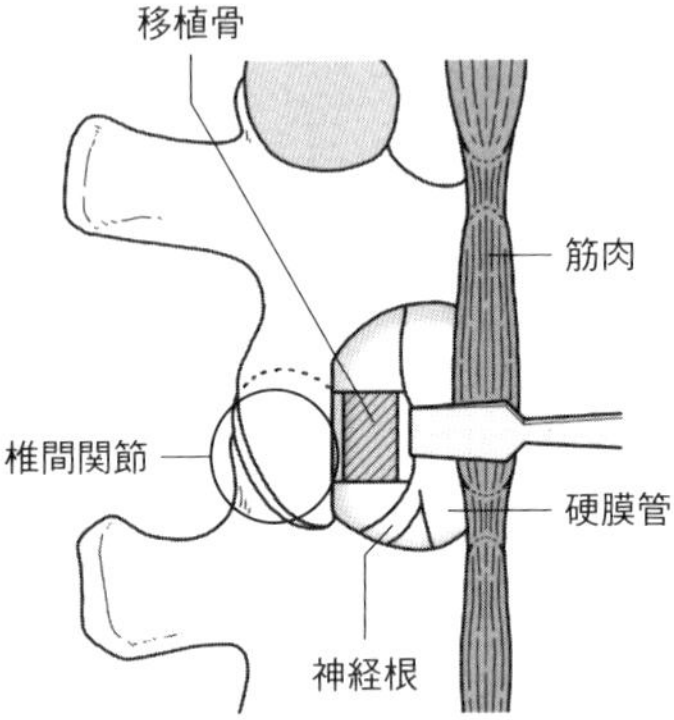

＜後方経路腰椎椎体間固定術＞
後からみたところ。神経を避けつつ，奥にみえる椎間板を切除して骨を移植する（PLIF）。

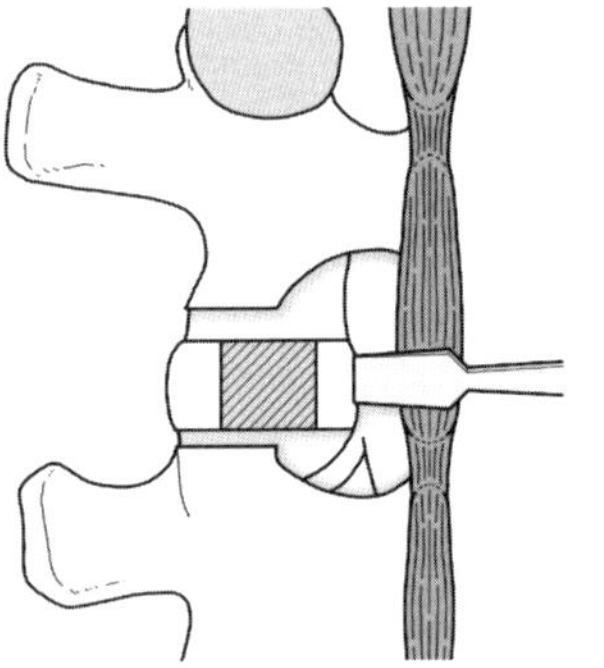

＜経椎間孔的腰椎椎体間固定術＞
椎間関節を切除して椎間板にアプローチする（TLIF）。

図11-9　椎体間固定術

開を加えて後腹膜腔を展開することで腰椎の側面に達し、椎間板を切除して椎体間固定を行う方法である。小侵襲手術の一つで、ＸＬＩＦ®（eXtreme Lateral Interbody Fusion）やＯＬＩＦ（oblique lateral interbody fusion）などと呼ばれる方法がある。腰椎変性すべり症や腰椎変性側彎などにも応用され、日本でも近年、急速に広まってきている手術手技である。

この他、腰椎前方固定術もある。前方アプローチ、つまり腹部を切開する方法のことを指す。腹膜の外を通って腰椎に達する腹膜外侵入法と、腹膜を切開して腹腔内を通って腰椎に達する経腹膜侵入法とに分けられる。腰椎に達した後は椎

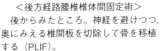

間板および軟骨終板を切除し、椎間腔に移植骨を打ち込んで上下の椎体を固定する。

4　矯正固定術――曲がった背骨をまっすぐに

曲がってしまった脊柱

脊柱変形に対する手術では、側方に曲がった脊柱（側彎）をまっすぐに近づけるように矯正する手術や、より適切な彎曲（特に腰椎の前彎）が得られるように矯正する手術が行われる。ここで大切なことは、座位や立位をとった時にきちんとバランスを保つことができるようにすることである。特に立位姿勢の際、骨盤の上に体幹や頭部がくるように、正面からみても側面からみてもバランスを維持できるようにすることが重要である。

実際の手術では、椎骨や椎間板に金属などの内固定材料（インストゥルメント）を用いて矯正を行い、その状態を維持できるように骨移植を行っている。椎骨や椎間板へのアプローチの方法によって前方矯正固定と後方矯正固定に分けられる。前述した脊椎固定術を多椎間（複数の箇所）に応用して行う手術である。ここでは胸椎や腰椎の脊柱変形に対する矯正固定術を紹介していこう。

前方矯正固定術と後方矯正固定術

前方矯正固定術（図11－10）は、胸部や腹部の側面に切開を加えて椎体の側面に到達するアプローチである。椎間板を切除し、その隙間に骨移植を行い、椎体を固定したスクリューを用いて矯正を行う。椎体そのものを直接的に矯正できるため、狭い固定範囲で高い矯正効果を得ることができるのが利点とされている。

一方、後方矯正固定術（図11－11）は、腰背部から脊椎の後方にアプローチする方法である。除圧術と同じアプローチであり、脊椎外科医にとって慣れ親しんだアプローチである。スクリューやフックなどの脊椎インストゥルメントを用いて変形の矯正を行うと同時に骨移植を行う。

脊椎骨切り術

近年では、脊椎インストゥルメンテーションの進歩に伴って、より効果的に脊柱変形の矯正を行うために脊椎骨切《こつき》り術《じゅつ》が行われる機会が増えている。脊椎骨切り術とは、椎骨の一部あるいは全部を切除した後に変形した脊柱を矯正する方法である。特に、胸椎の後彎を減らす場合や腰椎の前彎を増やす場合に行われる機会が多い。これまでにさまざまな脊椎骨切り術が考案されているが、その代表的な手技を紹介する。

①　スミス・ピーターセン骨切り術（Smith-Petersen osteotomy：ＳＰＯ）

ポンテ骨切り術ともいう。脊柱の後方に存在する椎間関節と棘突起、黄色靭帯を切除し

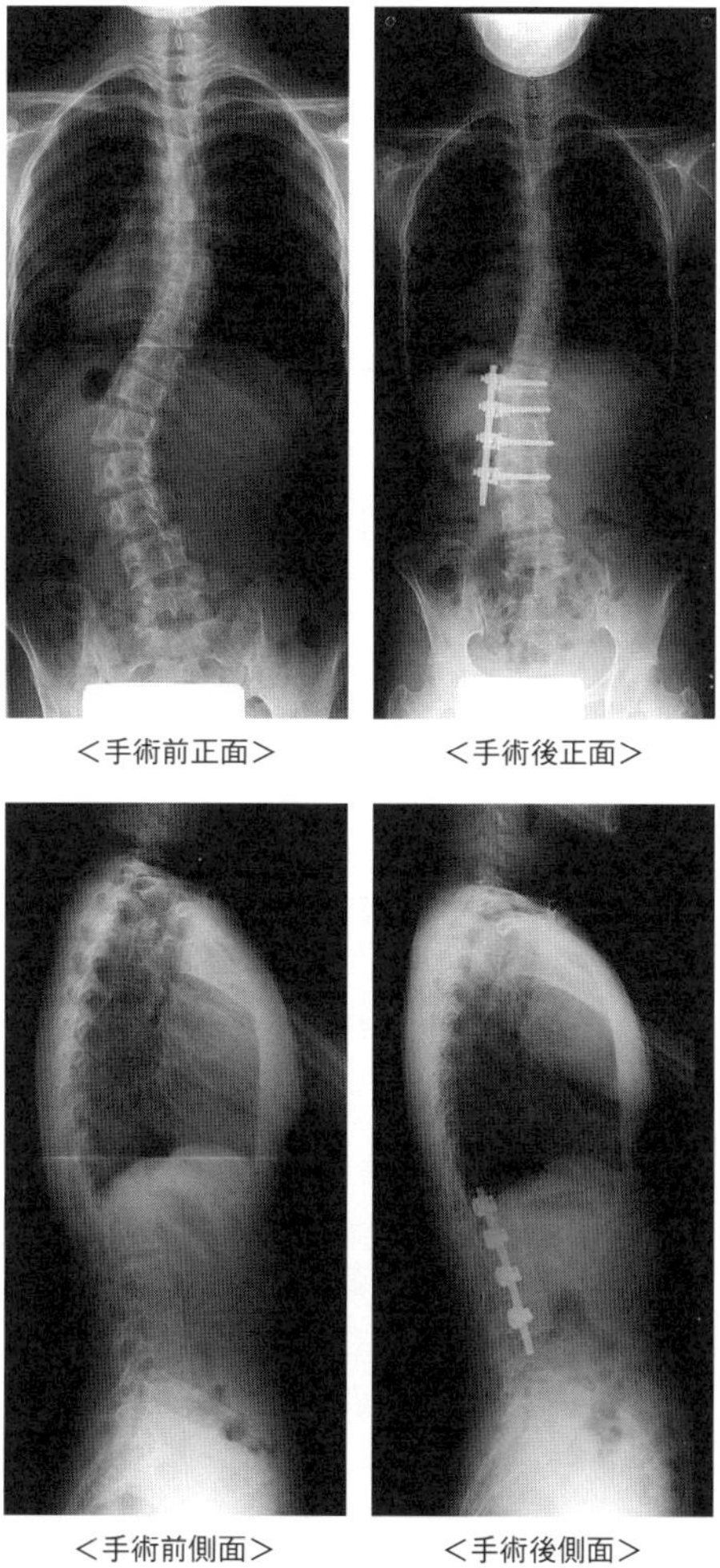

図11-10　脊柱側彎症に対する前方矯正固定術

た後に椎間板を支点として後方を短縮する（図11－12）。側彎症の可動性を上げて矯正しやすくする場合や胸椎の後彎を減らす場合、腰椎の前彎を増やす場合などで用いられる。

② 経《けい》椎《つい》弓《きゅう》根《こん》的《てき》楔《けつ》状《じょう》骨切り術（pedicle subtraction osteotomy：ＰＳＯ）

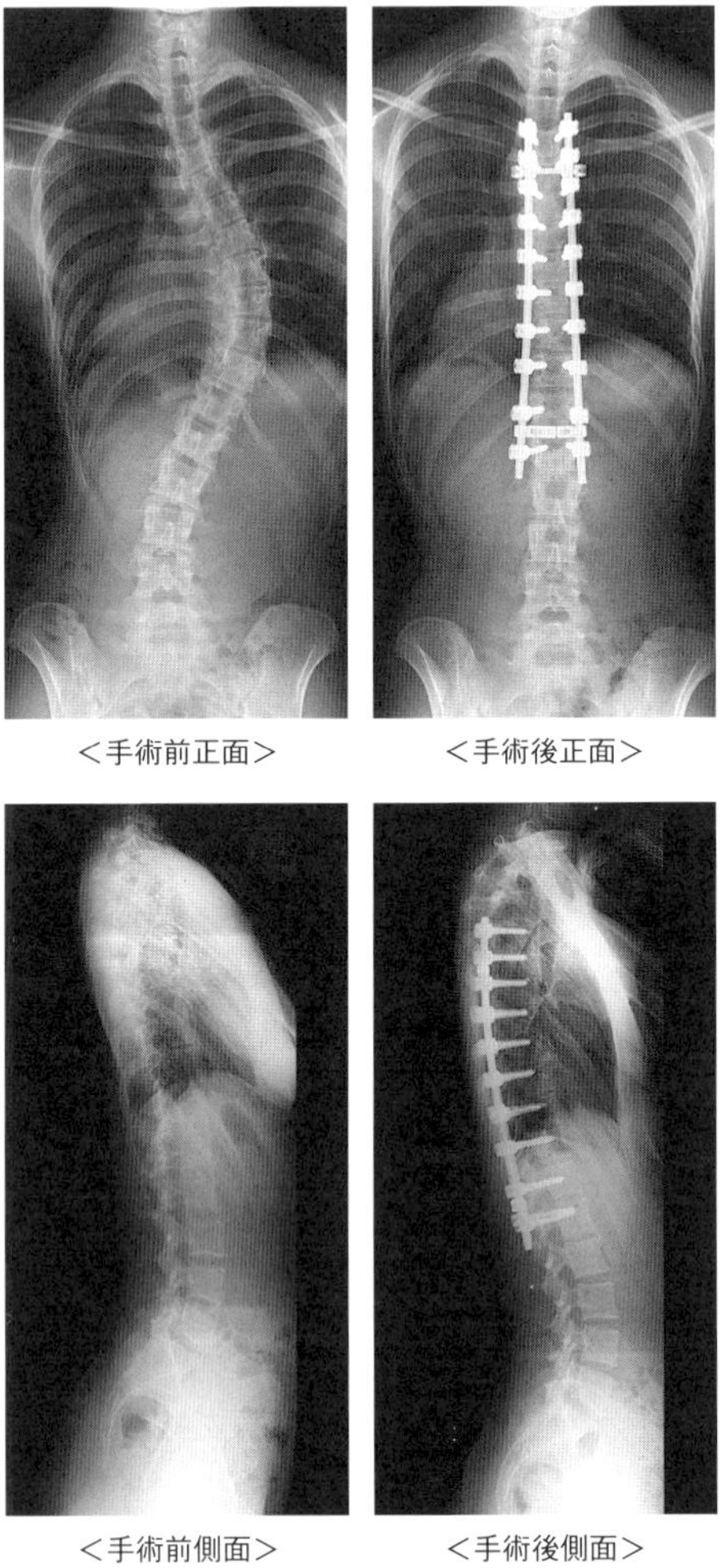

図11-11　脊柱側彎症に対する後方矯正固定術

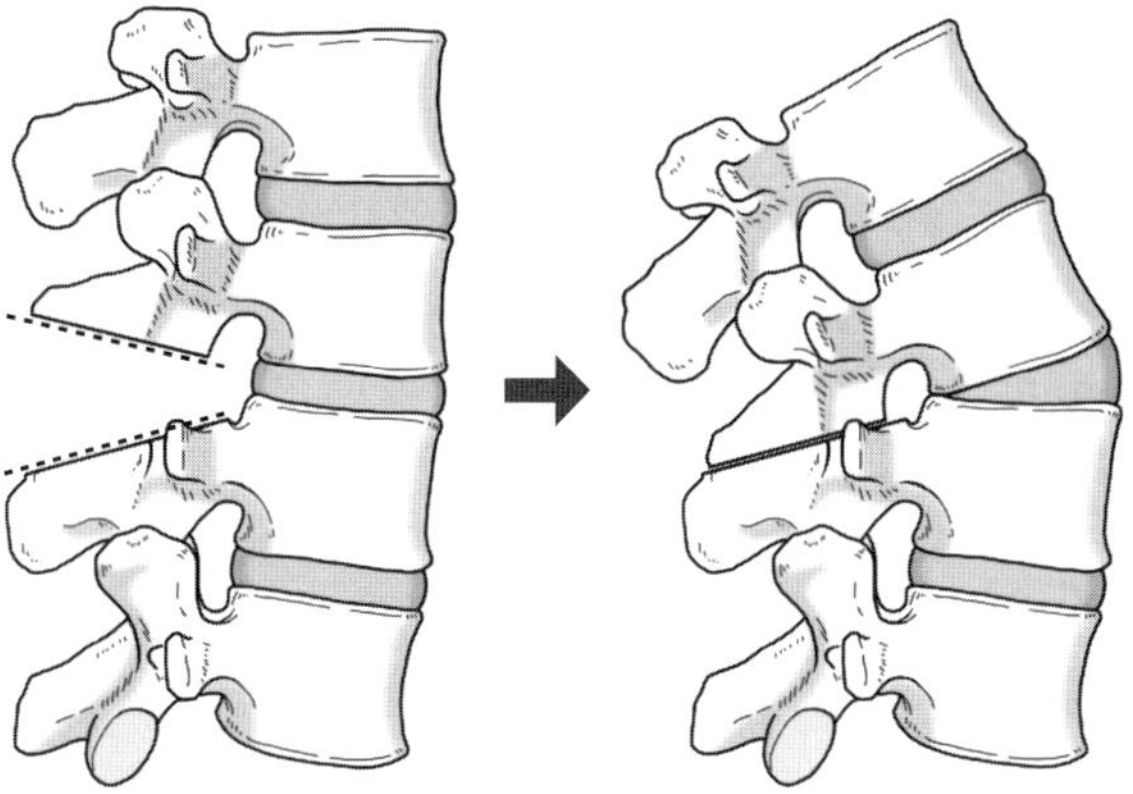

図11-12　スミス・ピーターセン骨切り術（SPO）

経椎弓根的楔状骨切り術（図11－13、11－14）は、椎骨の後方部分から椎体にかけて楔状に切除した後に、その隙間を閉じるようにして矯正する方法である。前彎を獲得する際に有効な手段であり、椎間板の変性に伴って腰椎の前彎が減少している場合（特に彎曲の動きが少なくて硬い場合）に威力を発揮する。

③　脊柱全周骨切り術（vertebral column resection：ＶＣＲ）

脊椎骨切り術の中で最も矯正力が高い手技であり、特に短い範囲に角状の彎曲が存在する場合に威力を発揮する（図11－15）。脊柱の後方要素だけでなく前方に存在する椎体や椎間板を切除して脊柱をぐらぐらの状態にした後に、よ

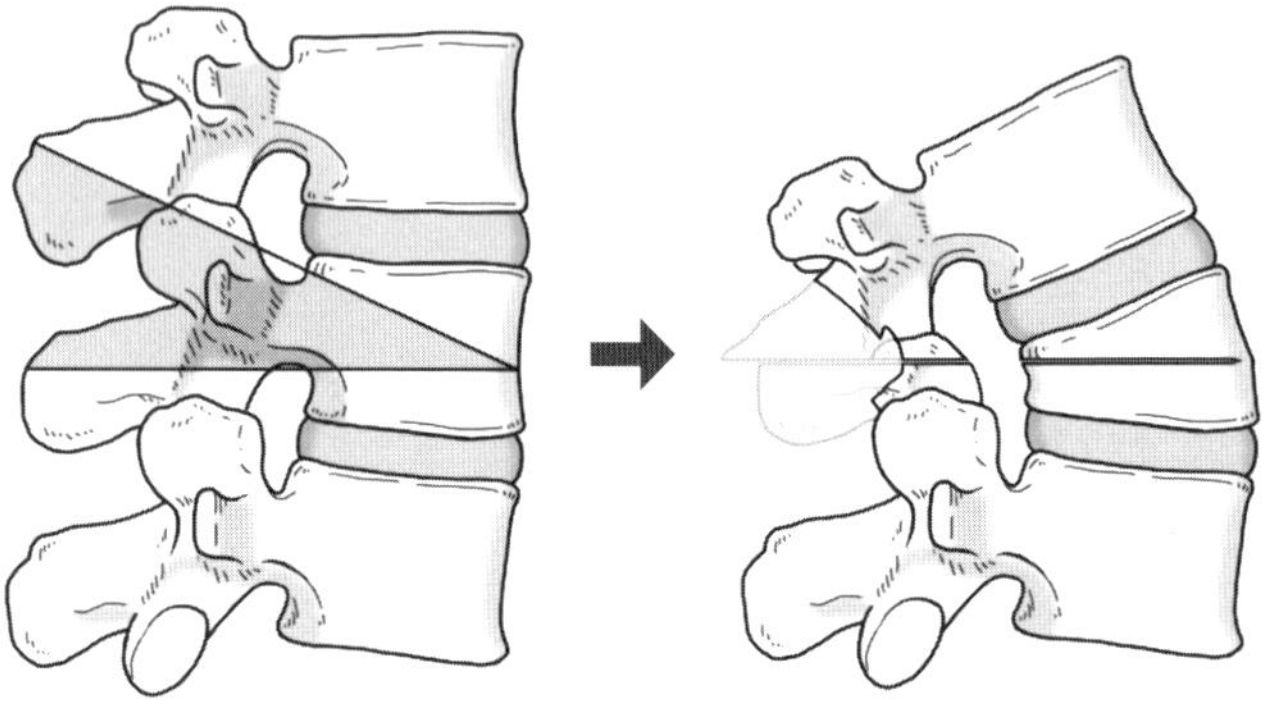

図11-13　経椎弓根的楔状骨切り術（PSO）

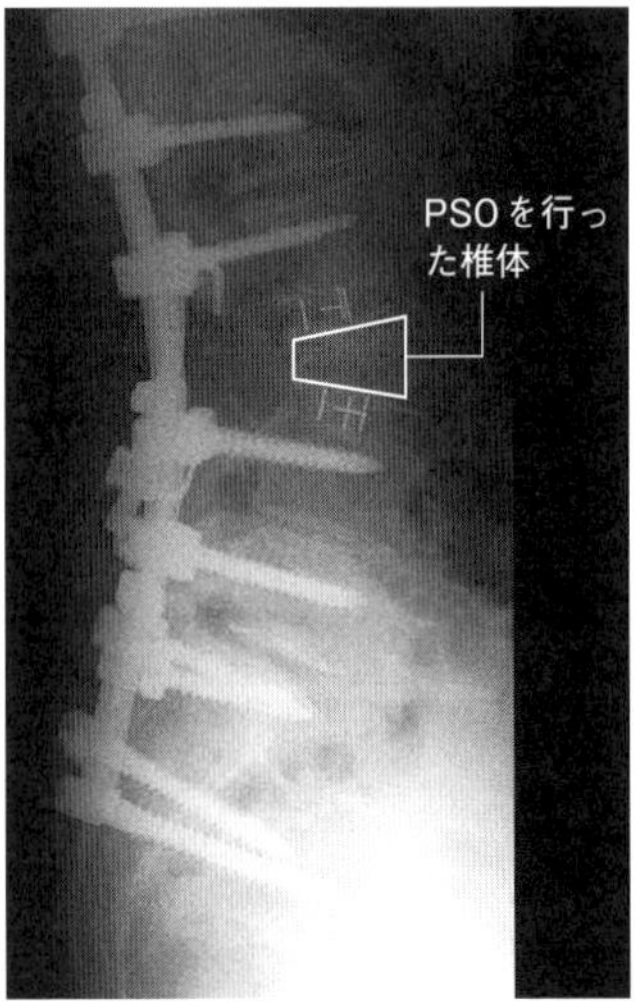

図11-14　PSOの手術後X線像

り正常な配列に矯正する手技である。高い矯正力が得られる手技であるが、その分、難易度も高くなる。

なお、PSOやVCRは、うつ伏せの状態で後方からのみのアプローチで行う場合や、前方および後方からのアプローチを併用して行う場

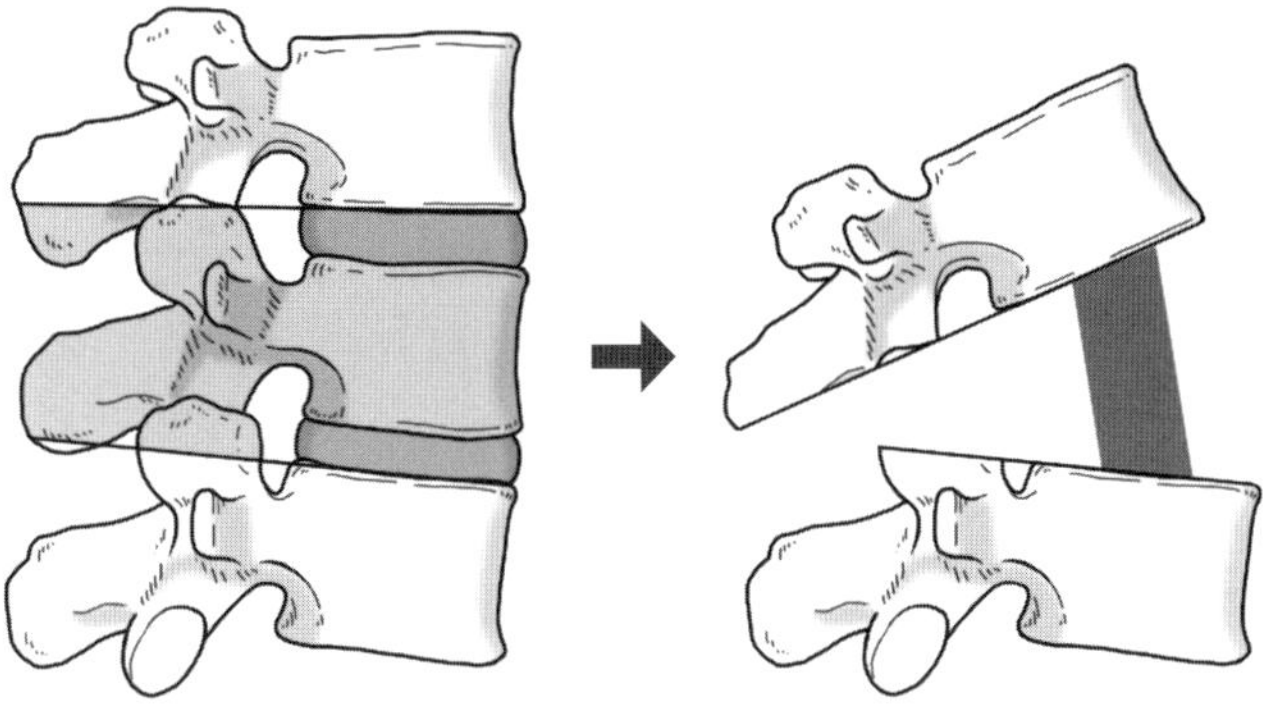

図11-15　脊柱全周骨切り術（VCR）

合がある。

脊椎インストゥルメンテーションの開発・進歩に伴って脊柱変形に対する矯正手術の成績も格段に向上してきている。こうした手術を行うことで脊柱の重要な機能の一つである〝運動機能〟が失われることにはなるが、より理想的な脊柱の再建によって〝支持機能〟を再獲得することが可能となるのである。ただし大きな手術であるため、病状や病態の評価を十分に行って手術適応の有無について吟味し、インフォームド・コンセントとインフォームド・ディシジョンの後に行われるべきである（コラム参照）。

❖コラム　インフォームド・コンセント

インフォームド・コンセント（informed consent）は、日本語では〝説明と同意〟と訳されることが多い。いわゆる〝説明責任〟に近い内容で、本来はすべての法的な契約に適用されるべき概念と考えられているが、日本ではもっぱら医療行為に対して使用されているのが現状である。

検査や治療などの医療行為が行われる際に、その対象となる患者さんはその検査や治療の内容について十分な説明を受けて（informed）、十分に理解（あるいは納得）した上で、自らの自由な意思に基づいてその医療行為に同意する（consent）ことが必要となる。もちろん、十分な説明を受けた上でその医療行為を拒否することも含まれる。いわゆる、自己決定権の保障のようなもので、医療行為だけでなく治験や臨床試験においても必要とされている。

一例として挙げるなら、九州大学病院で患者さんに手術の説明を行う際に用いる説明書は、手術予定日、病名、予定手術の名称、患者さんの病状と手術の必要性・適応、手術の目的、手術の内容・方法、麻酔、手術において予想される危険性・合併症、手術の予後、手術を受けなかった場合に予想される経過、他の代替的な治療法およびその内容、補足事項、手術前・直後に注意すべきこと……などの項目からなり、同時に同意書としての役割も持っている。さらに、セカンドオピニオンを受けることの自由やいつでも同意の撤回が可能であること等についても触れている。

従来から、インフォームド・コンセントを受けることによって、患者さんと医師や薬剤師とのコミュニケーションがよくなり、信頼関係が高まることが指摘されている。さらに、治療や薬剤の内容や必要性が理解できるため、患者さんがより積極的に治療に参加できるようになるという効果も指摘されている。その結果、治療効果を高めることも期待できる。

近年は、患者さんの立場に立った、患者さん主体の医療が求められるようになってきている。患者さん側の立場から、同意（consent）と同様に、選択（choice）や決定（decision）という語を用いて、インフォームド・チョイス（informed choice）やインフォームド・ディシジョン（informed decision）という言葉も使用されるようになってきている。そこでは、選択可能な治療方法が複数ある場合には、医師からそれぞれの利点や欠点などについて十分な説明を受けた上で、あるいは医師以外からも幅広く情報を収集して、患者さんが主体的に一つの治療方法の選択までを行うことになる。

第十一章注

注1　呼吸機能検査……脊椎手術のほとんどが全身麻酔で行われるため、術前に呼吸の能力を調べておくことは重要である。通常は、肺活量（VC）と一秒率（FEV1.0%）の測定を行う。肺活量とは、空気をいっぱい吸った後に精いっぱい吐いた時の量を指す。年齢や身長から計算された予測値と比較して、パーセント肺活量（%VC）を評価し八〇パーセント以上を正常とする。一方、一秒率は、肺活量を測定する際に最初の一秒間に全体の何パーセントを吐き出したかを測定したものであり、七〇パーセント以上を正常とする。

注2　骨移植……脊椎固定術ではインストゥルメントを用いる機会が増えているが、多くの場合で同時に骨を移植して椎骨同士を癒合させる必要がある。移植される骨には、自分の骨である〝自家骨《じかこつ》〟や他人の骨である〝同種骨《どうしゅこつ》〟があり、最近では人工骨も使用されることがある。骨移植を行わなかったり、移植した骨が癒合しなかった場合（偽関節《ぎかんせつ》という）には、インストゥルメントがゆるんだり抜けてきたり、場合によっては折れたりすることがある。

注3　反回神経……迷走神経《めいそうしんけい》という脳神経が胸腔内まで下行した後に、右側では鎖骨下動脈、左側では大動脈弓を前方から後方へ回って、気管と食道の間を通って喉頭へ達する。このように反転（反回）するので反回神経と呼ばれている。反回神経が麻痺すると声帯の動きが悪くなるため、声がかれたり、誤嚥《ごえん》やむせたりするようになる。前方除圧固定術の際に牽引して麻痺を

生じる危険性があるため、より低い所で反回する左側からのアプローチが好まれる傾向にある。

注4　胸鎖乳突筋……頸部の前方から側方にかけて存在する筋肉。左を向いた時に、頸部右側の側方に斜めに浮き上がってみえてくる筋肉。胸骨と鎖骨に始まり、耳の後にある骨の隆起（側頭骨の乳様突起《にゅうようとっき》）に停止するため、胸鎖乳突筋と名付けられている。

注5　腸骨……骨盤を構成する骨の一つで、ズボンを穿いた時にベルトがかかる部分である。仙骨との間の仙腸関節を介して脊柱と連結している。人体で海綿骨（いわゆる骨髄）が最も多く存在するため、移植骨の採取や検査としての骨髄採取が行われる。

注6　プレート……頸椎前方除圧固定術の際に、固定性や骨癒合を促す目的で、金属製の薄い板状のプレートを用いて補強することがある。

注7　固定隣接椎間障害……椎骨と椎骨を固定すると、椎間の動きがなくなってしまう。その分、固定された部位と固定されていない部位との境界部（固定隣接椎間）にかかる負荷が増大するため、この椎間の変性が促進されて、脊柱管狭窄や椎間板ヘルニア、椎体のすべりなどが起こることがある。骨粗鬆症を伴う場合には、椎体の骨折を生じることもある。固定した部位の上下に起こる可能性があるが、直上の椎間に起こることが比較的多い。

注8　低侵襲手術……脊椎低侵襲手術は小さな切開で行い、手術用顕微鏡や脊椎内視鏡、低侵襲用の専用の器械などを用いて行う手術のことを指す。皮膚の切開が小さいだけでなく、筋肉に対するダメージが少ないとされ、従来の筋肉を椎骨から剥がして行う手術よりも筋肉が温存され、回復も早く、術後の痛みも少ないため早期退院、早期社会復帰が可能とされている。

注9　外側陥凹……脊柱管の側方部分で、神経根が走行する部分。前方は椎体後面、外側は椎弓根、後面は上関節突起からなるトンネルのような部分で、変性に伴って上関節突起や黄色靭帯、関節包（関節を覆う袋のような組織）が厚みを増すと神経根が圧迫を受けることになる。

終章　背骨の痛みと付き合うために

〝老い〟を避けることはできない。科学の発展、医学の進歩に伴い、さまざまな病気の病態が解明され、新しい治療法が開発されて、我々の寿命は飛躍的に延びてきた。確かに、ひと昔前と比べると見た目にも随分と若々しい年配の方が増えてきているのは事実である。たとえば、長谷川町子さんの漫画『サザエさん』に登場する磯野フネさんは、原作では明治三四年（一九〇一）生まれの四八歳、アニメでは五二歳の設定だそうである。私自身が今まさにその年齢に差し掛かっているのだが、周りを見渡してもフネさんと比べると現在の同年齢の方々のほうが明らかに若々しくみえる。

本書では、「シリーズ・骨の話」全六巻の一巻として、ヒトの身体の中心に〝大黒柱〟として存在する背骨の話を述べてきた。身体の奥に存在するため、表面からみることはできないが、背骨もやはり年齢とともに変化してくる。背骨（脊椎）の加齢現象は、まず初めに椎間板に生じ、徐々に周囲の骨や靭帯にも変化がおよんでくる。この加齢に伴う一連の現象を〝変性〟という言葉で表現し、変性に伴って生じる脊椎の変化を総称して〝変形性脊椎症〟と呼んでいる。

変性は加齢に伴ってすべての人に生じる現象ではあるが、その進行の程度には個人差がみられる。さまざまな疫学研究が行われてきたが、現在のところ最も影響を与える因子は年齢と遺伝的素因ということになっている。この両者に関しては、我々は自分自身の力ではどうにも変えることができない。したがって、背骨の加齢現象に関しては、現時点ではなすがままに受け入れるしかないということになる。まさに"Let it be"という状態である。

しかし、そこに痛みが加わってくるとそうもいかない。本来、痛みには身体になんらかの異常が生じていることに気付いたり、危険を察知して回避したりするという生体防御機構として重要な役割がある。そのために不快な感覚や感情として捉えられるものである。あるいは最近問題となっている慢性痛では、このような警報としての役割はなくなり、痛み自体が大きなストレスとなって心配や不安、さらには不眠や抑うつ感情などの原因となり、複雑で治りにくいものとなっている。そこで医療機関を受診することになる。我々医師の仕事は診療であり、文字通り診察・診断して治療を行う。

急性疼痛の多くは原因を診断し、その原因に対する治療を行うことで改善する。中には自然治癒するものもあり、その間に痛みに対する対症療法を行っておけばよい場合もある。痛みが軽ければ、経過観察（場合によっては放置）している間に改善する。一方、慢性痛はもっと複雑なものと理解されていて、第九章でも述べたように集学的治療が必要となってくる場合もある。

ここで大切なことは、医療機関との関わりであると思われる。今まさに感じている痛みの原因を知るために、あるいはその痛みを緩和するために受診する場合もあるだろう。なにか重篤な病気が潜んでいないか不安で受診する場合もあるかもしれない。患者さんのこのような受診動機に対して、我々医師は可能な限りの知識と技術、診断ツールを用いて診療を行っていくのである。本書の中で、特に憶えておいていただきたいことの一つが、図6−8にあるレッドフラッグである。脊椎に関連したさまざまな症状の中で、感染や炎症性疾患、腫瘍などの重篤な疾患の合併を疑うべき危険信号として捉えられている。あくまでも疑いであり、本書に記した変性疾患の症状としても認められる場合もあるが、当てはまる項目がある場合には、医療機関への受診を強くお勧めする。

また、手足に神経痛や筋力低下を認める場合にも受診をお勧めする。手術を含めた各治療法にはタイミングというものがあって、それぞれの段階に適切な治療法というものが存在する。脊椎の手術では、神経の圧迫を除いたり脊椎を固定したりすることは可能だが、いたんでしまった神経にメスを加えて治すということは現時点では不可能である。したがって、術後の機能をよりよく保つためには、神経に不可逆的な障害が出現する前に手術を行うことが必要となる。手術はできれば避けたいものであるが、時にきわめて有効な治療法ともなる。

いずれにしても患者さんと医師の良好な関係を築くことが適切な治療を進めていくうえで重要であり、より専門的な知識や技術を持った医師と巡り会えて良好な関係を築くことが理想であろう。そのために、専門医への紹介制度やセカンドオピニオンなどが存在するわけである。

ＪＡＳＡ（Japan Association of Spine Surgeons with Ambition）という、医局の垣根を超えた全国の若手脊椎外科医で構成される研究会がある。偶然にも私は世話人として参加させていただいているが、全国に熱意と志を持った脊椎外科医が育っているのは確かなことである。また、日本整形外科学会や日本脊椎脊髄病学会でも、素晴らしい研究発表や熱い討論が交わされている。海外の学会に参加しても、我が国の脊椎外科のレベルは決して他国に引けを取らないと実感する。読者のみなさんのお住まいの近くにも、信念を持って診療に当たっている素晴らしい医師がいるに違いない。もしもという時には、相談に行くとよいだろう。

執筆を終えるにあたって紙面をお借りして、このシリーズの監修者である京都大学大学院医学研究科整形外科の伊藤宣先生、編集のエディシオン・アルシーヴの西川照子さん、深井大輔さん、デザイナーの木野厚志さんに心からお礼を申し述べたい。

伊藤先生とは同じ整形外科医でありながら専門とする分野が全く異なることもあり、この本の執筆のお話をいただくまで面識もなかった。それでも声をかけていただき、メールのやり取りやお会いして熱いお話を伺うにつれ、すばらしい先輩医師であると実感するようになった。そして、伊藤先生の本シリーズ第一巻『骨とはなにか、関節とはなにか』を手にしてその実感は確信へと変わった。と同時に、私にそのような本が書けるのかという不安も生まれてきた。

これまでに専門誌や教科書は執筆してきたが、一般の方を対象とした執筆は初めての体験であった。患者さんに対しては、できるだけ専門用語を少なく、わかりやすく説明することを心掛けてきたつもりであった。ただ、面と向かって説明している時には、その場で質問を受けることも可能であるし、相手の表情をみて理解できているか否か判断することも可能である。しかし、書物となるとそうはいかない。それを、適切なアドバイスと尋常でない熱意をもって一冊の本という形に仕上げていただいたのがエディシオン・アルシーヴの方々であった。特に、直接やり取りをする機会の多かった西川照子さんには随分とお世話になった。この本の執筆を通して、私自身も今後の患者さんに対して説明を行う際のポイントや言葉の選び方などを学ばせていただいたように思う。

また、このような書物においては視覚で訴えかける図が大切なものとなる。適切でわかりやすいイラストを作成していただいた木野厚志さんには感謝の言葉もない。

インターネットで情報が溢れかえっている現在、我々は取捨選択する術を持たねばならない。このような時代背景の中で〝本〟というのはどのような役割を果たしてくれるのか。少しでも多くの方々に自身の身体の中で起こっている〝出来事〟を知っていただければという思いと、少しでも多くの方々が背骨の痛みから解放されることを願って、現在の私の知り得る限りの情報と現場での経験をもってこの本を執筆した。この思いを読者のみなさんに届けることができれば幸いである。

主要参考文献

岩本幸英編『神中整形外科学』第二三版、南山堂、二〇一三年：九州大学整形外科教室第二代教授・神中正一《じんなかせいいち》の手になる初版刊行以来七〇余年にわたり、多くの整形外科医に愛用されてきた、日本で最も権威のある整形外科学書。その後も改訂を行っており、現在でも整形外科専門医の座右の書とされている。

松野丈夫・中村利孝編『標準整形外科学』第一二版、医学書院、二〇一四年：整形外科で扱う個々の疾患が易しく学べ、かつ詳細に理解できるため、医学生や研修医も使用している教科書。

坂井建雄監訳『グラント解剖学図譜』第七版、医学書院、二〇一五年：原著初版が一九四三年という、解剖学図譜のアトラス的存在。原著者のグラント自身のイラストも多く残っているそうだが、時代のニーズに合わせてＣＴやＭＲＩ、エコーなどの画像検査と対比した写真やイラストも掲載されていて、臨床でも大いに役に立つ。

坂井建雄・松村譲兒監訳『プロメテウス解剖学アトラス　解剖学総論／運動器系』第二版、医学書院、二〇一四年：〝二〇〇四年、ドイツの最も美しい本〟に選ばれ、九か国で翻訳された『プロメテウス解剖学アトラス』の第二版。美しい図とともに、疾患の病態解説も書かれている。

Ｆ・Ｈ・ネッター『ネッター　解剖学アトラス』第六版、相磯貞和訳、南江堂、二〇一六年：イラストの美しさと解剖学的正確さで定評がある。

日本脊椎脊髄病学会編『脊椎脊髄病用語辞典』改訂第五版、南江堂、二〇一五年：日本脊椎脊髄病学会による用語集。脊椎脊髄病に関する用語の簡単な解説が収載されている。

H. J. Wilke *et al.*, "New in vivo measurement of pressures in the intervertebral disc in daily life," *Spine* 24, 755-762, 1999.

A. Nachemson *et al.*, "In vivo measurements of intradiscal pressure," *J Bone Joint Surg Am*, 46, 1077-92, 1964：さまざまな姿勢に伴う腰椎椎間板内圧の変化を測定した研究（図1－14参照）。

M. C. Battié *et al.*, "Smoking and lumbar intervertebral disc degeneration," *Spine* 16, 1015-1021, 1991.

M. C. Battié *et al.*, "The twin spine study: contributions to a changing view of disc degeneration," *The spine J* 9, 47-59, 2009.

S. D. Boden *et al.*, "Abnormal Magnetic-Resonance Scans of the Lumbar Spine in Asymptomatic Subjects. A Prospective Investigation," *J Bone Joint Surg Am* 72, 403-408, 1990.

日本側彎症学会編『改訂版　知っておきたい脊柱側弯症』インテルナ出版、二〇〇三年：日本側彎症学会によって一般向けに側彎症について詳しく解説した冊子。

松平浩ほか「腰痛とはどの部位の痛みをいうか——患者、整形外科医へのアンケートによる調査」

『日本腰痛会誌』七巻一号、四九～五四頁、二〇〇一年。

Y. Takemitsu *et al.*, "Lumbar degenerative kyphosis. Clinical, radiological and epidemiological studies," *Spine* 13, 1317-1326, 1988.

「慢性疼痛患者に対する統合医療的セルフケアプログラムの構築」班編『慢性痛患者のためのセルフケアガイドブック』厚生労働省科学研究費、地域医療基盤開発推進研究事業、二〇一二年。

K. H. Bridwell "Decision making regarding Smith-Petersen vs. pedicle subtraction osteotomy vs. vertebral column resection for spinal deformity," *Spine* 31, 171-178, 2006.

今城靖明ほか「日本脊椎脊髄病学会　脊椎脊髄手術調査報告二〇一三」*J Spine Res* 4, 1367-1379, 2013：日本脊椎脊髄病学会主導の下、二〇一一年に行われた脊椎脊髄疾患に対する手術の調査報告。合併症の種類と頻度についても調査が行われている。我が国における脊椎脊髄疾患に対する手術の現状を知る上で参考となる書。

夏樹静子『腰痛放浪記――椅子がこわい』新潮文庫、二〇〇三年：〝痛み〟という、自身でしかわからない、他人に理解してもらえない、その身体と心の苦痛を、作家としての感性で描いている。〝痛み〟が伝わってくる本である。

索　引

あ　行

か　行

さ　行

た　行

な　行

は　行

ま　行

や　行

ら・わ行

欧　文

《著者紹介》

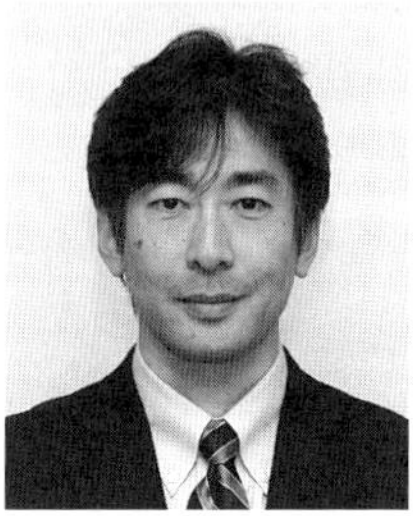

播广谷勝三
(はりまや　かつみ)

九州大学病院整形外科講師

1968年，福岡県生まれ。ラ・サール学園高等学校卒業。1993年，九州大学医学部卒業。2002年医学博士。2012年より現職。専門は脊椎脊髄外科。日本脊椎脊髄病学会評議員，日本側彎症学会幹事，日本腰痛学会評議員。医学部５年生の時に整形外科の講義で側彎症のスライドをみて脊椎外科を志し，母校である九州大学整形外科学教室に入局。1999年から2001年にかけて，総合せき損センターで今も恩師と仰ぐ芝啓一郎部長（現院長）のもと，脊椎のイロハから学ぶ。熱く語り合いながら夜通し酒を酌み交わすことも度々であった。その後，岩本幸英前教授（現九州労災病院院長）の厚意で，九州大学医学部附属病院助手として脊椎脊髄病，骨軟部腫瘍の治療に携わる機会を得る。さらに2006年からTwin Cities Spine Center（ミネソタ州，米国），2007年にはワシントン大学整形外科（ミズーリ州，米国）へ留学。帰国後は九州大学病院で脊椎脊髄外科医として，患者さんとともに病気と戦う毎日を送る。

趣味はといえばクラシック音楽鑑賞くらいで，リタイア後が心配なほどである。大好きな酒（特にイタリアの赤ワイン）も手術前日には一滴も飲まないように決めているので，たまの休日を楽しみにしている。15年近く在籍した九州大学病院を離れ，2017年４月からは大分県別府市にある分院（九州大学病院別府病院）へ異動予定であり，少しばかりの惜別の想いに浸るとともに，新たな決意と志を抱いている今日この頃である。

シリーズ・骨の話⑥
変形性脊椎症
——背骨の痛み、どうして痛いのか、痛みと付き合う法——

2017年3月5日　初版第1刷発行　〈検印省略〉

定価はカバーに
表示しています

著　者　播广谷　勝　三
発行者　杉　田　啓　三
印刷者　坂　本　喜　杏

発行所　株式会社　ミネルヴァ書房
607-8494　京都市山科区日ノ岡堤谷町1
電話代表　(075)581-5191
振替口座　01020-0-8076

冨山房インターナショナル・清水製本

ISBN 978-4-623-07725-0
Printed in Japan